全国高等职业教育

供护理、助产等专业使用

内外科
护理 III

主编　杜国强

NEIWAIKE HULI

III

郑州大学出版社
郑州

图书在版编目(CIP)数据

内外科护理Ⅲ/杜国强主编. —郑州:郑州大学出版社，
2013.8
全国高等职业教育课程改革创新教材
ISBN 978-7-5645-1510-2

Ⅰ.①内…　Ⅱ.①杜…　Ⅲ.①内科学-护理学-高等
职业教育-教材②外科学-护理学-高等职业教育-教材
Ⅳ.①R473
中国版本图书馆 CIP 数据核字（2013）第 152391 号

郑州大学出版社出版发行
郑州市大学路 40 号　　　　　　　　邮政编码:450052
出版人:王　锋　　　　　　　　　　发行部电话:0371-66966070
全国新华书店经销
河南写意印刷包装有限公司印制
开本:787 mm×1 092 mm　1/16
印张:18.5
字数:452 千字
版次:2013 年 8 月第 1 版　　　　　印次:2013 年 8 月第 1 次印刷

书号:ISBN 978-7-5645-1510-2　　　定价:39.00 元
本书如有印装质量问题,由本社负责调换

编审委员会名单

主　任　倪　居

副主任　林爱琴

常务委员　张瑞星　史云菊　王建英

　　　　　杨金峰　杜国强

委　员　（以姓氏笔画为序）

　　　　　王建英　史云菊　冯思洁

　　　　　阮　红　杜国强　杨金峰

　　　　　张瑞星　林爱琴　秦　超

　　　　　耿耀国　夏兴洲　倪　居

　　　　　高玉香　裴玉萍

作者名单

主　编　杜国强

副主编　徐宏平　高玉香

编　委（按姓氏笔画排序）

　　　　　石　磊　杜国强　李国荣

　　　　　徐宏平　高玉香

序

    根据《教育部关于推进高等职业教育改革创新引领职业教育科学发展的若干意见》精神,郑州铁路职业技术学院和郑州大学出版社联合牵头,按照卫生部优质护理工程的要求,结合医院专业分类与科室融合的现状,在临床护理专家指导下,学校与医院专家共同设计、共同开发了这套高职护理课程改革创新教材,主要供高职高专护理专业、助产专业的学生使用,也可供其他层次护理教学及临床护理工作者参考。

    教材是教学改革的重要载体,教材建设是教育教学改革顺利实施的重要保证,也是深化教育教学改革的重要途径,应以职业标准作为改革专业课程教材的依据,贴近岗位实际工作过程,更新教材的结构和内容,更好地适应学生的认知特点。护理对象包括主体人群(成人),也包括特殊人群(妇儿、心理精神疾患及急重症病人),护理岗位的典型工作任务是执行以病人为中心的各科常见病、多发病的整体护理。我国从 2009 年开始允许在校护理专业学生参加国家护士执业资格考试,过去的国家护士执业资格考试大纲是按传统的内科、外科等课程中的章节来设置的。为适应临床护理发展的需要,2011 年开始,国家护士执业资格考试内容归纳为两类,分别为专业实务和实践能力,考试内容编排形式由学科到系统,由原来的内、外、妇、儿、护理学基础五门学科变为基础护理知识和技能、循环系统疾病病人的护理、呼吸系统疾病病人的护理、消化系统疾病病人的护理等,共 21 章内容。故临床课课程重构中将护理学基础及内外科护理以系统为单位整合,课程的优化重构既符合学生的学习规律和国家护士执业资格考试大纲内容,更符合临床护理工作的实际要求。

    本系列教材包括《精神健康护理学》《护理基本技术》《内外科护理Ⅰ》《内外科护理Ⅱ》《内外科护理Ⅲ》《内外科护理Ⅳ》等,是基于护理专业核心能力分析,结合国家护士执业资格考试大纲内容的最新改革,院校专家共同研讨重构的课程创新教材。突出专业理念和职业理念,淡化学科意识,也符合新的培养模式和教学模式(校企结合、工学交替)需要。本系列教材将《医学心理学》与《精神科护理》融合为《精神健康护理学》,突出心理健康的维护与促进,强化人体整体护理。将护理学基础分为《护理学导论》和《护理基本技术》;《护理基本技术》除传统基础护理操作外,增加内外科护理基本技术如围术期护理、手术室护理工作、外科无菌技术、手术基本技术、胸腔穿刺的护理等,将基础操作与专科护理有机整合。根据临床内外科特点和内在联系,将传统的内科护理学、外科护理学和老年护理学整合为以病种、以系统为单位的课程体系——内外科护理Ⅰ、Ⅱ、Ⅲ、Ⅳ,将内科护理、外科护理、老年护理等内容有机融合,改变了过去同一病种部分内容重复讲解,与临床脱节的现象。

在编写过程中,我们得到了较多临床护理老师和护理专家的大力支持与指导,在此表示衷心的感谢!尽管我们已尽了最大努力,但由于时间仓促,水平和能力有限,书中难免有疏漏与不足,敬请专家、同行及读者对本教材提出宝贵意见,使之不断完善。

倪 居

2013年2月

前言

内外科护理是高职高专护理专业、助产专业的主干专业课程,体现医院专业分类与科室融合,把卫生职业教育教学计划、教材内容与职业岗位标准对接起来,既符合学生的学习规律和国家护士执业资格考试大纲内容,更符合临床护理工作岗位的要求。本教材既适合各校采用传统课堂教学使用,也适合各校采用仿真实训教学和模拟教学、项目教学、案例教学等适合职业教育的教学使用。

内外科护理Ⅰ至Ⅳ四个分册,包括呼吸、循环、消化、泌尿、血液、内分泌代谢性疾病、风湿病、神经系统疾病病人的护理等。每个系统或每类疾病的各章均有概述,每种疾病的编写内容大致包括病因及发病机制、临床表现、实验室检查或辅助检查、诊断要点、治疗要点、护理评估、主要护理诊断/问题、护理目标、护理措施和健康教育等。每个系统疾病护理的最后均专题介绍该系统常见现代诊疗技术及护理。根据高职教育特色,每章后有思考与练习,便于学生及时复习,理解运用知识,培养学生分析问题及解决问题的能力。课程的开设次序兼顾了本专业前续课程内容的连续性和后续课程内容的递进性,同时又充分考虑学生的认知规律与接受能力,理论与技能由浅入深,循序渐进式地接触临床护理实境。

本分册共分四章,第一章为外科感染及皮肤疾病病人的护理,第二章为损伤性疾病病人的护理,第三章为神经系统疾病病人的护理,第四章为肿瘤病人的护理,重点是这些常见病和多发病的病因、临床表现、辅助检查或实验室检查、诊断要点、治疗要点、护理评估、主要护理诊断/问题、护理措施及健康教育等。

本教材体现了整体护理理念,突出"以人为本,以护理程序为框架"的模式,侧重于应用性、实用性和发展性,有利于推进讨论式、探究式、协助式和自主学习,强化实践教学方式的工作过程导向,适量恰当的思考与练习以及部分案例资料,增强教学环境和过程的操作性。在编写时充分考虑护士资格证考试大纲的考核内容和章节设置,为学生在校参加护士资格考试奠定良好的基础。

在本教材的编写过程中,得到护理界同仁和郑州铁路职业技术学院护理学院的大力支持,在此表示诚挚的谢意。由于编者水平有限,书中难免有错误和疏漏之处,恳请使用本教材的师生、同仁和读者谅察并惠正。

杜国强

2013 年 6 月

目录

第一章 外科感染及皮肤疾病病人的护理 ………………………………………… 1

第一节 外科感染概述 …………………………………………………………… 1

第二节 浅部软组织化脓性感染 ……………………………………………… 6

第三节 手部急性化脓性感染 ………………………………………………… 13

第四节 急性乳房炎 …………………………………………………………… 17

第五节 全身性感染 …………………………………………………………… 20

第六节 特异性感染 …………………………………………………………… 23

第七节 常见皮肤病 …………………………………………………………… 31

第二章 损伤性疾病病人的护理 ……………………………………………… 59

第一节 创伤 ……………………………………………………………………… 59

第二节 烧伤 ……………………………………………………………………… 65

第三节 毒蛇咬伤病人的护理 ………………………………………………… 76

第四节 伤口护理 ……………………………………………………………… 79

第五节 腹部损伤与腹膜炎 …………………………………………………… 84

第六节 胸部损伤病人的护理 ………………………………………………… 96

第七节 骨折 ……………………………………………………………………… 107

第八节 关节脱位 ……………………………………………………………… 131

第三章 神经系统疾病病人的护理 …………………………………………… 137

第一节 概述 ……………………………………………………………………… 137

第二节 脑血管疾病 …………………………………………………………… 145

第三节 周围神经疾病 ………………………………………………………… 162

第四节 帕金森病 ……………………………………………………………… 169

第五节 癫痫 ……………………………………………………………………… 173

第六节 颅内压增高与脑疝 …………………………………………………… 177

第七节 颅脑损伤 ……………………………………………………………… 187

第八节 神经系统常用诊疗技术及护理 …………………………………… 199

第四章 肿瘤病人的护理·······································204

第一节 概述···204

第二节 甲状腺肿瘤·······································211

第三节 乳房肿瘤···213

第四节 肺癌···222

第五节 食管癌···227

第六节 胃癌···233

第七节 大肠癌···238

第八节 原发性肝癌·······································246

第九节 胰腺肿瘤和壶腹周围癌·····························252

第十节 泌尿及男性生殖系统肿瘤···························256

第十一节 骨肿瘤···263

第十二节 颅内肿瘤·······································270

第十三节 白血病···272

参考文献··286

第一章
外科感染及皮肤疾病病人的护理

外科感染是指需要手术治疗的感染性疾病及与损伤、手术、器械检查、静脉置管等有关的感染,占外科疾病的1/3～2/3。

外科感染的特点:①为多种细菌尤其是需氧菌与厌氧菌引起的混合感染;②多数病人有明显而突出的局部表现,可引起化脓及组织坏死;③常需手术或换药处理;④愈合后可留有瘢痕,严重瘢痕会影响功能。

皮肤是人体的第一道屏障,能接受来自外界的各种刺激,并具有吸收、分泌、排泄和保护等功能。各种体内和体外因素都可导致皮肤疾病,出现原发和继发性损害。因此,各种皮肤病不仅是外界刺激引起的局部表现,也有某些体内器官和人体机能的病理改变引起的局部表现。

第一节 外科感染概述

【分类】

1. 按致病菌种类和病变性质分类

(1)非特异性感染 非特异性感染又称化脓性感染,由化脓性致病菌引起,外科感染大多数属于此类。同一种致病菌可引起几种不同的化脓性感染,几种致病菌也可引起同一种感染性疾病(表1-1)。病变通常先有急性炎症反应,继而形成局部化脓。其临床表现、处理原则、护理措施基本相同。

(2)特异性感染 特异性感染是指由特异的致病菌如结核杆菌、破伤风梭菌、产气荚膜杆菌、炭疽杆菌等引起的感染。一种致病菌只能引起一种特定的感染性疾病,其发病过程、临床表现、处理原则及护理措施各不相同。

2. 按感染病程分类

(1)急性感染 病程在3周内。

（2）慢性感染　病程超过 2 个月。

（3）亚急性感染　病程在 3 周至 2 个月之间。

3. 按感染发生条件分类

（1）机会感染　机会感染又称条件性感染，指在人体局部或全身抵抗力下降时，由非致病菌或致病力弱的病原菌所引起的感染。

（2）二重感染　二重感染又称重复感染。指在一种感染的过程中又发生另一种微生物感染，通常由于长期应用广谱抗菌药物使体内致病菌群发生了改变，某些耐药菌或原本对身体无害的寄生菌可大量繁殖而引起感染，因此也称菌群失调症。

（3）院内感染　院内感染又称医源性感染。指病人在医院内因致病微生物侵入机体而引起的感染。

表 1-1　化脓性感染常见致病菌及临床特点

致病菌	临床特点
金黄色葡萄球菌，常存在于鼻、咽部黏膜及皮肤上	可引起疖、痈、淋巴结炎、脓肿、骨髓炎、脓毒症等。感染容易局限，脓液稠厚、黄色、无臭
溶血性链球菌，多寄生在口咽、鼻腔黏膜及皮肤上	可以起蜂窝织炎、丹毒、淋巴管炎、脓毒症等。感染容易扩散，脓液稀薄、量大、淡红色
大肠埃希菌（大肠杆菌），寄居在结肠内	可引起尿路感染、胆道感染、腹膜炎、阑尾炎、胃肠手术后感染、脓毒症等。常与厌氧菌混合感染，脓液稠厚、灰白色、粪臭或恶臭味
铜绿假单胞菌（绿脓杆菌），常存在于肠腔内和潮湿的皮肤皱折处	常引起大面积烧伤创面感染、脓毒症、尿路感染等，对大多数抗菌药物不敏感。脓液淡绿色，有特殊的甜腥臭味
脆弱拟杆菌，常存在于口腔、结肠和生殖道内	常与其他厌氧菌或需氧菌协同引起混合感染，可引起腹膜炎、胃肠手术后感染、脓毒症、静脉炎等。脓液恶臭味，有产气性
变形杆菌，常存在于肠道和尿道内	多与其他致病菌混合感染，可引起大面积烧伤创面感染、腹膜炎、尿路感染等。脓液有特殊恶臭味

【病因及发病机制】

外科感染是由外界致病微生物入侵人体所致。但原居于人体内的一些非致病菌或致病力较弱的细菌，在人体抵抗力降低的情况下，如手术创伤、侵入性器械检查、应用抗肿瘤药物或免疫抑制剂等，亦可引起感染。

1. 致病菌的侵入及其致病因素

（1）黏附因子及荚膜、微荚膜　病菌可产生黏附因子，其有利于病菌黏附和侵入于人体组织。有些病菌具有荚膜或微荚膜，能抗拒吞噬细胞的吞噬或杀菌作用而在组织内生存繁殖，并导致组织细胞损伤。

（2）病菌毒素　病菌可释放多种胞外酶、外毒素和内毒素，统称病菌毒素。这些毒素具有导致感染扩散、破坏组织结构、造成细胞损害的作用,是引起临床症状和体征的重要因素。

(3)病菌的数量与增殖速度　侵入人体组织的病菌数量越多,导致感染的概率越高。人体在健康状态下,若污染伤口内的细菌数目低于 10^5,发生感染的概率较小;若细菌数目在短时间内迅速增殖,则容易引起感染。

2.机体的易感性　正常情况下,人体存在天然的和获得的感染防御机制,当某些局部或全身因素导致这些防御机制受损时,则可能发生感染。

(1)局部因素　①皮肤或黏膜破损,如开放性创伤、烧伤、胃肠穿孔、手术、组织穿刺等;②体内管腔阻塞,如肠梗阻、阑尾腔梗阻、胆道梗阻、尿路梗阻、乳腺导管阻塞等;③血管或体腔内留置导管,如静脉导管、脑室引流管等;④局部血供障碍或积液,如血栓闭塞性脉管炎、大隐静脉曲张、切口积液、压疮等;⑤局部异物残留,如内固定器材、假体植入、外伤性异物等。

(2)全身因素　①严重创伤或休克、糖尿病、尿毒症、肝功能障碍等;②长期使用肾上腺皮质激素、抗肿瘤的化学药物和放射治疗;③严重营养不良、低蛋白血症、白血病或白细胞减少等;④先天性或获得性免疫缺陷综合征。

【病理生理】

1.感染后的炎症反应　病菌入侵人体后,可引起局部和全身炎症反应。病菌可产生多种酶和毒素,激活凝血、补体、激肽系统和巨噬细胞等,导致炎症介质生成;组织细胞释放的组胺、激肽和血管活性物质等使毛细血管扩张和通透性增加,血浆蛋白渗出、白细胞游出血管外、吞噬细胞进入感染部位等。渗出液中的抗体与病菌表面抗原结合,激活补体,参与炎症反应。炎症反应的结果使感染局限并清除入侵的病菌,同时也引起局部的红、肿、热、痛等特征性症状。部分炎症介质、细胞因子和病菌毒素等,可引起发热、脉快、呼吸急促、白细胞升高等全身炎症反应表现。

2.感染的转归　感染的病程演变与结局受病菌的致病性、机体的抵抗力、治疗措施和护理措施的及时性、有效性等诸多因素的影响。

(1)炎症局限　当人体抵抗力较强、治疗及时和有效时,炎症可被吸收、局限或形成局部脓肿。小脓肿可自行吸收;较大脓肿可破溃或经手术切开引流后肉芽组织逐渐生长,形成瘢痕而痊愈。

(2)炎症扩散　当病菌数目多、毒性大或(和)人体抵抗力较弱时,感染难以控制并向感染灶周围或经淋巴、血液途径迅速扩散,引起脓毒症或菌血症,严重者可危及生命。

(3)转为慢性炎症　当人体抵抗力与病菌毒力处于相持状态时,感染灶可被局限,但其内仍有致病菌;组织炎症持续存在,局部中性粒细胞浸润减少、成纤维细胞和纤维细胞增加,感染被纤维瘢痕组织包围而转为慢性炎症。一旦人体抵抗力下降,病菌可再次繁殖,慢性炎症又重新演变为急性炎症。

【临床表现】

1.症状和体征

(1)局部症状　急性者感染局部呈现红、肿、热、痛和功能障碍等炎症表现;浅部脓肿形成时,局部可触及波动感;深部脓肿穿刺可抽出脓液。慢性感染可表现肿胀或硬结,红、热较轻。

(2)全身症状 轻者无全身症状;重者可出现畏寒、发热、头痛、全身不适、乏力、食欲减退、脉快等表现。病程较长时,可出现水、电解质平衡失调,消瘦、贫血、低蛋白血症,严重者可发生感染性休克和多器官功能障碍综合征。

(3)特异性表现 特异性感染的病人可因致病菌不同而出现各自特殊的症状和体征。如破伤风病人可表现为肌肉强直性痉挛;气性坏疽和其他产气菌引起的蜂窝织炎可出现皮下捻发音等。

【辅助检查】

1.血常规检查 白细胞计数和中性粒细胞的比例增高,可有明显的核左移或出现中毒颗粒;严重感染时可有白细胞计数减少,表示机体功能衰竭,病情严重。

2.细菌学检查 取伤口脓液、渗出液或穿刺抽取脓液,做涂片染色镜检或送细菌培养及药敏试验,可明确致病菌种类及指导用药。

3.影像学检查 B超检查可用于探测肝、胆、胰、肾等器官的感染病灶及腹腔、胸腔、关节等部位有无积液;X射线摄片、CT、MRI等也有助于胸部、腹部、骨关节等处感染的诊断。

【治疗要点】

清除感染病因和毒性物质(脓液、坏死组织等),消灭病菌或控制病菌生长,增强人体的抗感染和修复能力。

1.局部治疗 早期可采取患部制动、抬高患肢、外敷药物、热敷或其他物理疗法,以促进炎症消散。若局部形成脓肿或局部感染严重引起全身感染时,应行脓肿切开引流、处理感染病灶或切除感染器官。

2.全身治疗

(1)应用抗菌药物 严重感染者应分次静脉给药;早期可根据感染部位、临床表现及脓液性状等估计病原菌的种类,选用适当的抗菌药物;当获得细菌培养和药物敏感试验结果后,应根据检查结果选用有效抗菌药物。

(2)支持疗法 提供高营养饮食,不能进食者行肠内或肠外营养;输液,维持水电解质和酸碱平衡;严重感染者可输注血浆、人体白蛋白、丙种球蛋白或多次少量输注新鲜全血等。

(3)中医中药 感染急性期过后,可采用中医中药疗法,促进机体康复。

3.对症处理 如全身中毒症状严重者,在大剂量应用抗生素的同时,可考虑短期使用肾上腺皮质激素,以改善病人的一般情况,减轻中毒症状;出现感染性休克者,应给予抗休克治疗;高热者给予物理或药物降温;体温过低者给予保暖;疼痛剧烈者给予止痛药物;抽搐者给予镇静解痉药物等;合并糖尿病者给降糖药物控制血糖。

【护理评估】

1.健康史 了解有无损伤、手术、休克、糖尿病、营养不良、癌症、应用免疫抑制剂或糖皮质激素等造成机体抵抗力下降因素;了解病人的主要痛苦,发病时间、发展过程及治疗情况等。

2.身体状况　了解局部有无红、肿、热、痛、功能障碍等急性感染症状;检查局部有无皮肤黏膜破损、分泌物或脓肿等。了解病人有无畏寒、发热、头痛、乏力、食欲减退等全身中毒症状;测量体温、脉搏、呼吸、血压,观察意识、尿量等,注意有无全身感染、感染性休克、重要器官功能障碍等表现;检查有无消瘦、贫血、水肿等慢性消耗症状。对特异性感染病人的身体状况进行评估。

3.心理-社会评估　了解病人对感染的认识,对治疗和预后的知晓程度、心理承受能力、家庭经济状况等。轻症病人心理反应可能不明显,病程较长或病情严重的病人常有焦虑、恐惧等心理反应。

【主要护理诊断/问题】

1.体温过高　与感染有关。

2.疼痛　与炎症刺激有关。

3.营养失调:低于机体需要量　与感染后摄入减少、分解代谢增强有关。

4.潜在并发症　脓毒症、感染性休克、多器官功能障碍综合征等。

【护理措施】

1.局部治疗的护理

(1)抬高患肢、局部制动　抬高患肢和局部制动可促进静脉和淋巴回流,减轻局部肿胀和疼痛,有利于炎症局限。

(2)局部理疗　理疗可促进血液循环,减少渗出,消除肿胀,减轻疼痛,促进炎症的吸收和消退,或使感染局限,形成脓肿,防止扩散。遵医嘱使用红外线、超短波理疗仪器理疗,或采用质量分数为50%硫酸镁溶液湿热敷。

(3)药物外敷　浅部感染早期可局部涂搽聚维酮碘或外敷鱼石脂软膏,也可将新鲜蒲公英、紫花地丁、败酱草、马齿苋等捣烂外敷,以促进炎症消退或局限。

(4)配合手术　手术前向病人说明手术的必要性,指导病人配合术前准备;对严重感染者,术前应遵医嘱纠正营养状况、水电解质和酸碱平衡失调或感染性休克等;根据手术部位、大小、性质等做好各项准备工作。手术后,对脓肿引流者应按时换药或做好引流管护理;对感染器官切除或病灶清除者,应根据手术部位做好相关护理。

2.全身治疗的护理

(1)合理应用抗菌药物　应用抗菌药物是治疗感染的重要措施。用药前应了解病人有无药物过敏史;按要求做抗生素过敏试验;严重感染者抗菌药物应有计划地分次静脉给药;多种抗菌药物联合应用时应注意配伍禁忌;告知病人一般在症状消失、体温恢复正常后3~4 d停药,严重感染者在体温正常后继续用药1~2周;观察抗菌药物的疗效和不良反应,一旦发现用药无效或有不良反应症状,应及时报告医生,并协助处理。

(2)加强支持疗法　目的是提高病人机体抵御感染的能力,促进机体损伤组织的修复。指导病人充分休息;提供高热量、高蛋白、易消化的饮食,补充维生素,鼓励病人多饮水,必要时遵医嘱行肠内或肠外营养;遵医嘱补充液体,输注血浆、人体白蛋白、丙种球蛋白、新鲜全血等。

（3）做好对症护理　如全身中毒症状严重者遵医嘱给予肾上腺皮质激素;高热者应给予冷敷、冰袋或酒精擦浴,遵医嘱使用退热药,去除过分厚重的衣被以助散热,减少身体的消耗;退热后如出汗过多,及时更换衣服,防止感冒;疼痛剧烈、烦躁不安或抽搐者,遵医嘱给予止痛、镇静和解痉药物等。

3. 观察病情变化　严重感染者,应密切观察生命体征、意识、尿量及病变局部情况的变化,一旦发现异常,应及时通知医生,以及早诊断和处理脓毒症、感染性休克、多器官功能障碍综合征等并发症。

4. 采集和留置标本　对手术或换药时采集的脓液标本,应及时送细菌培养和药物敏感试验。若做血液细菌培养及药物敏感试验,最好在寒战、发热时采血,以提高阳性率;在静脉注射抗菌药物时不宜采血做此项检查,因此时容易出现阴性结果。做厌氧菌培养时,应立即将标本注入特别培养器皿中送检。

【健康教育】

教育人们注意个人卫生和环境卫生,减少感染来源;做好劳动保护,预防或及时正确处理创伤;加强营养,锻炼身体,增强机体抵抗力;身体出现感染灶或不明原因的发热、局部疼痛时,应及时到区院诊治;感染恢复期应摄入高营养饮食,进行功能锻炼,以促进早日康复。

第二节　浅部软组织化脓性感染

一、疖

疖是单个毛囊及其所属皮脂腺的急性化脓性感染,致病菌多为金黄色葡萄球菌。疖常发生于毛囊和皮脂腺丰富的部位,如头、面、颈、腋部、腹股沟部、会阴部和小腿等。多个疖同时或反复发生在身体各部,称为疖病,多见于营养不良的小儿或糖尿病患者。疖多发生于炎热的夏季,高温、潮湿、多汗容易使病原菌侵入皮肤。皮肤不清洁是一个重要因素。

【临床表现】

初起为红、肿、热、痛的小硬结,逐渐增大呈现锥形隆起。数天后,硬结中央组织坏死变软、液化,顶部出现黄白色小脓栓。脓栓破溃后,脓液流出,疼痛立即减轻,红肿渐渐消退,炎症逐渐消退而痊愈。疖一般不伴有全身症状,较大的疖偶尔可致全身不适、发热、乏力等症状。但发生于面部危险三角区的疖,如受挤压或处理不当,感染可沿内眦静脉和眼静脉逆行进入颅内海绵窦,引起颅内化脓性海绵状静脉窦炎,表现为眼部及周围组织红肿、疼痛,并有头痛、寒战、高热,甚至昏迷而危及生命。

【辅助检查】

①血常规检查:严重者白细胞计数和中性粒细比例升高。②细菌学检查:脓液细菌培养和药物敏感试验,不但可明确致病菌的种类,还可指导抗菌药物的选用。

【治疗要点】

1. 局部治疗　早期仅有红肿时可外涂碘伏,外敷鱼石脂软膏或中草药,局部进行热敷或红外线、超短波等物理治疗,促进炎症消退。出现脓头时,可在其顶部点涂苯酚(石炭酸)。也可用针尖将脓栓剥除,以促进脓液的排出。有波动感时,应及时切开引流。发生在口鼻“危险三角区”内的疖,切勿挤压,以防炎症扩散至颅内,应避免切开。在保守治疗无效时,方才手术切开引流。

2. 全身治疗　有全身症状或多发疖肿,感染严重者,给予足量的抗生素。有贫血或合并糖尿病者,同时治疗贫血或糖尿病。

【主要护理诊断/问题】

1. 疼痛　与炎症刺激有关。
2. 体温过高　与感染有关。
3. 潜在并发症　脓毒症等。
4. 知识缺乏　缺乏疖的预防知识。

【护理措施】

1. 配合治疗　遵医嘱给病人外用药物、理疗、应用抗生素等。脓肿形成后,做好切开引流准备,切开引流后,应及时换药,促进伤口愈合。

2. 病人的教育　指导病人注意休息、多饮水、摄入高营养饮食。注意皮肤卫生,禁食辛辣刺激性食物及酒类。告知病人避免挤压疖肿,尤其面部“危险三角区”的疖,还应少说话、进软食,以防感染扩散引起颅内海绵状静脉窦炎。

二、痈

痈为多个相邻的毛囊及其所属皮脂腺或汗腺的急性化脓性感染,可由多个疖融合而成,致病菌主要为金黄色葡萄球菌。痈多见于成年人,尤其糖尿病及免疫力低下的病人。好发于颈部、背部等皮肤韧厚的部位。感染常从一个毛囊底部开始,沿皮下深筋膜向四周扩散,再向上侵及周围的毛囊群,形成多个“脓头”。

【临床表现】

早期局部呈紫红色炎性浸润,略隆起,质硬,界限不清,表面有几个凸出点或脓点,疼痛较轻(与颈背部皮肤的敏感性有关);随着病情发展,皮肤肿硬范围增大,脓点增大增多,中央部为紫褐色凹陷,破溃后呈蜂窝状如同“火山口”状,其内含坏死组织和脓液,疼痛加剧。痈可向周围和深部组织发展,伴区域淋巴结肿痛。痈易向四周和深部发展,常有附近淋巴结肿大及寒战、高热、厌食等全身症状,严重者可发展为脓毒症或感染性休克而危及生命。上唇痈可引起颅内化脓性海绵状静脉窦炎,出现相应的临床症状。

【辅助检查】

①血常规检查:白细胞计数和中性粒细胞比例升高。②细菌学检查:脓液细菌培养和药物敏感试验,可明确致病菌和敏感的抗菌药物。③血糖和尿糖检查:可了解病人是否存在糖尿病,以及糖尿病病人血糖的控制情况。

【治疗要点】

1. 局部治疗　初期仅有红肿时,可用质量分数为50%硫酸镁湿敷,鱼石脂软膏、金黄散等敷贴,也可以碘伏液稀释10倍后每日涂布3次。痈范围大、中央坏死组织较多者应及时手术切开排脓,手术一般采用"+"或"++"形切口,清除坏死组织,伤口内填塞碘仿纱布止血,并每日更换敷料,促进肉芽生长。较大创面者需行植皮术治疗。但唇痈禁忌切开;皮肤缺损较多者,可待肉芽组织健康生长后植皮。

2. 全身治疗　休息、制动,全身加强营养支持疗法,选用足量、有效的广谱抗生素。合并糖尿病者应使用降糖药物控制血糖。

【主要护理诊断/问题】

1. 疼痛　与炎症刺激有关。
2. 体温过高　与感染有关。
3. 潜在并发症　脓毒症、感染性休克等。
4. 知识缺乏　缺乏预防知识。

【护理措施】

1. 配合治疗　遵医嘱给予热敷、理疗、外用药物等。脓肿形成后配合切开引流,切开引流后应定时换药,若皮肤缺损较大,应做好植皮准备。

2. 观察病情　应观察病人的全身情况,注意有无颅内化脓性海绵状静脉窦炎、脓毒症或感染性休克的症状和体征。

3. 对症护理　对高热者采取降温措施,疼痛严重者给予止痛药物。

4. 饮食的护理　避免辛辣、刺激性的食物,避免饮酒等。

5. 病人的教育　注意个人卫生,保持皮肤清洁。尤其夏季,应做到勤洗澡、洗头、理发、剪指甲等。指导病人摄取高营养饮食,摄入含丰富蛋白质、维生素及高能量的食物,以提高人体抵抗力,促进愈合。面部危险三角区的痈不要挤捏,减少说话和咀嚼动作,以防感染扩散引起颅内化脓性海绵状静脉窦炎。

三、急性蜂窝织炎

急性蜂窝织炎是皮下、筋膜下、肌间隙或深部疏松结缔组织的急性化脓性感染。常因皮肤或软组织损伤而引起,亦可由局部化脓性感染灶直接扩散,或经淋巴、血液传播而形成。致病菌主要为溶血性链球菌,其次为金黄色葡萄球菌,也可为厌氧菌。溶血性链球菌引起的急性蜂窝织炎,由于链激酶和玻璃酸酶的作用病变扩展迅速,脓液稀薄、血性,易出现脓毒症。金黄色葡萄球菌引起的急性蜂窝织炎易局限而形成脓肿,脓液较稠。由产气菌如大肠杆菌、厌氧杆菌、厌氧链球菌引起者,可在病变部位出现气肿,被称为捻发性蜂窝织炎。

【临床表现】

临床表现常因致病菌种类和毒力、病人的状况、病变部位和深浅而不同。

1.局部症状　病变表浅者,局部红、肿、热、痛,红肿以中央明显,边缘稍淡,与正常组织皮肤界限不清,中央部位常出现缺血性坏死;病变较深者,局部红肿多不明显,但疼痛明显;由厌氧菌引起的产气性皮下蜂窝织炎,常发生在易被大、小便污染的会阴部或下腹部伤口。早期表现类似于一般性皮下蜂窝织炎,病情加重时,可有进行性皮肤、皮下组织及深筋膜坏死,脓液恶臭,局部有捻发音;颌下急性蜂窝织炎可发生喉头水肿并压迫气管,引起呼吸困难,甚至窒息;新生儿蜂窝织炎(又称新生儿皮下坏疽)多发生于背部、臀部等受压部位,开始时病变部位皮肤发红,稍肿,界限不清;数小时后病变迅速扩展,皮肤变软,并出现漂浮感、皮肤和皮下组织坏死。

2.全身症状　病人多伴有程度不同的全身症状如畏寒发热、头痛乏力和白细胞增高等。一般深部蜂窝织炎厌氧菌和产气菌引起的捻发性蜂窝织炎全身症状多较明显,可有畏寒、高热、惊厥、谵妄等严重症状。新生儿可表现为发热、拒奶、精神萎靡。

3.体征　病变局部红肿,有明显的压痛。病灶较深者局部红肿多不明显,常常只有局部水肿和深部压痛。捻发音蜂窝织炎多发生在会阴部、腹部伤口处,查体时可检捻发音;疏松结缔组织和筋膜坏死,水肿严重并伴有进行性皮肤坏死,脓液有恶臭。

4.并发症　可出现中毒性休克、脓毒血症等全身炎症反应,表现为高热或体温不升,心率>90 次/min,呼吸急促或过度通气,白细胞计数>$12×10^9$/L 或<$4×10^9$/L,或未成熟的白细胞>0.1% 等。神志异常,脉细速,肝脾可肿大,严重者出现黄疸或皮下出血。

【辅助检查】

1.血常规检查　一般感染时,白细胞计数>$10×10^9$/L 升高。若白细胞计数>(20 ~ 30)×10^9/L,或<$4×10^9$/L,或未成熟白细胞>0.1% ,或出现毒性颗粒时,应警惕并发感染性休克和脓毒血症。

2.细菌学检查　脓液细菌培养和药物敏感试验,可明确致病菌和敏感的抗菌药物。

3.B超检查　可发现炎性肿块或有脓肿影像,有助于早期病种判断,了解局部组织破坏程度。

【治疗要点】

1.局部治疗　早期抬高患处,局部制动,理疗可促进脓肿局限,局部无波动时,亦可用50% 硫酸镁做局部湿热敷,或用金黄散外敷。已形成脓肿者应切开引流。对于颌下蜂窝织炎,若非手术治疗无效应尽早切开减压,以防喉头水肿压迫气管造成窒息。手指部的蜂窝织炎,亦应早期切开减压防止指骨坏死。厌氧菌引起的捻发音性蜂窝织炎,应尽早广泛多处切开,清除坏死组织,并用过氧化氢冲洗和湿敷;新生儿皮下坏疽,也应做广泛多处切开,加强局部换药,若皮肤坏死面积较大,可待创面新鲜后行植皮术。

2.全身治疗 抗生素是治疗蜂窝织炎的最重要措施之一,使用原则是根据细菌培养及药敏试验结果选用有针对性敏感的药物。对于出现感染性休克病人应给予积极的抗休克治疗,迅速补液扩容,改善微循环状态及相应的对症治疗,密切注意病人的尿量血压、心率及末梢循环情况。保证病人充分休息,感染严重者应行全身支持疗法,适当加强营养,补充热量及蛋白质,适量输入新鲜血或血浆人血丙种球蛋白。

【主要护理诊断/问题】

1.疼痛 与炎症刺激有关。

2.体温过高 与感染有关。

3.营养失调:低于机体需要量 与感染后摄入减少、分解代谢增强有关。

4.潜在并发症 脓毒症、感染性休克等。

【护理措施】

1.配合治疗 遵医嘱给予热敷、理疗、外用药物等。脓肿形成后配合切开引流,切开引流后应定时换药。颌下蜂窝织炎,应尽早切开,以防喉头水肿,压迫气管。

2.观察病情 颌下组织炎者,应观察有无呼吸费力、呼吸困难或窒息等症状。厌氧菌引起的蜂窝织炎、新生儿皮下坏疽,应注意观察病人的生命体征、意识等,以及早发现和处理脓毒症、感染性休克等并发症。

3.对症护理 对高热者采取降温措施,疼痛严重者给予止痛药物。

4.病人的指导 指导病人摄取高营养饮食,多饮水。

四、丹毒

丹毒是皮肤及其网状淋巴管的急性炎症,好发于下肢及面部,常见的致病菌为 β-溶血性链球菌,致病菌通过皮肤或黏膜细微损伤侵入皮肤和黏膜网状淋巴管而引发。发病时患处皮肤突然发红成片,色如涂丹的急性传染性疾病。足癣、趾甲真菌病、小腿溃疡、鼻炎、慢性湿疹均可诱发本病,机体抵抗力低下,如糖尿病、慢性肝病、营养不良等均可成为促发因素。

【临床表现】

局部有烧灼样痛,皮肤鲜红,压之褪色,边缘稍隆起,界限清楚,中央色淡、周围深,并有脱屑,局部淋巴结可肿大。丹毒不化脓,可接触性传染。起病急、扩散快,有寒战、发热、头痛等全身症状。面部丹毒呈蝴蝶样红斑,可引起颅内海绵状静脉窦炎。面部损害发病前常存鼻前庭炎或外耳道炎,小腿损害常与脚癣有关,婴儿发病多与腹部、脐部感染有关,愈后遗留有色素沉着。丹毒可反复发作,可造成淋巴管阻塞和淋巴淤滞,导致皮肤增厚和肢体肿胀,俗称象皮肿。

【辅助检查】

血常规检查,白细胞计数和中性粒细胞比例升高。

【治疗要点】

1.局部治疗　充分休息,抬高患肢,理疗,局部用质量分数为50%硫酸镁湿热敷。积极治疗局部病灶如足癣、鼻炎等。

2.全身治疗　全身应用抗生素及支持疗法。

【主要护理诊断/问题】

1.疼痛　与炎症刺激有关。

2.体温过高　与感染有关。

3.知识缺乏　缺乏丹毒预防知识。

【护理措施】

1.配合治疗　抬高患肢,遵医嘱给予50%硫酸镁湿热敷,全身使用抗菌药物。

2.观察病情　应观察病人的全身情况,注意有无全身性感染的症状和体征。

3.对症护理　对高热者采取降温措施,疼痛严重者给予止痛药物。

4.消毒隔离　丹毒具有接触传染性,应做好床边隔离,接触病人后必须洗手。

5.病人的教育　丹毒容易复发,应遵医嘱按疗程治疗。此外,在治疗丹毒的同时,还应积极治疗足癣、龋齿、口腔溃疡、鼻窦炎等与丹毒发病有关的疾病,以减少丹毒复发的机会。

五、急性淋巴管炎和淋巴结炎

细菌自原发感染病灶或皮肤破损处侵入淋巴管引起急性淋巴管炎,再扩散到淋巴结,引起急性淋巴结炎。其致病菌主要为金黄色葡萄球菌、溶血性链球菌。

【临床表现】

1.急性淋巴管炎　可发生在浅部或深部淋巴管,以四肢多见。浅部急性淋巴管炎,常在原发病灶附近出现一条或多条"红线",硬且有压痛;深层淋巴管炎无"红线",但有患肢肿胀,沿淋巴管行程有压痛。均可伴有畏寒、发热、头痛、乏力和食欲减退等全身症状。

2.急性淋巴结炎　轻者局部淋巴结肿大、压痛与周围组织界限清楚,表面皮肤正常;重者局部出现红、肿、热、痛,甚至形成脓肿或引起淋巴结周围蜂窝织炎,全身症状多较明显。

【辅助检查】

1. 血常规检查　白细胞计数和中性粒细胞比例升高。
2. 细菌学检查　脓液细菌培养和药物敏感试验,可明确致病菌和敏感的抗菌药物。
3. B超检查　急性淋巴结炎时,可发现淋巴结呈炎性肿大或有脓肿影像。

【治疗要点】

1. 病因治疗　首先治疗原发病灶。
2. 局部治疗　适当休息,抬高患肢,局部制动,热敷,理疗,质量分数为50%硫酸镁湿敷。急性淋巴结炎形成脓肿时,应切开引流。
3. 全身治疗　应用抗生素及支持疗法。

【护理措施】

1. 配合治疗　遵医嘱给予热敷、理疗、外用药物等。淋巴结炎形成脓肿后,应配合切开引流,切开引流后应定时换药。
2. 观察病情　应观察病人的意识、生命体征等,注意有无脓毒症的症状和体征。
3. 对症护理　对高热者采取降温措施;出现水、电解质平衡失调者,遵医嘱给予输液纠正。
4. 病人的教育　指导病人摄取高营养饮食,多饮水。在治疗淋巴管炎和淋巴结炎的同时积极治疗原发病灶。

六、脓肿

脓肿是身体各部位发生急性感染后,病变组织坏死、液化,形成局限性脓液积聚,四周有一完整脓腔壁。致病菌主要为金黄色葡萄球菌,该菌产生的血浆凝固酶可使渗出的纤维蛋白原转变为纤维素,因而病变较局限。脓肿常继发于各种化脓性感染,如急性蜂窝织炎、急性淋巴结炎及疖、痈等,但也可由远处原发感染灶经血液循环或淋巴管转移而来。此外,有些脓肿发生在局部损伤的血肿或异物存留处。

【临床表现】

浅表脓肿,局部有红、肿、热、痛,局部隆起,与正常组织界限清楚,有压痛,波动试验阳性。深部脓肿,局部红肿多不明显,波动感不易查到,但有局部疼痛和深压痛,在压痛最明显处用粗针头穿刺可抽出脓液。脓肿向外穿透时,常可形成溃疡、窦道和瘘管等并发症。小而浅的脓肿,多无明显全身症状;大而深的脓肿,常有发热、头痛、食欲减退和乏力等明显的全身中毒症状。

【辅助检查】

1. 血常规检查　白细胞计数和中性粒细胞比例升高。病程较长的重症病人可有红细胞和血红蛋白的减少。

2.细菌学检查 血培养、脓液细菌培养和药物敏感试验,可明确致病菌和敏感的抗菌药物。

3.B超检查 感染所在部位可发现"液性暗区"脓肿影像。

【治疗要点】

1.局部治疗 一旦确诊,及时切开引流,术后加强换药。
2.全身治疗 合理使用抗生素,同时加强支持疗法。

【主要护理诊断/问题】

1.体温过高 与感染有关。
2.营养不良 低于机体需要量与消耗增加有关。
3.潜在并发症 脓毒症。

【护理措施】

1.密切观察病人病情 观察病人的局部和全身症状,注意感染的发展,尽早发现并控制严重并发症的发生。监测体温变化,当体温超过 38.5 ℃时应采取物理降温,同时鼓励病人多饮水,必要时可静脉输液,补充机体所需的液体量和热量,纠正水、电解质和酸碱失衡,并监测 24 h 出入水量。

2.配合治疗 做好脓肿切开引流准备,切开引流后要保持创面干燥、清洁,及时更换敷料,注意无菌操作,防止和减少感染发生。对于疼痛不缓解者可给予止痛剂和镇静剂,以保证病人有充分休息和睡眠。对感染较重或肢体感染者,应嘱病人卧床休息,患肢制动抬高,并协助作患肢运动,以免病愈后患肢活动障碍。卧床期间,要鼓励病人经常做深呼吸、咳痰、翻身等活动,必要时可给病人雾化吸入,并协助翻身、叩背、排痰,以预防坠积性肺炎及血栓性静脉炎的发生。

3.病人的教育 指导病人休息,摄入高蛋白、高热量、含丰富维生素的饮食,多饮水。

第三节 手部急性化脓性感染

一、甲沟炎

甲沟炎是指(趾)甲周围组织的化脓性感染,是临床常见的指(趾)部感染性疾病之一,致病菌多为金黄色葡萄球菌,可发生于各种轻伤后,主要由甲沟皮肤损伤,如逆剥皮刺、刺伤等引起。早期局部消炎处理,感染可以控制。形成脓肿后,必须切开治疗。

【临床表现】

症状和体征开始时,指甲一侧的皮下组织发生红、肿、痛,可自行消退,病情发展时可形成局部脓肿。脓液自甲沟一侧蔓延到甲根部的皮下及对侧甲沟,形成半环形脓肿。脓肿亦可向甲下蔓延,成为指甲下脓肿,在指甲下可见到黄白色脓液,使该部指甲与甲床分离。如不及时处理,可成为慢性甲沟炎或慢性指骨骨髓炎。甲沟炎多无全身症状。

【辅助检查】

1. 血常规检查　白细胞计数和中性粒细胞比例升高。
2. 细菌学检查　脓液细菌培养和药物敏感试验,可明确致病菌和敏感的抗菌药物。
3. X 射线检查　患指 X 射线摄片检查,可明确有无指骨坏死和骨髓炎。

【治疗要点】

1. 局部治疗　早期热敷、理疗、外敷鱼石脂软膏,脓肿形成后可在甲沟处作纵行切开引流;感染已累及指甲基部皮下周围时,可在两侧甲沟各作纵行切开,将甲根上皮片翻起,切除指甲根部,置一小片凡士林纱布或乳胶片引流。如甲床下已积脓,应将指甲拔去,或将脓腔上的指甲剪去。拔甲时,应注意避免损伤甲床,以免日后新生指甲发生畸形。
2. 全身治疗　感染严重时,应全身应用抗生素;疼痛严重者,给予止痛药物。

【主要护理诊断/问题】

1. 疼痛　与炎症刺激等有关。
2. 焦虑　与疼痛、担心预后等有关。
3. 潜在并发症　指骨骨髓炎等。

【护理措施】

1. 配合治疗　抬高患肢,遵医嘱给予理疗、热敷、外用药物、全身应用抗生素等。疼痛严重者,给予止痛药。拔甲或切开引流后,应定时换药。
2. 观察病情　应观察有无指骨坏死或骨髓炎等并发症。

二、脓性指头炎

脓性指头炎是指手指末节指腹部的皮下组织化脓性感染。常由轻微损伤或异物继发细菌感染所致,主要致病菌为金黄色葡萄球菌。由于手指末节掌面的皮肤与指甲骨膜间有许多纵形纤维索,将软组织分类许多密闭小腔(图1-1),腔中含有脂肪组织和丰富的神经末梢网。在发生感染时,脓液不易向四周扩散,故肿胀并不显著。但形成的压力很高的脓腔,不仅可以引起非常剧烈的疼痛,还能压迫末节指骨的滋养血管,引起指骨缺血、坏死。此外,脓液直接侵及指骨,也能引起骨髓炎。

【临床表现】

局部疼痛为其主要症状。早期患指有针刺样疼痛,继之肿胀,疼痛剧烈;随着病情进一步发展,手指末节掌面肿胀加重,外观呈蛇头状,当指动脉受压时,出现搏动性跳痛,患指下垂时或轻叩指端时加重,病人常难以忍受,夜间尤甚。多伴有全身症状;若不及时处理,可发生末节指骨坏死和骨髓炎。

【辅助检查】

1.血常规检查　白细胞计数和中性粒细胞比例升高。
2.X射线检查　可发现指骨骨髓炎或死骨存在。
3.透光验脓检查　指端有深黑色阴影者,表明脓已形成。

【主要护理诊断/问题】

1.疼痛　与炎症刺激及局部组织高张力有关。
2.体温过高　与全身性感染有关。
3.焦虑　与疼痛、担心预后等有关。
4.潜在并发症　末节指骨坏死和骨髓炎。

【治疗要点】

1.局部治疗　早期抬高患肢、理疗或热敷;如上述治疗后无明显好转,应及早在末节患指侧面切开引流和减压(图1-2),以免发生末节指骨缺血、坏死。
2.全身治疗　感染严重时,应全身应用抗生素;疼痛严重者,给予止痛药物。

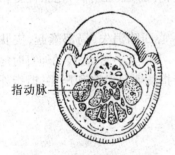

图1-1　手指末节远端纵隔(显示皮下组织呈密闭小腔)

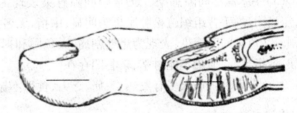

图1-2　脓性指头炎手术切口示意

【护理措施】

1.配合治疗　抬高患肢,遵医嘱给予理疗、热敷、外用药物、全身应用抗生素等。指头炎疼痛严重者,给予止痛药。拔甲或切开引流后,应定时换药。
2.观察病情　脓性指头炎时,应观察有无指骨坏死或骨髓炎等并发症。

三、急性化脓性腱鞘炎、滑囊炎和手掌深部间隙感染

急性化脓性腱鞘炎是手指屈肌腱鞘的急性化脓性感染,常因直接刺伤所致,多发生在腕和手指的屈肌腱;腱鞘炎蔓延至手掌的滑液囊可引起化脓性滑囊炎。手掌深部间隙分为尺侧的掌中间隙和桡侧的鱼际间隙,均在屈肌腱的深面,两个间隙均可因手掌深部刺伤或手指屈肌腱鞘炎蔓延而引起感染(图1-3)。致病菌主要为金黄色葡萄球菌,其次是链球菌。

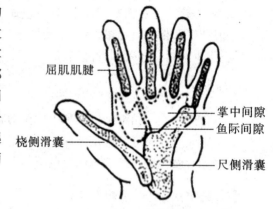

图1-3 手掌部的腱鞘、滑液囊和深部筋膜间隙

【临床表现】

1.局部表现

(1)急性化脓性腱鞘炎 病情发展快,24 h 后,疼痛及局部炎症反应即较明显。患指的典型表现为:①患指呈半屈曲状,患指所有的关节轻度弯曲,常处于腱鞘的松弛位置,以减轻疼痛;②患指明显呈纺锤形肿胀,皮肤极度紧张;③患部剧烈疼痛,伸展时疼痛加剧,可向前臂及拇指放射痛,不能提重物;④沿整个腱鞘有明显压痛。

(2)急性化脓性滑囊炎 由于拇指与小指腱鞘分别与桡、尺侧滑液囊相通,故此两处化脓性腱鞘炎可发展为桡、尺侧化脓性滑囊炎,再向上蔓延可引起前臂肌间隙感染。①桡侧滑囊炎,表现为拇指微屈,不能外展和伸直;大鱼际和拇指腱鞘区肿胀、压痛。②尺侧滑囊炎,表现为小指和无名指呈半屈曲状;小鱼际和小指腱鞘区肿胀、压痛。化脓性腱鞘炎和滑囊炎,均可有发热、头痛、乏力、食欲减退等全身症状。

(3)手掌深部间隙感染 ①掌中间隙感染表现为掌心凹陷消失,局部隆起,皮肤紧张,压痛明显,手背组织疏松肿胀更为明显;中指、无名指、小指呈半屈状,被动伸直时疼痛加剧。②鱼际间隙感染:表现为患处剧痛,大鱼际和拇指指蹼明显肿胀和压痛;拇指外展略屈,示指半屈,拇指不能对掌,掌心凹存在。

2.全身表现 病人多有发热、头痛、乏力、食欲不振等全身症状。

【辅助检查】

血常规检查血白细胞计数和中性粒细胞比例升高。

【主要护理诊断/问题】

1.疼痛 与急性感染、手术切开等有关。

2.体温过高 与全身性感染有关。

3.焦虑 与疼痛、担心预后等有关。

4.自理缺陷 与手功能受限有关。

【治疗要点】

1.局部治疗

（1）急性化脓性腱鞘炎　早期制动、理疗、全身应用抗生素,短期无好转应及早切开引流(手指侧面作纵形切口,任何情况下,均不应在掌面正中作切口)。

（2）急性化脓性滑囊炎　局部早期处理同急性化脓性腱鞘炎。切开引流时,尺侧滑囊炎可沿小鱼际桡侧切开,桡侧滑囊炎沿大鱼际尺侧缘切开。

（3）手掌深部间隙感染　早期患肢制动,理疗,如无好转,应及早切开引流。掌中间隙感染,纵行切开中指与无名指间的指蹼,切口不应超过手掌远侧横纹,以免损伤动脉的掌浅弓。鱼际间隙感染,引流的切口可直接作在大鱼际最肿胀和波动最明显处。

2.全身治疗　全身应用抗生素,加强支持疗法。

【护理措施】

1.病情观察　观察手部症状及体温、脉搏、血压等生命体征。

2.对症护理　抬高患肢、制动。遵医嘱给予热敷、理疗、抗生素治疗。切开引流后定时换药。

3.功能锻炼　切开引流1周后,指导病人进行手指功能锻炼、按摩理疗,以防发生肌腱粘连,以尽早恢复手功能。

4.病人的教育　指导病人摄取高营养饮食、多饮水。重视手的保护,任何细微的损伤,如剪甲伤、逆剥伤等,都应进行消毒、包扎等处理。轻度手部感染也应及早就诊,以免延误。

第四节　急性乳房炎

急性乳房炎是乳房的急性化脓性感染,好发于产后3~4周哺乳期妇女,以初产妇多见。致病菌多为金黄色葡萄球菌,少数为化脓性链球菌。

【病因及发病机制】

除产后全身抵抗力降低以外,主要有以下2方面的原因。

1.乳汁淤积　乳汁是细菌良好的培养基,乳汁淤积为细菌的生长繁殖提供了有利的条件。引起乳汁淤积的原因有:①乳头发育不良,乳头过小或内陷、妨碍正常哺乳;②乳汁过多,婴儿吸乳过少致使乳汁排空不全;③乳管不通畅时可影响乳汁排出,妨碍正常哺乳。

2.细菌入侵　乳头破损或皲裂,细菌可沿淋巴管入侵,是感染的主要途径;婴儿患口腔炎或口含乳头睡眠,细菌也可直接侵入乳管,上行至腺小叶而导致感染。

【临床表现】

首先出现患侧乳房胀痛,患处出现压痛性硬块,表面皮肤红热;炎症继续进展,则上述症状加重,此时,疼痛呈搏动性,继之出现畏寒、高热、脉搏加快等感染中毒症状,严重感染者可并发脓毒症。检查可见患侧乳房局部红、肿、发热,可触及炎性肿块或脓肿(图1-4),浅部脓肿可有波动感,深部脓肿穿刺可抽出脓液。常伴有患侧腋窝淋巴结肿大和触痛。依据乳房脓肿发生部位可分为表浅脓肿、乳晕下脓肿、乳管内脓肿、深部脓肿、乳房后脓肿。

【辅助检查】

血常规检查,白细胞计数及中性粒细胞比例升高;B超检查,确定有无脓肿及脓肿的大小、位置等。

【治疗原则】

1. 局部治疗

(1)非手术治疗　早期停止患乳哺乳,以免影响婴儿健康;同时采取措施促使乳汁通畅排出(如用吸乳器吸出乳汁等),去除乳汁淤积因素。局部热敷、理疗或局部封闭(可采用含有100万单位青霉素的生理盐水20 mL在炎性肿块周围封闭),以促进炎症的消散;水肿明显者可用质量分数为25%的硫酸镁湿热敷。

(2)手术治疗　一旦形成脓肿,应及时切开引流。脓肿切开后,应以手指深入脓腔,轻轻分离其间的纤维间隔以利引流彻底。为使引流通畅,可在探查脓腔时,找到脓腔的最低部位,另加切口作对口引流。为避免损伤乳管而形成乳瘘,乳房内脓肿应做放射状切口;乳晕下脓肿应沿乳晕边缘做弧形切口;深部脓肿或乳房后脓肿可沿乳房下缘做弧形切口,经乳房后间隙引流(图1-5)。

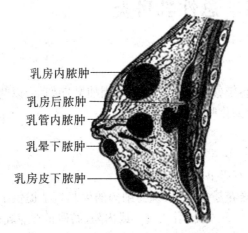

乳房内脓肿

乳房后脓肿

乳管内脓肿

乳晕下脓肿

乳房皮下脓肿

图1-4　乳房脓肿的部位

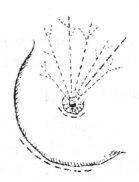

图1-5　乳房脓肿的
切口

2. 全身治疗

（1）抗菌药物治疗　早期给予足量、有效的抗菌药物,首选青霉素类或根据脓液的细菌培养和药物敏感试验结果选用。避免使用可被分泌至乳汁的四环素、氨基糖苷类、磺胺类和甲硝唑等,以防对婴儿造成不良影响。

（2）中药治疗　服用清热解毒类中药。

（3）退乳　对感染严重、脓肿切开引流后并发乳瘘者,应采取措施终止乳汁分泌。常用方法:溴隐亭 1.25 mg,口服,每日 2 次,共 7~14 d;或己烯雌酚 1~2 mg,口服,每日 3 次,共 2~3 d;也可用苯甲酸雌二醇 2 mg,肌内注射,每日 1 次,至乳汁分泌停止;还可用炒麦芽 60 g,每日 1 剂水煎,分 2 次服,共 2~3 d。

【护理评估】

1. 健康史　了解病人孕产史,产后乳汁分泌、哺乳情况;个人卫生习惯,有无乳头破损或皲裂,婴儿有无口腔炎症或含乳头睡觉习惯。

2. 身体状况　了解患乳疼痛的部位、程度,有无畏寒、发热、头痛、乏力等全身感染中毒症状。检查患乳局部有无红、肿、热、压痛及其位置、范围和严重程度,有无压痛性肿块或波动感;脓肿的大小、部位等。患侧腋窝淋巴结有无肿大和压痛。

3. 辅助检查　了解血常规检查、B 超检查结果,以助于判断乳房炎症的轻重和脓肿情况。

4. 心理-社会评估　了解病人和家属对该病的认识,对治疗方法的知晓程度,患病后的心理反应,家属对病人的支持程度等。病人常因乳房疼痛和不能有效母乳喂养而产生焦虑、烦躁等心理反应。家属也可因婴儿不能得到有效母乳喂养而出现焦躁、忧虑情绪。

【主要护理诊断/问题】

1. 疼痛　与乳汁淤积、乳房急性炎症、手术切开引流等有关。
2. 体温过高　与急性炎症反应毒素吸收有关。
3. 知识缺乏　缺乏急性乳房炎的预防知识。
4. 潜在的并发症　脓毒症、乳瘘等。

【护理措施】

1. 局部治疗的护理　用宽松的胸罩托起两侧乳房,以减轻疼痛、促进血液循环。指导病人停止患乳哺乳,并教会病人用吸奶器排空乳汁;局部热敷、理疗,或外敷鱼石脂软膏、硫酸镁等,并观察炎症消散情况。形成脓肿者,配合医生行切开引流,术后定时更换敷料,保持引流通畅。

2. 全身治疗的护理

（1）休息与营养　注意休息,适当活动。指导病人多饮水,进食易消化和富含营养的饮食。对进食不足者,遵医嘱行静脉输液。

（2）遵医嘱用药　遵医嘱给予抗菌药物和清热解毒类中药,注意观察药物疗效和不良反应;对需要终止乳汁分泌者,遵医嘱给予溴隐亭、己烯雌酚等口服,苯甲酸雌二醇肌内注射,炒麦芽水煎服等。

(3)对症护理　高热者行物理降温或给予解热镇痛药等降温;疼痛严重者给予镇静止痛药物。

(4)观察病情　观察局部红、肿、热、压痛情况,若有加重应注意有无脓肿形成,必要时行诊断性穿刺;观察脓肿切开伤口的引流情况和愈合情况,若发现伤口内有乳汁漏出,表示发生了乳瘘,应通知医生应用退乳药物。观察发热、脉快、头痛、头晕、乏力等全身症状有无好转,注意生命体征变化,若有脓毒症表现,应及时通知医生,并协助处理。

【健康教育】

重点是急性乳房炎的预防教育。

1. 纠正乳头内陷　乳头内陷者,应于分娩前3～4个月开始每天挤捏、提拉,也可用吸乳器吸引,使乳头外突。但有习惯性流产病史的病人应慎用。

2. 保持局部清洁　妊娠后期应经常用温水清洗乳头;每次哺乳前、后均须清洁乳头。

3. 正确哺乳　应定时哺乳,双侧乳房轮流哺乳,一侧乳房吸尽后再吸对侧乳房,必要时用吸乳器或手法按摩排空乳汁;哺乳时将乳头和整个乳晕送入婴儿口中;哺乳后挤出少量乳汁涂于乳头和乳晕部,可减少乳头皲裂的机会;避免养成婴儿含乳头睡觉的习惯。

4. 治疗乳头破损或皲裂　可暂停哺乳,将乳汁挤出或用吸乳器吸出后哺喂婴儿。症状严重者,可涂抹红霉素眼膏治疗,待愈合后再行哺乳。

5. 防治婴儿口腔炎症　保持婴儿口腔卫生,预防或及时治疗婴儿口腔炎症。

第五节　全身性感染

全身性感染是指致病菌侵入人体血液循环,并在体内生长繁殖、产生毒素引起的严重的全身感染中毒症状,通常指脓毒症和菌血症。脓毒症是指伴有全身性炎症反应,如体温、呼吸、循环等明显改变的外科感染的统称。在脓毒症的基础上,血培养检出致病菌者,称为菌血症。

【病因及发病机制】

全身化脓性感染的原因是致病菌数目多、毒力强和(或)人体抵抗力弱。常继发于严重创伤后的感染和各种化脓性感染,如大面积烧伤创面感染、开放性骨折合并感染、急性弥漫性腹膜炎、急性梗阻性化脓性胆管炎、绞窄性肠梗阻等。此外,人体抵抗力减弱(如营养不良、贫血、低蛋白血症,糖尿病,肝硬化、晚期癌症等),正常免疫功能的改变(如长期应用广谱抗生素、肾上腺皮质激素、免疫抑制剂或抗癌药等),局部病灶处理不当(如脓肿未及时引流、清创不彻底、伤口引流不畅、存留异物或死腔),各种导管检查、静脉置管

等均可引起全身化脓性感染。常见致病菌包括以下几种:

1.革兰阴性杆菌 最常见,主要有大肠埃希菌、铜绿假单胞菌、变形杆菌,其次为克雷伯菌、肠杆菌等。此类细菌的主要毒性在于内毒素,多数抗生素虽能杀菌,但对内毒素及其介导的多种炎症介质是无能为力的,因此,由革兰阴性杆菌所致的脓毒症一般比较严重,可出现三低现象(低温、低白细胞、低血压),发生感染性休克者也较多。

2.革兰阳性球菌 较常见的有三种。①金黄葡萄球菌感染常年不减,是因出现多重耐药性的菌株。这类菌株还倾向于血液播散,可在体内形成转移性脓肿。有些菌株局部感染也可引起高热、皮疹,甚而休克。②表皮葡萄球菌由于易黏附在医用塑料制品如静脉导管、气管导管等,细菌包埋于黏质中,可逃避机体的防御与抗生素的作用。近年的感染率明显增加。③肠球菌是人体肠道中的常驻菌,有的肠球菌脓毒症不易找到原发灶,耐药性较强,可能来自肠道。

3.无芽胞厌氧菌 在普通细菌培养基上无法检出,因此易被忽略。近代发现腹腔脓肿、阑尾脓肿、肛旁脓肿、脓胸、脑脓肿、吸入性肺炎、口腔颌面部坏死性炎症、会阴部感染等多含有厌氧菌。厌氧菌感染有 2/3 同时有需氧菌。两类细菌有协同作用,能使坏死组织增多,易形成脓肿。脓液可有粪臭样恶臭。常见的有拟杆菌、梭状杆菌、厌氧葡萄球菌、厌氧链球菌等。

4.真菌 常见的有白色念珠菌、曲霉菌、毛霉菌及新型隐球菌等。

全身性感染是由病原菌、内毒素、外毒素以及感染过程中产生的多种炎症介质等引起的一种全身性组织损害及脏器功能障碍,严重者可导致感染性休克和多器官功能障碍综合征(MODS)而威胁病人的生命。

【临床表现】

全身性感染起病急、病情重、发展快。其共性的临床表现如下:

1.症状 突发寒战、高热(体温 40 ℃~41 ℃)或体温不升,伴有头痛、头晕、恶心、呕吐、腹胀、腹泻、面色苍白或潮红、出冷汗等症状。

2.体征 意识淡漠或烦躁不安、谵妄,甚至昏迷;心率加快、脉搏细速;呼吸急促或呼吸困难;严重者可有肝脾肿大、黄疸、皮下出血或淤斑等。

3.并发症 可并发感染性休克和多器官功能障碍综合征。

4.原发感染灶 病人尚有原发感染病灶的症状和体征。

【辅助检查】

1.血常规检查 可见白细胞计数明显增高或降低,中性粒细胞核左移、出现中毒颗粒等。

2.血生化检查 可发现肝肾功能损害、代谢性酸中毒、电解质紊乱等。

3.尿液检查 可有蛋白、红细胞和酮体等。

4.病原学检查 血细菌或真菌培养可发现致病菌。

【治疗要点】

1.处理原发感染灶 及时寻找和处理原发性感染灶,包括清除坏死组织和异物、消灭死腔、充分引流脓肿、拔除静脉留置导管等。

2.应用抗菌药物　在未获得培养结果前，根据原发感染灶的性质，及早、联合应用估计有效的两种抗生素，并应用足够剂量；根据细菌培养及药物敏感试验结果，调整有效抗生素；对于真菌性脓毒症，应尽量停用广谱抗生素，改用有效的、针对性强的抗生素，并全身应用抗真菌药物。

3.加强支持疗法　迅速建立静脉通道，补充血容量、输注新鲜血、纠正低蛋白血症等。

4.对症处理　控制高热，纠正电解质紊乱和维持酸碱平衡等。

【护理评估】

1.健康史　了解有无严重创伤、局部感染等病史，创伤或感染发生的时间、经过、治疗情况等；是否接受过有创检查或静脉留置导管等，全身症状与检查或留置导管有无关系。有无营养不良、糖尿病、慢性消耗性疾病史；有无使用糖皮质激素、免疫抑制剂、抗肿瘤药物或长期使用抗生素等情况。另外，还要了解有无抗生素过敏史。

2.身体状况　了解原发灶的位置、感染的性质，若为体表感染应注意脓液的性状、红肿热痛的范围及程度、有无波动感；若为深部感染应注意有无炎性肿块、深压痛及体表局部组织水肿等。观察病人的意识、生命体征、面色、尿量等，注意有无寒战、高热、恶心、呕吐、头痛、头晕等全身中毒症状；有无水、电解质及酸碱平衡失调、感染性休克、多器官功能障碍综合征的症状和体征。

3.辅助检查　血常规检查，有无白细胞计数明显增高或降低、中性粒细胞核左移和幼稚型粒细胞增多、出现中毒颗粒等。血生化检查，是否显示肝肾功能损害、代谢性酸中毒、电解质紊乱等。尿液检查，有无蛋白、红细胞和酮体等。病原学检查，有无致病菌生长及敏感的抗菌药物。

4.心理-社会评估　全身性感染多为原发感染灶病情加重和发展的结果，发病急、病情重、发展快，病人和家属常有焦虑、恐惧等心理反应，故应观察他们的情绪变化，了解对全身性感染的知晓程度及家属对病人的支持程度等。

【主要护理诊断/问题】

1.体温过高　与全身性感染有关。

2.焦虑、恐惧　与发病急、病情重有关。

3.潜在并发症　感染性休克、水电解质及酸碱平衡失调、多器官功能障碍综合征等。

【护理措施】

1.一般护理

（1）心理护理　关心、体贴病人，给病人及家属心理安慰和支持。

（2）卧床休息　提供一个安静、舒适的环境，保证病人充分休息和睡眠。

（3）营养支持　鼓励病人进高蛋白质、含丰富维生素、高碳水化合物的低脂肪饮食，对无法进食的病人可通过肠内或肠外途径提供足够的营养。

（4）协助病因治疗　协助医生查找和处理原发性感染灶，如浅部感染脓肿形成或内脏感染需要手术治疗者,做好切开引流或手术清除感染灶的术前准备,手术后做好相关护理。

2. 观察病情　观察病人的意识、体温、脉搏、呼吸、血压、尿量、面色、末梢循环、皮温、24 h液体出入量等,定时测定血常规、血生化、尿常规等,以及早发现感染性休克、多器官功能障碍综合征等并发症。定期进行分泌物、血液细菌培养及药物敏感试验,以指导抗菌药物的使用。血液培养标本最好在寒战、高热时采集,使用抗生素过程中或使用抗生素后一段时间内不宜采血。还应观察有无因长期大量使用抗菌药物而引起的二重感染。

3. 遵医嘱用药　遵医嘱应用抗菌药物,有过敏反应的抗生素,使用前应做过敏试验,多种药物联合应用时,应注意配伍禁忌,用药期间观察药物的疗效和不良反应。全身性感染抗生素最好分次静脉滴注,以保持有效血药浓度。

4. 对症护理　如高热者,给予物理或药物降温;疼痛者,遵医嘱给予镇静止痛药物。

5. 加强支持疗法　遵医嘱输液、补充电解质及碱性药物,纠正水、电解质及酸碱平衡失调。给予高蛋白、高维生素、高热量、易消化饮食,鼓励病人多饮水。进食不足者,遵医嘱给予肠内或肠外营养,必要时输注白蛋白、血浆等。对严重感染者,也可多次少量输注新鲜血液,给予免疫球蛋白等。

【健康教育】

教育人们及时治疗身体中的感染病灶,以防病情加重引起全身性感染。患感染性疾病后,若出现头痛、头晕、寒战、高热、心率增快、呼吸急促、明显虚弱等,应考虑全身感染的可能,及时到医院接受治疗。平时应加强营养,注意锻炼身体,积极治疗糖尿病及慢性消耗性疾病等,以提高机体的抵抗力,减少全身性感染的发病率。

（石　磊）

第六节　特异性感染

一、破伤风

破伤风是由破伤风杆菌侵入人体伤口,生长繁殖、产生毒素所引起的一种以肌肉紧张性收缩和阵发性痉挛为特征的急性特异性感染。以全身骨骼肌持续性强直和阵发性痉挛为特征,伴有进行性加重,严重者可发生喉痉挛窒息、肺部感染和衰竭。如不及时治疗,死亡率在10%～40%。

【病因及发病机制】

破伤风杆菌是一种革兰染色阳性厌氧梭形芽胞杆菌,它广泛存在于泥土和人畜粪便中。破伤风菌体易杀灭,但芽胞生存力强,煮沸 1 h 以上或高压灭菌才能杀死。破伤风杆菌不能侵入正常皮肤和黏膜,即使经伤口侵入也未必都发病。破伤风的发病需具备三个条件:①破伤风杆菌直接侵入开放性伤口;②伤口内具有缺氧的环境,如伤口深而窄、局部缺血、坏死组织多、填塞过紧、引流不畅或混有其他需氧化脓菌感染;③机体抵抗力低下。

破伤风杆菌的主要致病因素是 2 种外毒素,即痉挛毒素和溶血毒素。痉挛毒素经血液和淋巴循环到达并作用于脊髓前角灰质或脑干的运动神经核,使运动神经元失去正常的抑制作用而兴奋性增强,引起全身横纹肌的紧张性收缩和阵发性痉挛;还能影响交感神经,出现大汗、血压不稳和心率增快等症状。溶血毒素可引起局部组织坏死和心肌损害。

【临床表现】

1. 潜伏期　一般为 6~12 d,最短 24 h,长者可达数月。新生儿破伤风一般在断脐带后 7 d 左右发病,故俗称"七日风"。一般潜伏期越短,症状越严重,预后越差。

2. 前驱期　一般持续 12~24 h,表现为乏力、头晕、头痛、咀嚼肌酸胀、紧张、打呵欠、烦躁不安等。

3. 发作期　典型表现:为在肌肉紧张性收缩的基础上出现阵发性的强直性痉挛。一般最先受累的是咀嚼肌,以后依次为面肌、颈项肌、背腹肌、四肢肌、膈肌、肋间肌。咀嚼肌收缩出现咀嚼不便、张口困难,甚至牙关紧闭;面部肌群收缩,出现蹙眉、口角下牵、咧嘴,呈"苦笑面容";颈项肌收缩,出现颈项强直、头后仰;背腹肌收缩,出现腰部前凸,头后仰、足跖屈,形如背弓,称为"角弓反张";四肢肌痉挛出现握拳、屈肘、屈膝姿态;膈肌及肋间肌痉挛时可出现呼吸困难,甚至窒息。在肌肉持续性收缩的基础上,任何轻微的刺激,如声音、光线、气流、疼痛等均可诱发强烈的阵发性痉挛,表现为大汗淋漓、口唇发绀、呼吸急促、口吐白沫、流涎、磨牙、头频频后仰、手足抽搐不止。每次发作持续数秒钟或数分钟不等,间歇期长短不一,在发作间歇期,全身肌肉强直状态仍持续存在,腱反射亢进。发作时病人意识清楚,十分痛苦。患者一般无高热,高热的出现往往提示有肺部感染的发生。病程一般为 3~4 周。自第二周后,随病程的延长,症状逐渐减轻。但在痊愈后的一个较长时间内,某些肌群有时仍有紧张和反射亢进。少数病人发病仅表现为局部受伤部肌肉的持续性强直,可持续数周至数月,以后逐渐消退。但有时也可发展为全身性破伤风。局部破伤风的预后较佳。

并发症:因肌肉的持续性收缩和阵发性痉挛,可引起各种并发症,常见的有肺不张和肺炎、呼吸停止或窒息、尿潴留、肌肉断裂或骨折、脱水、电解质及酸碱平衡失调、营养不良、心力衰竭等。其中窒息、肺部感染、心力衰竭是病人死亡的主要原因。

【辅助检查】

伤口渗出物涂片,可发现破伤风梭菌。血常规检查,白细胞计数和中性粒细胞比例增高。血生化检查,常有电解质及酸碱平衡失调表现。

【治疗要点】

1.清除毒素来源　有伤口的病人,应在良好麻醉和充分镇静的情况下实施清创术,彻底清除伤口的异物和坏死组织,完全敞开伤口,用体积分数为3%过氧化氢溶液冲洗和湿敷伤口。对于伤口已经闭合者,应仔细检查痂下有无窦道或死腔,必要时扩创引流。

2.中和游离毒素　应早期应用破伤风抗毒素(TAT)或破伤风人体免疫球蛋白(TIG),中和血液中尚未与神经组织结合的毒素。一般TAT首次剂量用2万~5万单位加入质量浓度50 g/L葡萄糖注射液500~1 000 mL内缓慢静脉滴注,以后每日1万~2万单位肌内注射或静脉滴注,共用3~6 d。TIG 3 000~6 000单位肌内注射,一般只用一次。

3.控制和解除痉挛　是治疗破伤风的中心环节。轻症病人,可使用镇静剂和安眠药物,以减少病人对外来刺激的敏感性,但忌用大剂量。如安定(地西泮)肌内或静脉注射、苯巴比妥钠肌内注射、体积分数为10%水合氯醛保留灌肠等;较重病人,可使用冬眠Ⅰ号(氯丙嗪和异丙嗪各50 mg、哌替啶100 mg)加入液体中缓慢静脉滴注;对痉挛发作频繁且不宜控制的严重病人,可在气管插管或气管切开和人工控制呼吸的条件下,给予硫喷妥钠和肌松剂。

4.防治并发症　是降低破伤风病人死亡率的重要措施。①对频繁抽搐且药物不能控制或呼吸道分泌物过多且不能有效排出者,应尽早行气管切开、吸痰,必要时行人工辅助呼吸,以保持呼吸道通畅,预防肺不张、肺炎和窒息。②补充水、电解质,必要时给予碱性液,防治水、电解质及酸碱平衡失调。③能进食者,给予高营养、易消化饮食;经口摄入不足者,应给予肠内或肠外营养,必要时输注血浆、人体白蛋白或新鲜全血等,防止发生营养不良。④应用抗菌药物,青霉素和甲硝唑对抑制破伤风梭菌有效;存在其他混合感染时,应有针对性地选用其他抗菌药物。

【护理评估】

1.健康史　了解有无开放性损伤史,是否进行过清创和破伤风预防注射,有无产后感染或新生儿脐带消毒不严等情况。

2.身体状况　了解有无乏力、不适、咀嚼肌紧张或酸胀感等前驱症状;了解咀嚼不便、全身或局部肌肉紧张的时间、程度和进展情况;有无刺激性抽搐发作,并了解每次发作持续的时间、间歇期的长短。测量生命体征;检查有无张口困难、"苦笑面容"、颈项强直、角弓反张、握拳、屈肘、屈膝等体征;观察有无肺部感染、尿潴留、脱水、营养不良、心力衰竭及肌腱断裂、骨折等并发症表现。

3.辅助检查　了解伤口渗出物涂片、血常规、血生化等检查结果,以利于对病情的全面评估。

4.心理-社会评估　了解病人和家属对疾病的认识,对治疗和预后的知晓程度,家庭对病人的支持程度等。病情较重时,病人非常痛苦,加之需要隔离治疗,容易出现焦虑、恐惧心理。

【主要护理诊断/问题】

1. 焦虑、恐惧　与抽搐发作、对疾病和预后的无知有关。
2. 有窒息的危险　与膈肌、肋间肌持续痉挛和黏痰堵塞气道有关。
3. 有受伤的危险　与痉挛性抽搐发作有关。
4. 潜在并发症　肺不张和肺炎、呼吸停止或窒息、尿潴留、肌肉断裂或骨折、脱水、电解质及酸碱平衡失调、营养不良、心力衰竭等。

【护理措施】

1. 减少刺激　安置病人住单人隔离病室,室内应遮光、温湿度适宜,室外环境也应保持安静。护理病人时应低声说话、动作轻巧,避免声音、光线、温度、气流等对病人的刺激,各项操作应尽量在使用镇静剂后 30 min 集中进行,防止经常刺激和打扰病人。

2. 心理护理　观察病人的心理反应,做好有关解释和安慰工作。护理过程中应充分体现对病人的理解、关怀、爱护和尊重,肯定病人为配合治疗和护理所付出的努力,把病情好转的信息及时传达给病人,减轻病人的焦虑、恐惧心理,增强战胜疾病的信心。

3. 消毒隔离　破伤风具有传染性,应采取消毒隔离措施,以防交叉感染。安排专人护理,谢绝探视。接触病人时须穿隔离衣,戴帽子、口罩、手套,身体有伤口者避免进入病室。所有器械、物品及敷料等均须专用;使用后的器械用体积分数为 1% 过氧乙酸溶液浸泡 30 min,清洗后再高压蒸气灭菌,伤口更换下来的敷料应焚烧;病室内空气、地面、用物等,也须定时消毒。

4. 保持呼吸道通畅　常规准备气管切开包、无菌手套、吸引器、氧气、急救药品和物品等,以备急用。对抽搐频繁且药物不易控制、无法咳痰或有窒息危险的病人,应尽早行气管切开,吸引器吸痰;紧急情况下,在气管切开前先行环甲膜粗针头穿刺,并给予吸氧,保证通气。痉挛发作控制后,应协助病人翻身、叩背,以利排痰,必要时给予雾化吸入和吸痰。鼓励病人进食,但不可强行喂饭,以防发生误吸。

5. 补充营养和维持体液平衡　能进食者给予高热量、高蛋白、高维生素、易消化饮食;不能进食或摄入不足者,遵医嘱给予鼻饲或肠外营养,并静脉输液,维持水、电解质与酸碱平衡。观察病人的营养状况、生命体征、意识、尿量,记录液体出入量,进行心电监护等,若有营养不良、心力衰竭、水电解质和酸碱平衡失调的症状和体征,应协助医师做进一步处理。

6. 协助清创　协助医生施行清创术,并提供体积分数为 3% 过氧化氢溶液或质量浓度为 2 g/L 高锰酸钾溶液冲洗和湿敷伤口。

7. 遵医嘱用药　遵医嘱定时定量注射破伤风抗毒素或破伤风免疫球蛋白,给予镇静解痉药物(如地西泮、苯巴比妥钠、水合氯醛、冬眠药物、硫喷妥钠)、肌松剂和抗菌药物等。注射破伤风抗毒素和有过敏反应的抗生素前,必须按要求做过敏试验;给予镇静解痉药物后,应观察肌肉紧张性收缩和阵发性痉挛有无缓解,必要时通知医生调整用药;使用冬眠药物时,应注意观察血压、脉搏和呼吸变化;给予硫喷妥钠时,应警惕喉痉挛和呼吸抑制;应用氯化琥珀胆碱前,必须做好气管插管、气管切开和人工辅助呼吸准备,以确保病人安全。

8.其他护理　做好口腔、皮肤、外阴和导尿管护理,预防口腔感染、压疮和尿路感染;妥善保护病人,升高床栏,防止发生坠床等意外损伤;使用牙垫,避免痉挛发作时舌咬伤。

【健康教育】

教育人们加强劳动保护,避免开放性损伤;对已有损伤者,要正确处理伤口;宣传新法接生;宣传破伤风的预防注射知识,教育人们重视预防接种。

二、气性坏疽

气性坏疽是由气性坏疽梭状芽胞杆菌所引起的一种以肌肉组织广泛坏死和肌炎为特征的严重的急性特异性感染。主要发生在肌组织广泛损伤的病人,少数发生在腹部或会阴部手术后的伤口处。

【病因及发病机制】

气性坏疽为厌氧菌感染,病菌为革兰染色阳性梭状芽胞杆菌,常为多种致病菌的混合感染,主要有产气荚膜梭菌、水肿杆菌、腐败杆菌和溶组织杆菌等。梭状芽胞杆菌广泛存在于泥土和人畜粪便中,尽管伤后污染此菌的机会很多,但发生感染者却很少,因其仅能在无氧环境下生存。人体是否发生气性坏疽不仅取决于有无梭状芽胞杆菌侵入伤口,还取决于人体的抵抗力和伤口是否具备无氧条件。在人体抵抗力降低的情况下,同时存在开放性骨折伴血管损伤、挤压或碾轧伴深部肌肉损伤、长时间使用止血带、石膏包扎过紧或肛门和会阴部的严重创伤等,容易发生气性坏疽。

致病菌主要在伤口内生长繁殖,很少侵入血液循环。梭状芽胞杆菌的致病因素主要为多种外毒素和酶,可引起溶血、血红蛋白尿、尿少和肌肉大片坏死等,使病变迅速扩散、恶化,并损害心、肝、肾等器官。部分酶能引起糖类和组织蛋白分解,糖类分解可产生大量气体,气体积聚于组织间引起组织膨胀;组织蛋白分解可产生恶性水肿和硫化氢气体,引起组织严重水肿、气肿和广泛性坏死,伤口恶臭;坏死组织产物和毒素吸收后,可引起全身严重中毒反应,甚至发展为感染性休克和多器官功能障碍综合征。

【临床表现】

潜伏期可短至6 h,长至6 d,一般为1~4 d,多在伤后3 d发病。

1.局部表现　①患处呈胀裂样剧痛,常为最早出现的症状,因组织内积气、水肿压力增高所致,一般镇痛药不能缓解。②患处明显肿胀,且进行性加剧,压痛剧烈。③伤口周围皮肤水肿、苍白、紧张、发亮,随后转为紫红、紫黑,并出现大小不等的水疱。④按压伤口周围可有捻发感,伤口内可流出带有恶臭的夹杂气泡的浆液性或血性液体。⑤伤口内肌肉坏死,呈暗红色或土灰色,失去弹性,切割时不收缩也不出血。

2.全身表现　早期患者有头晕、高热、脉速、烦躁不安或表情淡漠、呼吸急促、皮肤苍白、出冷汗、贫血等中毒症状,甚至出现感染性休克的症状和体征。

【辅助检查】

1.细菌学检查 伤口内渗出物涂片可检出粗大的革兰染色阳性梭菌,应同时行渗出物细菌培养。

2.X射线检查 常显示伤口肌群间有气体。

3.血常规检查 多有血红蛋白迅速下降、白细胞计数升高。

4.血生化检查 严重病人可出现电解质及酸碱平衡失调改变。

【治疗要点】

一旦诊断明确,应立即采取措施,以挽救病人生命,减少组织坏死,降低截肢概率。

1.急症清创 在积极抗休克和防治严重并发症的同时行清创术。患处做广泛切开,彻底清除异物,切除所有坏死组织至有出血的正常组织,切口不予缝合。若整个肢体已广泛感染、病情不能控制,应行截肢术,残端不予缝合。术中、术后采用氧化剂冲洗和湿敷伤口,术后及时更换敷料,必要时可再次清创。

2.应用抗菌药物 首选大剂量青霉素,应用量≥1 000万单位/d;大环内酯类和硝咪唑类抗菌药物也有一定疗效。

3.高压氧治疗 可提高组织和血液含氧量,破坏致病菌生长繁殖的环境,提高治愈率,降低伤残率。

4.全身支持疗法 包括输液、少量多次输注新鲜全血、输注血浆和人体白蛋白、肠内或肠外营养支持等。

5.对症处理 如退热、镇痛等。

【护理评估】

1.健康史 了解病人有无开放性损伤史,伤处有无大片组织坏死、深部肌肉损伤或开放性骨折伴有血管损伤等缺氧情况;还要了解受伤的时间,伤后处理经过等。

2.身体状况 了解病人有无伤处胀裂样剧痛。检查患处有无肿胀、压痛,伤口周围皮肤有无水肿、苍白、发亮或紫红、紫黑、水疱,有无捻发感等,伤口有无恶臭的夹杂气泡的浆液性或血性液体流出。测量生命体征,有无高热、脉速、烦躁不安或表情淡漠、呼吸急促、皮肤苍白、出冷汗、贫血等中毒症状,有无感染性休克表现。

3.辅助检查 了解细菌学、X射线、血常规、血生化等检查结果,以利对病情作出较全面的估计。

4.心理-社会评估 了解病人和家属对疾病的认识,对治疗和预后的知晓程度,家庭经济状况和对病人的支持能力等。该病是在严重创伤的基础上发病,而且病情严重、疼痛剧烈、发展迅速,身体状况常在短时间内急转直下,又要面临广泛切开和组织切除或截肢等可致残性治疗,病人和家属常有严重焦虑、恐惧,甚至绝望心理。

【主要护理诊断/问题】

1.疼痛 与组织肿胀有关。

2. 焦虑、恐惧 与病情发展迅速、可致残的治疗方法等有关。

3. 潜在并发症 感染性休克。

【护理措施】

1. 心理护理 理解病人的心情,同情病人的遭遇,做好有关的说服和安慰工作,给予必要的感情支持和精神鼓励,使其能以积极的心态配合治疗和护理。

2. 消毒隔离 同"破伤风"处理方式。

3. 观察病情 密切观察生命体征、意识、尿量、记录液体出入量,注意有无感染性休克征象;观察患处疼痛、伤口渗出及周围皮肤颜色、伤处肿胀等情况。若发现病情恶化,应及时通知医生,并协助进一步处理。

4. 配合治疗 在抗休克的同时做好清创术前准备;清创时应提供体积分数为 3% 过氧化氢溶液或质量浓度为 2 g/L 高锰酸钾冲洗和湿敷伤口,术后也需用氧化剂湿敷伤口,更换敷料;遵医嘱使用抗菌药物,并观察药物的不良反应;指导病人到高压氧舱接受高压氧治疗,氧疗后应观察伤口的变化情况。

5. 其他护理 做好皮肤护理、口腔护理;高热者给予降温处理;疼痛严重者给予止痛剂等。

【健康教育】

教育人们加强劳动保护,避免受伤;一旦受伤应及时到医院接受清创和大剂量有效抗生素治疗。对康复期病人,应协助其拟订功能锻炼计划,使其尽快康复并适应身体状况的改变。

(徐宏平)

思考与练习

一、A1/A2 型题

1. 面部"危险三角区"疖的危险性在于(　　)
   A. 引起眼球后感染　　　　B. 抗生素治疗无效　　　　C. 可并发上颌窦炎
   D. 容易形成痈　　　　　　E. 可引起海绵状静脉窦炎

2. 口底、颌下和颈部的蜂窝织炎时,护士应特别警惕病人是否并发了(　　)
   A. 菌血症　　　　　　　　B. 喉头水肿　　　　　　　C. 海绵状静脉窦炎
   D. 脓毒败血症　　　　　　E. 吞咽困难

3. 在伤口的近侧出现"红线",硬而有压痛,通常是(　　)
   A. 网状淋巴管炎　　　　　B. 浅部静脉炎　　　　　　C. 浅部淋巴管炎
   D. 深部淋巴管炎　　　　　E. 急性蜂窝织炎

4. 需要床边隔离的软组织化脓性感染是(　　)
   A. 丹毒　　　　　　　　　B. 痈　　　　　　　　　　C. 疖
   D. 急性蜂窝织炎　　　　　E. 急性淋巴管炎

5. 脓肿形成后有效的处理措施是应尽早(　　)
   A. 理疗热敷　　　　　　　B. 大剂量应用抗生素　　　C. 切开引流

D. 外敷消炎膏   E. 反复抽脓

6. 甲沟炎若不及时处理可发生(   )

    A. 脓性指头炎   B. 慢性指骨骨髓炎   C. 急性化脓性腱鞘炎

    D. 化脓性滑囊炎   E. 鱼际间隙脓肿

7. 脓性指头炎出现搏动性跳痛时首先应采取的措施是(   )

    A. 切开引流   B. 理疗   C. 应用抗生素

    D. 热盐水浸泡   E. 外敷鱼石脂软膏

8. 手部感染的处理措施中错误的是(   )

    A. 感染早期可局部湿敷和热敷，并根据病情应用抗生素

    B. 脓肿形成后应及时切开减压引流

    C. 可采用区域神经阻滞

    D. 麻醉药中应加入肾上腺素

    E. 一般不宜用局部浸润麻醉，以免感染扩散

9. 菌血症的主要临床特点是(   )

    A. 有转移性脓肿   B. 血细菌培养阴性   C. 常伴营养不良表现

    D. 白细胞计数下降   E. 寒战后高热呈稽留热

10. 下列属于特异性感染的是(   )

    A. 疖   B. 痈   C. 脓毒症

    D. 破伤风   E. 急性胆囊炎

11. 确诊菌血症的依据是(   )

    A. 起病急骤寒战高热   B. 全身中毒症状   C. 白细胞计数增加

    D. 血细菌培养阳性   E. 有原发感染病灶

12. 破伤风病人最初的表现是(   )

    A. 张口困难   B. 呼吸困难   C. 苦笑面容

    D. 角弓反张   E. 颈项强直

13. 应用破伤风抗毒素的目的是(   )

    A. 杀死破伤风杆菌   B. 中和血液中游离毒素   C. 抑制破伤风杆菌生长

    D. 中和与神经结合的毒素   E. 清除毒素来源

14. 破伤风最可靠的预防方法是(   )

    A. 注射破伤风抗毒素   B. 尽早处理伤口   C. 使用破伤风免疫球蛋白

    D. 应用抗生素   E. 注射破伤风类毒素

15. 男性，30岁。足部被钉子刺伤后发生破伤风，出现肌肉阵发性痉挛，控制痉挛的最主要护理措施是(   )

    A. 住单人隔离病室   B. 限制亲属探视   C. 避免声、光刺激

    D. 定时使用镇静剂   E. 静脉滴注破伤风抗毒素

16. 女性，34岁。前臂急性蜂窝织炎伴全身化脓性感染，需抽血做血培养及抗生素敏感试验，最佳时间应是(   )

    A. 高烧后   B. 间歇期   C. 寒战时

    D. 静脉滴注抗生素时   E. 抗生素输入后

17. 男性，16岁，上唇疖挤压后出现寒战、高热、头痛、昏迷。首先应考虑(   )

    A. 败血症   B. 菌血症   C. 脓毒血症

    D. 蜂窝织炎   E. 海绵状静脉窦炎

18.男性,46岁,低热,右前臂红肿处约2 cm×4 cm大小,皮温高,触之有波动感,与正常组织分界清楚。应考虑( )

　　A.疖　　　　　　　　　B.痈　　　　　　　　　C.丹毒

　　D.脓肿　　　　　　　　E.急性蜂窝织炎

19.急性乳腺炎脓肿形成后最主要的治疗措施是( )

　　A.局部湿热敷　　　　　B.病灶周围封闭　　　　C.尽早切开引流

　　D.全身应用抗生素　　　E.吸尽乳汁,托起患乳

20.女,26岁,孕24周。关于预防乳腺炎,下列哪项措施不对( )

　　A.避免乳汁淤积　　　　B.防止乳头破损　　　　C.常用抗生素

　　D.保持乳头清洁　　　　E.矫正乳头内陷

二、A3/A4型题

(1~5题共用题干)

男性,42岁。因足底被刺伤后出现全身肌肉强直性收缩,阵发性痉挛,诊断为破伤风。

1.治疗此病人应采用的抗生素是( )

　　A.青霉素　　　　　　　B.甲硝唑　　　　　　　C.红霉素

　　D.四环素　　　　　　　E.磺胺药

2.用于冲洗此病人伤口溶液为( )

　　A.质量分数3%碘酊　　　B.质量浓度50 g/L盐水　　C.体积分数3%过氧化氢

　　D.质量浓度10 g/L硝酸银溶液　　E.生理盐水

3.护理此病人过程中尤其应注意预防( )

　　A.休克　　　　　　　　B.窒息　　　　　　　　C.肺部感染

　　D.心脏损害　　　　　　E.脱水、酸中毒

4.针对此病人的护理正确的是( )

　　A.严格隔离　　　　　　B.病室阳光充足　　　　C.伤口敷料用后高压灭菌

　　D.各种护理不要集中处理以免加重刺激

　　E.治疗护理操作应在使用镇静剂前30 min内进行

5.下列护理措施与控制痉挛无关的是( )

　　A.保持病室安静　　　　B.护理措施要集中进行　　C.按时使用镇静剂

　　D.鼻饲流质饮食　　　　E.避免强光照射

第七节　常见皮肤病

一、概述

(一)解剖生理概要

皮肤被覆于体表,与人体所处的外环境直接接触,在体表各腔、孔处与黏膜相移行,成

人的皮肤约占总体重的16%,总面积约1.5～2 m²。人体各处皮肤的厚薄不同(0.5～4 mm),其中枕后、项背、臀部、手掌和足底处较厚,眼睑、腋窝、乳房、外阴等部位较薄。

皮肤表面有凹下的沟和凸起的嵴,它们组成皮纹指(趾)末端屈面的皮肤呈涡纹状,特称指(趾)纹。指纹和掌纹具有特征性图形,个体不同,其形态受遗传因素决定,终生不变,在指纹鉴定和遗传学上有重要意义。

1. 皮肤的结构 皮肤由表皮、真皮和皮下组织组成,内含毛发、汗腺和皮脂腺等附属器官及血管、淋巴管、神经、肌肉等结构。

(1)表皮 表皮为复层鳞状上皮构成。主要由角质形成细胞,黑素细胞、朗格汉斯细胞和麦克尔细胞等构成。表皮借基底膜带与真皮相连接。角质形成细胞由外胚层分化而来,是表皮的主要构成细胞,数量占表皮细胞的80%以上。具有合成角蛋白的功能,自表皮基底部逐渐向上分化,最终形成角质蛋白层而脱落。正常情况下,表皮每3～4周完全更换一次。黑素细胞起源于外胚层的神经嵴,细胞散在于基底细胞之间,数量为基底层细胞的10%,人种之间黑素细胞数量无明显差异,有合成和分泌黑素的功能,肤色深浅主要取决于黑素细胞合成黑色素的能力。黑色素能吸收紫外线,防止表皮深层的幼稚细胞受辐射损伤。郎格汉斯细胞是起源于骨髓的单核-巨噬细胞通过一定循环通路进入表皮中形成的免疫细胞。散在于棘层浅部,有吞噬功能,参与皮肤的迟发型过敏反应。麦克尔细胞多分布于基底层细胞之间,细胞质中含神经内分泌颗粒,在感觉敏感部位密度较大,这些部位的神经纤维在邻近表皮时失去髓鞘,神经轴突末端与麦克尔细胞基底面形成接触,构成麦克尔细胞-神经轴突复合体,可能具有非神经末梢介导的感觉作用。

在表皮的分化和更新中,表皮细胞的形态、大小及排列呈现规律的变化,根据变化的特征一般将表皮由内向外分为5层。

基底层:由一层立方形或低柱状细胞构成,排列成栅栏状。此层细胞不断地分裂并向表层推移,由基底层移行至颗粒层约需14天,再移行至角质层并脱落又需14天。基底细胞借半桥粒附着于基膜上,该膜位于表皮和真皮之间,营养物质、抗体及白细胞均可通过基底膜的孔进入表皮,供给表皮营养和参与炎症反应。

棘层:由4～8层多边形、表面有棘状突起的细胞组成。相邻细胞的突起镶嵌,并以桥粒相连。

颗粒层:由3～5层梭形细胞组成,胞质内充满形状不规则、强嗜碱性的透明角质颗粒,核与细胞器已退化。

透明层:由2～3层细胞组成,细胞界限不清,胞质内充满角质蛋白,在常规染色切片上呈无色透明的带状,有防止水和电解质通过的屏障作用,皮肤薄的部位透明层可缺如。

角质层:由多层完全角化的角质细胞组成,浅层细胞间的桥粒已消失,细胞连接松散,脱落后成为皮屑,在皮肤的保护功能中起重要作用。

(2)真皮 由中胚叶分化而来。位于表皮下方,属于致密结缔组织,由纤维、基质和细胞构成,其中以纤维成分为主,纤维之间有少量基质和细胞成分。真皮分为乳头层和网状层。

乳头层:为真皮突向表皮的乳头状隆起,借此增加表皮与真皮的接触面积,有利于二者的连接和表皮的营养代谢。

网状层:在乳头层深面,内有交织成网的胶原纤维束和弹性纤维,使皮肤具有较强的韧性和弹性。此层内还有较大的血管、淋巴管、汗腺、皮脂腺和环层小体等。

(3)皮下组织 由疏松结缔组织和脂肪组织构成,其厚度随个体、年龄、性别和部位不同而有较大差异,具有保温、缓冲、贮存能量等作用。

(4)皮肤的附属器官 皮肤的附属器官包括毛发、汗腺、皮脂腺和甲等。

毛发:毛发分为露出皮肤的毛干和埋在皮肤内的毛根两部分,包绕在毛根周围的鞘状结构称毛囊。毛根与毛囊末端融合并膨大,共同形成毛球。毛球底部凹陷的部位称毛乳头。

皮脂腺:位于毛囊和立毛肌之间,开口于毛囊上 1/3 处,能分泌和排泄皮脂,立毛肌的收缩有利于皮脂的排出。皮脂腺的分泌以青春期最活跃,当面部的皮脂腺分泌旺盛且导管阻塞时,可形成粉刺。

汗腺:汗腺分小汗腺和大汗腺。小汗腺遍布全身,分泌汗液。大汗腺主要分布于腋窝、肛周、外阴等处,分泌物较浓稠。

甲:由角化细胞构成,露在外面的为甲板,甲板下方为甲床,埋在皮肤内的为甲根,甲根附着处的上皮为甲母质,是甲的生长区。指甲每日约生长 0.1 mm。

(5)皮肤的血管、淋巴管、肌肉和神经

血管:表皮内无血管,真皮内有浅、深两层血管丛。皮肤的血管丰富,可容纳人体血量的 1/5,外科休克时皮肤血管收缩,有重要的代偿功能。

淋巴管:皮肤的淋巴管与血管伴行,并汇入局部淋巴结。

肌肉:皮肤内的肌肉分为平滑肌和横纹肌,最常见的平滑肌类型是立毛肌,位于毛囊和立毛肌之间,此外还有位于血管、汗腺等周围的平滑肌。面部的表情肌属于横纹肌。

神经:皮肤的神经末梢极为丰富,可分为感觉神经和运动神经,分布于皮肤各层。感觉神经能感受痛觉、温度觉、触觉、压觉和痒觉等。运动神经支配皮肤血管、汗腺和立毛肌,面部的表情肌受面神经支配。

2. 皮肤的生理功能

(1)保护作用 完整的皮肤是一道天然的屏障。干硬坚固的角质细胞不仅使表皮具有耐受物理性、化学性刺激的能力,还可阻止外界生物性有害物质的侵入,防止体内组织液的外渗,具有重要的屏障保护作用。

(2)吸收作用 皮肤吸收的主要途径是通过角质层的细胞,其次是毛囊口及皮脂腺导管、汗腺导管及开口,角质细胞之间的间隙也有少量的吸收作用。正常皮肤由于角质层的屏障作用,吸收能力很弱。但当皮肤受损时,吸收能力明显增强,这是皮肤病外用药物治疗的理论基础。吸收作用的强弱,与药物性质、浓度、剂型、使用范围、时间、部位、年龄等有关。如脂溶性物质和皮质类固醇激素等较水及水溶性物质易于吸收。

(3)调节体温作用 在体温调节中枢的控制下,皮肤通过辐射、对流、蒸发、传导等方式达到散热或保温的作用。当气温低于皮肤温度时,皮肤通过辐射、对流、传导方式散热,气温接近或高于皮肤温度时,皮肤以蒸发水分和排出汗液的方式散热。在闷热和酷暑环境下,人体体温调节中枢机能失调,可发生中暑。

(4)感觉作用 皮肤有丰富的神经末梢,能感受外界的各种刺激,经传入神经传向中枢,使人体产生痛觉、温度觉、触觉、压觉和痒觉等感觉,并作出相应反应。

(5)分泌排泄作用　皮肤的分泌和排泄作用主要通过汗腺和皮脂腺完成。小汗腺通过分泌汗液调节体温,同时兼有排泄部分代谢废物的作用。皮脂腺排出的皮脂,有润泽毛发和保护皮肤的作用。

(6)代谢作用　皮肤是人体重要的贮水库,当机体脱水时,皮肤可提供其水分的 5%~7%维持循环血容量的稳定;皮肤中的葡萄糖浓度约为血糖的2/3;皮肤的蛋白质包括纤维性和非纤维性蛋白质;皮肤的脂类包括脂肪和类脂质。

(7)此外,皮肤尚具有合成作用、免疫作用,皮肤经日光照射可合成维生素 D_3,机体的许多免疫反应首先产生于皮肤。

(二)皮肤病症状

皮肤病症状是认识和诊断皮肤病的重要依据,也是反映病情的重要指标。分自觉症状和他觉症状两类。

自觉症状:亦称主观症状,是患者主观感受到的不适感。主要有瘙痒、疼痛、烧灼感及麻木等。自觉症状的轻重与皮肤病的性质、严重程度和患者的感觉有关。瘙痒是皮肤病最常见的自觉症状。此外,某些皮肤病可伴发寒、发热、头痛、乏力、食欲不振及关节痛等全身症状。

他觉症状:是指可以看到或摸到的皮肤及黏膜异常改变,即皮肤损害。简称皮损或皮疹。皮损的性质和特点常是诊断皮肤病的主要依据。一般分为原发性和继发性两大类。

1.原发性损害　是皮肤病病理变化直接产生的皮肤损害。不同的皮肤病有不同的原发性损害,因此对皮肤病的诊断及鉴别诊断非常重要。常见的有下列几种。

(1)斑疹　是局限性皮肤颜色的改变,损害与周围皮肤平齐,不隆起也不凹下,一般直径小于 2 cm。大于 2 cm 称斑片。

(2)丘疹　是局限性实质性隆起的皮肤损害直径小于 1 cm(其病变位于表皮或真皮浅层);直径大于 1 cm 称斑块。若扁平而稍隆起的,介于斑疹和丘疹之间者称斑丘疹;丘疹顶端伴有小疱则称丘疱疹。

(3)风团　为真皮浅层血管扩张、渗出引起的局限性的水肿性皮肤损害。大小不一、边缘不规则,呈淡红或苍白色。常伴剧痒,发作急,扩大快,持续时间短暂,消退后不留痕迹。

(4)水疱　为高出皮面、内含液体的局限性、腔隙性损害。根据水疱内液体性质可分为浆液性、血性及脓性。水疱直径大于 1 cm 者称大疱。

(5)脓疱　是含有脓液的疱。疱液混浊,周围可有红晕,可原发亦可继发于水疱。

(6)结节　为局限性、实质性、深在性皮损,位置可深达真皮或皮下。

(7)囊肿　为含有液体、半固体黏稠物或细胞成分的囊性皮损。见于皮脂腺囊肿、皮样囊肿。

2.继发性损害　由原发性损害转变而来,也可因治疗及机械损伤(如搔抓)所引起。常见的有下列几种。

(1)鳞屑　为脱落或即将脱落的角质细胞,由于角化过度或角化不全演变而来。鳞屑的大小、厚薄及形态不一,可呈糠秕状(如花斑癣)、大片状(如剥脱性皮炎)或多层银白色鳞屑(如银屑病)。

(2)浸渍　为皮肤长期浸水或受潮湿所致的表皮松软变白、起皱的损害,常发生在指(趾)缝等处;浸渍处表皮容易脱落或继发感染,形成糜烂。

(3)糜烂　为表皮或黏膜上皮的缺损,露出红色湿润面。因损害表浅,故愈后不留瘢痕。

(4)溃疡　为皮肤或黏膜的局部性缺损,病变深达真皮以下,愈后可留瘢痕。

(5)皲裂　为皮肤的线条状裂隙,深度常达真皮。常见于掌跖、指(趾)关节、口角、肛周等处。

(6)抓痕　为瘙痒或摩擦所致的表皮或真皮浅层的缺损。呈线状或点状,可有血痂,愈后一般不留瘢痕。

(7)痂　是由皮损表面的浆液、脓液、血液、脱落组织及细菌等混合干涸而成的附着物,分为浆液痂、脓液痂和血痂等三种。

(8)苔藓样变 也称苔藓化,为皮肤局限性浸润肥厚,皮沟加深,皮嵴隆起,表面粗糙,硬如皮革,境界清楚。常见于慢性瘙痒性皮肤病,如神经性皮炎、慢性湿疹等经常搔抓的部位。

(9)瘢痕　由溃疡创面内肉芽组织修复代替而成。疤痕表皮菲薄,没有皮纹和附属器。高出皮肤表面者称增生性瘢痕,低于皮肤表面者称萎缩性瘢痕。

(10)萎缩　为皮肤的退行性病变,可分为表皮萎缩、真皮萎缩或两者同时存在。表皮萎缩者表面光滑发亮,皮纹消失;真皮萎缩者皮肤变薄,可伴有附属器萎缩,但皮纹正常。

(三)皮肤病常用检查

1. 斑贴试验

(1)方法　根据受试物性质不同,选用相应稀释剂稀释至一定浓度备用。如纺织品、毛皮或皮革等,剪成小片。将待试物置于4层1 cm×1 cm大小的纱布上,敷贴于前臂屈侧或背部正常皮肤上,其上覆盖$1.5 \sim 2.0$ cm^{2}不通气的玻璃纸,然后用大一点的胶布固定。同时须做对照试验。

(2)结果　通常在敷贴后$24 \sim 48$ h观察。阴性反应在敷贴部位无任何变化;阳性反应根据局部反应强度不同的,用下列标志记录:

"±":可疑,轻微发红或瘙痒。

"+":弱阳性,单纯红斑、瘙痒。

"++":中阳性,水肿性红斑、丘疹。

"+++":强阳性,显著红斑,伴丘疹或水疱

(3)临床意义:协助寻找因接触物引起的过敏性皮肤病的病因,如接触性皮炎,阳性反应通常表示患者对被试物过敏。

2. 划痕试验

(1)方法　受试物保证无菌。先用酒精消毒前臂内侧试验区皮肤,再用蒸馏水或生

理盐水洗净。干后用针头或类似器械划 2~3 条长约 0.5~1 cm 的痕,以不使其出血为度。然后将试物滴在划痕上轻擦之,以观察反应。同时对侧用生理盐水做对照试验。

(2)结果 通常在 15~30 min 内观察结果。阴性与对照试验同。阳性反应根据局部反应的不同强度,用下列标志记录:

"±":可疑,水肿性红斑或风团,直径小于 0.5 cm。

"+":弱阳性,风团有红晕,直径 0.5 cm。

"++":中阳性,风团有明显红晕,直径 0.5~1 cm,有伪足。

"+++":强阳性,风团有明显红晕及伪足,直径超出 1 cm。

(3)临床意义 一般用于协助寻找变态反应发生在真皮内的过敏性皮肤病的病因,如荨麻疹、遗传过敏性湿疹及对药物、食物过敏等,阳性反应表示患者对该试物过敏。

(四)皮肤病治疗

皮肤病的治疗原则是病因治疗和对症治疗相结合。主要治疗方法有内用药物疗法、外用药物疗法、物理疗法和皮肤外科治疗等。

1.内用药物疗法 常用的药物有抗组胺药、皮质类固醇激素、抗生素、抗真菌药、抗病毒药、维生素和免疫抑制剂等。

(1)抗组胺药 抗组胺药能与组胺竞争组胺受体,使组胺不能与相应的受体结合而失去作用,达到治疗效果。本类药物主要有 H_1 受体拮抗剂和 H_2 受体拮抗剂两种。

副作用以嗜睡、中枢抑制较为常见,其次为胃肠道反应、眩晕等。为了减少耐药性和副作用,可两种药物交替使用或合用。孕妇尽量不用,改用其他抗过敏药。

(2)皮质类固醇激素 具有抑制免疫、抗炎、抗毒、抗休克和抗肿瘤等作用,在皮肤科应用广泛。

适应证:适应于重症药疹、过敏性休克、严重接触性皮炎、系统性红斑狼疮、皮肌炎、天疱疮、非感染性急性荨麻疹和变应性皮肤血管炎等。

用法:剂量和疗程依不同病种、病情轻重、治疗效果及个体差异而有所不同。

副作用:长期应用的主要副作用是感染、高血压、糖尿病、消化道溃疡及穿孔、骨质疏松等,一般均有满月脸、痤疮、多毛和萎缩纹等,因此,应严格掌握适应证。

(3)其他抗过敏药

钙剂:可增加毛细血管的致密性,降低其通透性,有抗炎、抗过敏作用。常用药有质量浓度为 100 g/L 葡萄糖酸钙和质量分数为 5% 溴化钙。

硫代硫酸钠:具有抗过敏和解毒作用,可用于多种变态反应性疾病及某些重金属中毒。常用质量分数为 10% 硫代硫酸钠 10 mL 缓慢静脉注射,每日一次。

普鲁卡因:用于封闭疗法,具有阻断神经传导的恶性刺激,恢复机体正常防御和调节功能的作用。

2.外用药物疗法 外用药物疗法在皮肤科治疗中占有极为重要的地位。应根据病因、皮损特点,正确选用外用药物及剂型。

(1)外用药物种类 见表 1-2。

表 1-2 外用药物的种类和常用浓度

分类	药物名称	剂型	常用分数(%)
保护剂	炉甘石	洗剂	10~15
	氧化锌	粉剂、糊剂、软膏	20~50
	滑石粉	洗剂、粉剂	10~70
抗真菌剂	硫黄	洗剂、霜、软膏	5~10
	冰醋酸	水剂、酊剂、软膏	10~30
	苯甲酸	酊剂、软膏	6~12
	水杨酸	霜、软膏、酊剂	3~6
	克霉唑	霜、软膏	2~3
	咪康唑	霜	2
	酮康唑	霜、乳剂	2
抗菌剂	依沙吖啶(利凡诺)	水剂	0.1
	硼酸	水剂	2~3
	红霉素	软膏	0.5~3
	新霉素	软膏	0.5~1
	氯己定	霜、酊剂	0.5
抗病毒剂	酞丁胺	混悬液	0.1
	阿希洛韦	霜	2~3
止痒剂	樟脑	酊剂	5~10
	薄荷脑	酊剂	0.5~2
	石炭酸	霜、洗剂	1~2
	苯唑卡因	霜、软膏	5
	达克罗宁	霜、软膏	1
角质促成剂	水杨酸	霜、软膏	1~3
	硫黄	霜、软膏	3~5
	黑豆溜油	霜、软膏	5~10
	煤焦油	软膏	2~5
角质松解剂	水杨酸	软膏	6~15
	尿素	霜、软膏	10~12
腐蚀剂	水杨酸	软膏	20
	尤脱欣	溶液	0.5

续表1-2

分类	药物名称	剂型	常用浓度（%）
皮质类固醇制剂	地塞米松	霜、软膏	0.1
	氟轻松	霜、软膏	0.5
	曲安西龙	霜、软膏	0.1
	乐肤液	水剂	2
	哈西奈德	霜、软膏	0.1
杀虫剂	硫黄	软膏	5～10
	丙体-666	霜	0.5～1
	百部	酊	50
避光剂	二氧化钛	霜	5
	奎宁	霜	5
	氧化锌	霜、软膏	10
脱色剂	氢醌	霜	3～5
	壬二酸	霜	20
着色剂	盐酸氮芥	酊	0.05
	8-甲氧沙林	溶液	0.1～0.5

（2）外用药物的剂型、作用和适应证　见表1-3。

（3）外用药物使用原则

正确选择药物：根据不同病因、病理改变和症状选择药物。如细菌性疾病选用抗生素；瘙痒性皮肤病选用止痒剂；角化不全性损害选用角质促成剂。

正确选择剂型：根据临床症状及皮损特点选择药物剂型。急性炎症无糜烂、渗出者可用洗剂或粉剂；炎症较重有糜烂、渗出者用溶液湿敷。亚急性皮炎渗出少者用糊剂或油剂；无糜烂部位用乳剂或油剂。慢性皮炎首选软膏，也可用乳剂、酊剂或硬膏。单纯瘙痒无皮损者用乳剂、酊剂。

选用药物浓度：根据病情需要选择适宜的药物浓度，一般药物浓度应由低到高，性质从温和到强烈，范围从小到大逐步应用，并注意过敏反应和副作用。

注意事项：用药时要考虑年龄、性别、部位。妇女、儿童皮肤柔嫩，肢体屈侧及皱褶处皮肤较薄，对药物的耐受性不一样。刺激性强的药物，不宜用于腔口周围、黏膜部位和皮损较重者。对顽固性、慢性期皮损，应采用不同类型的药物交替使用，避免药物的耐受性和吸收中毒。要嘱咐患者在治疗期间，尽量避免各种不良刺激，如搔抓、烫洗等，忌辛辣、酒等饮食。

表 1-3　外用药物的剂型、作用和适应证

剂型	组成	作用	适应证
溶液	药物溶解于水	清洁、散热、消炎	急性皮炎、湿疹有大量渗液
粉剂	干燥粉末状药物均匀混合	干燥、保护、散热	急性、亚急性皮炎、无渗液
洗剂	不溶于水的粉剂与水混合而成	干燥、保护、散热	同粉剂
酊剂	药物的酒精溶液或浸液	消炎、杀菌、止痒	慢性皮炎、瘙痒症
乳剂	油和水经乳化而成，并加入各种药物，有水包油形（霜）和油包水型（脂）两种	保护、软化痂皮、消炎止痒	无渗液的各期皮炎
油剂	粉剂混于植物油和液状石蜡中	清洁、保护、润滑	亚急性皮炎有鳞屑结痂皮损
糊剂	含25%～50%粉剂的软膏	保护、收敛、消炎、止痒	皮炎、湿疹亚急性期伴少量渗液
软膏	药物加入软膏基质中	润滑、软化痂皮、消炎、保护、止痒、穿透力强	皮炎、湿疹慢性期
硬膏	药物加入树脂、橡胶等，涂附于布、油纸上	消炎、止痒、穿透力强	慢性、局限性皮炎、湿疹

3.物理疗法

（1）电疗法　包括电干燥法、电凝固术、电烙术等，适用于寻常疣、化脓性肉芽肿、良性肿瘤等。

（2）光疗法

红外线：有扩张血管，改善局部血液循环和营养，促进炎症消退，加快组织修复等作用。可用于各种炎症、慢性溃疡和冻疮。

紫外线：能加速局部血液循环、改善代谢、镇痛、止痒、促进色素生成和上皮再生及杀菌等作用。适用于玫瑰糠疹、银屑病、痤疮等。

光化学疗法：采用口服或外涂光敏剂如8-甲氧沙林后照射长波紫外线，以诱发光毒性反应，适用于银屑病、白癜风等。

激光：常用的有 CO_2 激光器、氦氖激光器、YAG 激光器等。CO_2 激光器发生高功率激光破坏组织，适应证有寻常疣、尖锐湿疣、皮肤小肿瘤等；氦氖激光器发生低功率激光，适应证有毛囊炎、疖、带状疱疹等；YAG 激光用于皮肤深层褐色或黑色病变等。

冷冻疗法：利用制冷剂产生低温使病变组织坏死，达到治疗目的。目前多采用液氮冷冻治疗。适用于各种疣、血管瘤、黏膜白斑、雀斑等。

（五）皮肤病护理

1.护理评估

（1）健康史　详细询问发病经过、皮损发生的时间、部位和先后次序，发生发展过程，

有无全身症状,治疗经过及疗效。对由于接触致敏物质所导致的皮肤反应,在收集评估资料时要详细询问病人既往是否有类似症状发生,本次发病是否有可疑致敏物质接触史;疑为药疹的患者要详细询问近期内是否有用药史;疑为性病的患者应询问病人有无不洁性交史以及是否输血或应用血液制品,评估患者家属发病情况。

(2)身体评估 在自然光线下观察患者皮损部位、性质、大小、颜色;皮损的形状、边缘和界限、分布和排列;有无感染和其他并发症。如有水疱、脓疱等,要注意其内容物的性质,如为血液、脓液、浆液、黏液等。要注意患者有无发热等其他全身症状。疑为性病的患者应检查男性外阴、尿道局部情况,有无尿道口红肿和脓性分泌物排出;检查女性外阴、尿道、阴道等部位有无皮损、红肿、炎症和分泌物等。

(3)心理-社会评估 在与患者接触、交谈中,评估患者对疾病的认识,有无焦虑、恐惧心理,患者家属对疾病的看法和对病人的态度。

2. 主要护理诊断/问题

(1)焦虑、忧虑 与突然发病,疾病久治不愈而缺乏信心有关。

(2)睡眠形态紊乱 与皮肤瘙痒有关。

(3)自我形象紊乱 与皮损发生在身体暴露部位,影响外观有关。

(4)有感染的危险 与皮肤破损有关。

3. 护理目标 患者焦虑心理有所缓解,对疾病有初步认识和治疗的信心,能得到充足的休息,能正确认识现存的身体外表的改变,感染能被及时发现并得到处理。

4. 护理措施

(1)心理护理 多数皮肤病的皮损在人体暴露部位,造成患者心理压力。大范围的慢性皮损,久治不愈,易丧失信心,产生急躁情绪。与精神因素有关的皮肤病,如银屑病、瘙痒症等,会因不良的心理刺激诱发或加重病情。应根据不同情况,做耐心、细致的解释和诱导,有针对性地进行心理护理。

(2)生活护理

饮食护理:指导患者多食植物蛋白、豆制品、水果、蔬菜等清淡易消化食物,患者应忌辛、辣等刺激性食物;过敏及瘙痒性皮肤病患者应避免食用鱼、虾、蟹、蛋等动物蛋白及酒、浓茶、咖啡等饮料。

住院指导:对住院病人,要指导和帮助他们尽快适应医院环境和病房制度,引导他们注意个人卫生,保持皮肤清洁,教会他们使用外用药物的方法。对长期卧床患者要定时翻身,按摩受压部位的皮肤,预防压疮。

重症护理:对病情较重,伴有全身中毒症状的患者,定时测量体温、脉搏和血压,密切观察病情变化,及时报告医生。

预防感染:保护皮肤完整、清洁、干燥,及时治疗炎症性等皮肤病,加强锻炼,增强体质。对传染性皮肤病患者应作好消毒、隔离;对光敏感者应避免日光照射。

(3)瘙痒的护理 皮肤病患者的皮损有不同程度的瘙痒,要给病人解释瘙痒产生的原因和搔抓的弊端,指导患者如何避免和排除瘙痒,如分散注意力,剪短指甲,改善居住环境,调整衣着,避免皮肤直接接触羊毛和化纤织物等。必要时应用抗组胺药及镇静剂,以达到止痒的目的。

（4）皮损创面的清洁与护理

及时清洁创面：对创面的处理，如化脓、溃烂创面，局部有坏死组织、脓痂或脓性渗出物者，宜用质量浓度 1 g/L 依沙吖啶（利凡诺）溶液或质量浓度 5 g/L 高锰酸钾溶液清洗、消毒。对大疱和脓疱的清洁处理：对无感染的大疱，常规消毒后抽尽疱液，保留疱壁，预防继发感染；对脓疱也可剪去疱壁，消毒液清洗后用凡士林依沙吖啶（利凡诺）纱布贴敷。对痂的处理：皮损表面药物如为粉剂、洗剂或中草药，已干涸硬结者可用温开水浸泡，软化后清除，脓痂可用凡士林或软膏外搽，待其软化自行脱落。对创面残留药物的清洁处理：如系糊剂、软膏者，可用植物油或液状石蜡将药物软化，轻轻抹除。如系橡皮膏，可揭去后先用松节油或汽油清洁，后用酒精洗干净。

特殊部位的护理：对眼、耳、鼻、外阴、肛周等部位的分泌物，可用质量分数为 2% 硼酸溶液清洗。外耳道的分泌物可用体积分数为 3% 过氧化氢溶液清洁。

（5）外用药的换药方法及注意事项

1）湿敷法 溶液主要用于开放性冷湿敷，用 4~6 层纱布或 2 层小毛巾放入药液中浸透，提起拧之不滴水为度，平整地贴在皮损上。一般 4~6 次/d，1~2 h/每次，约 10~20 min 更换一次。湿敷面积一般不宜超过体表面积的 1/3，以防着凉或药物吸收中毒。不能下床者应先铺上橡胶单或塑料薄膜，以免湿染被褥。

2）涂药法

粉剂：可用棉球蘸粉或纱布包粉撒布，3~4 次/d。注意粉剂不能用于糜烂及渗液处，不宜用于多毛部位和腔口部位。

洗剂：可用排笔或药刷沾药外涂，每日数次，注意事项同粉剂。用药前先摇匀，寒冷时不宜大面积应用。

糊剂、软膏：将药物均匀地涂在纱布上，贴敷于患处包扎固定，1~2 次/d。注意糜烂渗液处不能用，夏季不宜大面积使用软膏，以免影响散热。

乳剂：用干净的手指将药物薄涂于皮损部，轻轻用力按摩，直至乳剂颜色消失。

5. 健康教育 对患者进行与其疾病有关的健康教育，使其了解疾病的发生原因和治疗过程，积极配合医护工作。对病因不明的患者，协助他们寻找病因，注意饮食、药物、接触物等致敏因素。

二、变态反应性皮肤病

（一）接触性皮炎

接触性皮炎是皮肤或黏膜因接触某些外源性物质后，在接触部位发生的炎症反应。其病变过程多为急性，表现为红斑、丘疹、小疱、大疱甚至坏死。

【病因及发病机制】

引起接触性皮炎的物质很多，根据它们的来源可分为如下三大类。①动物性：皮革、羽绒制品、昆虫的毒毛及分泌物等。②植物性：有些植物的叶、茎、花、果等或其产物。

③化学性:为引起接触性皮炎的主要原因,如化妆品、化学药物、化工原料及产品、农药及镍、铬、汞等重金属盐类。

1.原发性刺激　接触的物质本身具有较强的刺激或毒性,任何人接触后均可发生皮炎。其严重程度与接触物的化学性质、浓度、接触时间长短成正比。如在接触强酸或强碱后常引起急性皮炎;有的物质刺激性虽不强,如洗涤剂汽油等,但经常接触亦可导致慢性皮炎。

2.变态反应性　为典型的迟发Ⅳ型变态反应。此类物质对多数人无不良反应,而仅使少数具有过敏体质者发病。初次接触时并不起反应,一般经过潜伏期,体内产生了致敏淋巴细胞,再次接触同类物质后,可于几小时至1~2 d内在接触部位发生皮损。

【临床表现】

一般起病较急,在接触部位发生境界清楚的红斑、丘疱疹,严重时红肿明显并出现水疱或大疱甚至发生组织坏死。皮炎发生的部位及范围与接触物一致,境界非常鲜明。但接触气体、粉尘,则皮炎呈弥漫性而无一定界限,但多在身体的暴露部位,如两手背及面部。有时由于搔抓可将接触物带至其他部位,而在该处发生相似皮疹;如为高度敏感者,皮炎可蔓延全身。自觉症状有瘙痒和烧灼或胀痛,少数严重病例可有全身反应,如畏寒、发热、恶心、头痛等全身症状。

本病的病程有自限性,一般去除病因后,经适当处理,1~2周可痊愈。但接触过敏原可再发。反复接触或处理不当,可以转为亚急性或慢性,呈湿疹或苔藓样变。

【治疗原则】

1.去除病因　寻找病因,及时去除、冲洗皮肤上的污染物质。避免再度接触有关物质。

2.局部疗法　根据急性、亚急性和慢性皮炎的治疗原则处理。急性期:皮损以红斑、丘疹为主,外擦炉甘石洗剂或糖皮质激素乳剂;有大疱、糜烂、渗出时,应湿敷,如质量分数为2%硼酸溶液。亚急性期:40%氧化锌油或皮质类固醇霜剂。慢性期:可用皮质类固醇软膏或糖馏油膏。继发感染时可将抗生素如新霉素加上述药物中治疗。

3.全身疗法　瘙痒剧烈者可服抗组胺药物及地西泮(安定),皮损范围大及病情严重者可全身用糖皮质激素。

【主要护理诊断/问题】

1.焦虑、忧虑　与突然发病皮损广泛有关。
2.睡眠形态紊乱　与皮肤瘙痒有关。
3.知识缺乏　患者缺乏疾病的预防知识。

【护理目标】

病人病情好转,情绪稳定,瘙痒不适减轻,睡眠好转,了解接触性皮炎的发病条件及预防知识。

【护理措施】

1. 心理护理　应同情、关心病人,主动介绍疾病的有关病因、预防、保健知识,告诉病人,身体出现的变化是暂时的,消除病人各种顾虑,以最佳身心状态接受治疗。

2. 生活护理　①保持皮肤清洁干燥:可用清水、温水清洗,避免热肥皂水烫洗、搔抓。避免辛辣食物、酗酒不良刺激。皮损处应防止摩擦、压迫、风吹光照及各种物质刺激。②控制环境温度:注意选择衣着,内衣裤用纯棉织物。③作好卫生指导:分散病人对痒的注意力,观察病人瘙痒的时间、方式,仔细寻找和避免接触致敏物质。必要时安排一些有趣的活动。④指导病人如何正确应用药物。

(二) 湿疹

湿疹是由多种因素引起的皮肤炎症反应。病因复杂,一般认为与变态反应有关。临床特点为皮损呈多形性,常对称发作,有渗出倾向,瘙痒剧烈,易反复发作。

【病因及发病机制】

湿疹的病因复杂,不易确定,一般是多种内、外因素相互作用的结果。

1. 内因　过敏体质是本病的重要因素,常有家族史;神经精神因素如忧虑、紧张、劳累、失眠等及饮食因素如鱼、虾、蛋、奶制品等均可诱发或使病情加重;内分泌、代谢及胃肠功能障碍、感染病灶等与发病也有关系。

2. 外因　如日光、天气变化、动物皮毛、化学纤维、药物、化妆品、肥皂、染料等均可诱发湿疹。

【临床表现】

根据发病过程皮疹表现分为急性、亚急性和慢性三期。

1. 急性湿疹　表现为多行性皮疹。常在红斑基础上出现密集性小丘疹、丘疱疹或小水疱,疱破后有糜烂、渗出、结痂,常融合成片,中心较重,且向周围扩延,境界不清。常因搔抓使皮损加重。如继发感染可形成脓疱、脓液及脓痂,相应淋巴结可肿大,感染严重时伴有发热等全身症状。皮疹多呈对称分布,常见面、耳、手、足、前臂、小腿等外露部位。自觉剧烈瘙痒,尤以晚间加剧。

2. 亚急性湿疹　红肿、渗出等急性炎症减轻后,进入亚急性阶段,皮疹以小丘疹、鳞屑和结痂为主,仅有少量丘疱疹、水疱及糜烂。

3. 慢性湿疹　常由急性及亚急性湿疹反复发作转变而来,表现为局限性皮肤粗糙、抓痕、结痂、浸润肥厚苔藓样变、色素沉着等。病情时重时轻,延续数月或更久。

临床上根据湿疹的皮疹形态、发生部位和发病原因不同,常有不同命名。如丘疹性湿疹、水疱性湿疹、结痂性湿疹等,还有手部湿疹、肛门湿疹、静脉曲张性湿疹等,临床表现有各自的特点。但各种命名基本都包括急性、亚急性、慢性 3 个阶段。

【治疗要点】

1. 去除病因　避免各种可疑的致病因素,保持皮肤清洁,避免各种有害刺激,积极治疗与湿疹有关的疾病。

2. 全身疗法　目的在于抗炎、止痒。常用的有抗组胺药、镇静剂。急性期:选用钙剂(质量分数为10%葡萄糖酸钙10 mL缓慢静脉注射,每日1次),硫代硫酸钠(质量分数为10%硫代硫酸钠10 mL缓慢静脉注射,每日1次)或用普鲁卡因静脉封闭(质量浓度为2.5~5 g/L普鲁卡因100~200 mL,加质量浓度为50 g/L葡萄糖250 mL,缓慢静脉滴入)。为增加疗效和减少副作用,可加维生素C 1~3 g,同时静脉滴入,每日1次,10 d为一疗程。对泛发性湿疹患者,可考虑短期使用糖皮质激素等。继发感染可用抗生素。

3. 局部疗法　与接触性皮炎同,根据皮损情况,选用适当剂型与药物。慢性湿疹尤其是增生型者可行封闭疗法,亦可用X射线或放射性核素^{32}P及^{90}Sr照射。

【主要护理诊断/问题】

1. 焦虑　与疾病顽固而缺乏治疗信心有关。
2. 自我形象紊乱　与暴露处皮损影响美观有关。
3. 睡眠状态紊乱　与瘙痒有关。

【护理措施】

1. 一般护理　由于湿疹病情较长,易于复发,病人往往缺乏治疗信心。因此,护士应态度和蔼,主动介绍有关的治疗知识,解释精神因素对治疗效果的直接影响,鼓励病人树立信心,积极配合治疗。

2. 心理护理　安定情绪,注意休息,劳逸结合,保持良好的生活规律。

3. 禁忌指导　避免任意涂擦化妆品,保持皮肤清洁,避免分泌物污染临近皮肤。避免皮肤直接接触羊毛或化纤物。

【健康教育】

寻找和去除病因,让患者注意发生皮疹的方式、时间及与饮食环境的关系,仔细寻找和避免接触致敏物质,如与工作性质有关,应做好劳动保护或建议换工种。

饮食以清淡易消化的食物为宜,忌食辛、辣、酒、浓茶和鱼、虾、蟹、牛奶、海味等,多吃瓜果蔬菜及豆制品。

注意个人卫生,保持皮肤清洁。用药期间耐心,坚持按时正确用药,直至治愈。避免各种外界刺激,注意调整环境温、湿度。

(三)药疹

药疹亦称药物性皮炎,是药物通过内服、注射、吸入等各种途径进入人体后而引起的皮肤、黏膜的炎症反应,严重者可累及机体的其他系统,是药物反应的一种表现形式。

【病因及发病机制】

1.引起药疹的药物种类　任何一种药物在一定条件下,都可能引起药疹。临床上常见的有:①抗生素类,青霉素最多见,其次为链霉素、四环素等;②磺胺类;③解热镇痛药,其中吡唑酮类和水杨酸类(如阿司匹林)较常见;④催眠、抗癫痫药,如苯巴比妥、苯妥英钠和卡马西平等;⑤血清制品及疫苗等。中药也有引起药疹的报道。

2.药疹的发病机制　可分为变态反应和非变态反应二大类。变态反应是主要因素(包括Ⅰ、Ⅱ、Ⅲ、Ⅳ型变态反应)。非变态反应所引起的药疹可能与药物的毒性作用、光感作用,机体内器官功能障碍及代谢系统功能失调等因素有关。

【临床表现】

药疹的临床表现各种各样,一般特征是发病急、皮疹多样化,伴有药热、瘙痒。停用致敏药物后反应消退较快。严重者可有高热及肝、肾、心、肺及造血系统损害,甚至出现过敏性休克。常见的有下列类型。

1.固定红斑型　是最常见的一型。常由磺胺类、解热镇痛剂或巴比妥类药物等药引起。皮疹为圆形或椭圆形的水肿性红色斑,直径1~3 cm,常为1个或数个,境界清楚,重者其上发生大疱。停药后约1周其红斑消退,留灰黑色色素沉着,如再服该药,常于数分钟或数小时后,在原皮疹处出现同样皮疹,为该型之特征(随着复发次数增加,皮疹数目也可增加)。损害可发生于任何部位,但以皮肤黏膜交界处多见,如口唇、口周、龟头、外阴等处,发于阴部者常易糜烂,产生灼痛感。常于数分钟或数小时后,在原皮疹处出现同样皮疹。损害可发生于任何部位,但以皮肤黏膜交界处多见。

2.荨麻疹型　皮疹为大小不一的风团,与急性荨麻疹相似,可同时伴有血清病样症状,如发热、关节疼痛、淋巴结肿大、血管性水肿等。多由青霉素、血制品等引起。

3.麻疹样或猩红热样型　发病突然,麻疹样药疹为散在或密集、红色、帽针头至米粒大的斑疹或斑丘疹,对称分布,可泛发全身。猩红热样药疹初起为小片红斑,很快相互融合,可遍布全身。本型药疹患者皮损形态类似猩红热或麻疹,但全身症状较轻,无麻疹或猩红热的其他症状。停药1~2周病情好转,继以糠状或片状脱屑。

4.大疱型表皮松解型　是药疹中最严重的类型。起病急骤,皮损为弥漫性紫红色斑,迅速波及全身,旋即于红斑处起大小不等的松解性水疱,大片表皮坏死松解形成糜烂面,呈浅Ⅱ度烫伤样。黏膜面也可受累。病人全身中毒症状重,常有发热、皮疹灼痛。严重者常因继发感染、肝肾功能障碍、电解质紊乱或内脏出血及氮质血症等死亡。

5.剥脱性皮炎型　为严重药疹。多数发生在用药时间较长者。首次发病者潜伏期约20 d。皮疹开始为麻疹样或猩红热红斑,很快扩大融合,致全身弥漫性潮红、肿胀,伴渗液、结痂,黏膜亦可充血、水肿、糜烂。至2周左右炎症逐渐消退,全身片状脱屑,手足常呈手套或袜套样脱落,严重者可有毛发、指(趾)甲脱落。常伴高热、畏寒等全身中毒症状;皮肤剥脱反复发生持续数周,严重者肝肾衰竭或继发感染死亡。

6.其他　药疹还可表现为多形红斑型、紫癜型、湿疹型、光感型等类型的皮损。

【预防】

宣传药物过敏的防治知识,避免乱用或滥用药物。用药前应询问药物过敏史,避免使用已知过敏或结构相似的药物。注意早期症状,用药过程中如局部或全身发痒及不明显原因发热,出现红斑、丘疹等应及时停止可疑药物,或通报医生,密切观察以确定或排除药疹的可能。按规定做皮肤过敏试验,如注射青霉素、链霉素、普鲁卡因、破伤风抗毒素等应作皮试。皮试阴性有时仍可发生药疹,应综合分析。建立药物过敏卡,让病人牢记,看病时交给医生作为参考。

【治疗要点】

停用一切可疑致敏药物及结构近似药物,促进体内致病药物的排泄;应用抗过敏药或解毒药;防治继发感染,加强支持疗法。

1. 轻型药疹 停用致敏药物后,皮损多迅速消退。鼓励病人多饮水,内服抗组胺药、维生素 C、钙剂等;必要时短期口服泼尼松(30～60 mg/d)。局部对症处理。

2. 重型药疹

(1)及早应用足量糖皮质激素 一般每日应用氢化可的松 200～400 mg 或地塞米松 10～30 mg 静脉滴注,待体温降至正常,皮疹渐趋消退后逐渐减量并代以口服泼尼松片剂。

(2)加强护理及支持疗法 给予高蛋白、高热量与维生素饮食,根据病情补足液体,必要时给予能量合剂。注意水、电解质平衡,由于高热及广泛皮疹致使血浆蛋白降低,静脉输入白蛋白或新鲜血液。酌情选用与致敏药物无关的抗生素,防治继发感染。

【主要护理诊断/问题】

1. 体温过高 与皮疹广泛、继发感染有关。

2. 营养失调 与高热、皮损广泛,进食少有关。

3. 有感染的危险 与皮肤完整性受损有关。

【护理措施】

1. 病情观察 重症药疹病人安置在重症监护室,每日定时测体温、脉搏、呼吸、血压。记录 24 h 液体出入量。密切观察病情,尤其是心、肝、肾、造血系统的功能,如发现异常,应及时处理或报告医生。

2. 严格执行消毒、隔离措施 单人房间,保暖,有一定湿度;紫外线每日消毒一次,医务人员接触患者前应穿隔离衣,各项操作必须遵循无菌原则。

3. 饮食护理 给予高蛋白、高热量、高维生素易消化饮食,配合支持疗法,促进皮损的修复。

4. 体温过高 可加重皮疹发生,因此可通过物理及配合药物降温法,使体温降至 38 ℃左右即可。

5. 护士按医嘱输液并加入与致敏药物无关的抗生素。应用大剂量糖皮质激素时,防止并发症的发生。

6.注意皮损变化,及时清除坏死上皮,抽尽大疱内液体;对无渗出皮损,可用粉剂或洗剂,有渗出、糜烂时可用质量分数为3%硼酸溶液湿敷,面积广的一般采取干燥暴露疗法。

7.定时翻身,防止压疮。注意黏膜损害的护理,滴眼药水或眼膏,防止结膜粘连。注意口腔护理,可用质量浓度为20 g/L碳酸氢钠溶液漱口。在疾病后期,表皮可呈大片剥脱(如手套、袜套样),应告诫病人勿强行剥脱撕烂,应让其自行脱落。

(四)荨麻疹

荨麻疹俗称"风团块",是由于皮肤、黏膜小血管扩张及渗透性增加而出现的一种局限性反应。临床表现为时隐时现的瘙痒性风团。

【病因及发病机制】

1.荨麻疹的病因 常见的食物(如鱼、虾、蟹、蛋等)、药物(见药疹一节)、感染(包括病毒、细菌、真菌、寄生虫等)、物理因素(如冷、热、日光、摩擦及压力等)、动物及植物因素(如昆虫叮咬、荨麻刺激或吸入动物皮屑、羽毛及花粉等)、精神因素(如精神紧张、情绪波动等)及内脏疾病(如红斑狼疮、癌肿、风湿病、代谢障碍、内分泌紊乱等)。

2.发病机制 比较复杂,有变态反应和非变态反应两种。以变态反应为主(多数属Ⅰ型变态反应,少数为Ⅱ型或Ⅲ型)。

【临床表现】

1.典型症状 急性荨麻疹起病急,先感觉皮肤瘙痒,很快出现大小不等的红色或苍白风团,风团形状不一,多数泛发,持续数分钟或数小时即消失,消退后不留痕迹。但新的风团可不断出现,此起彼伏,一日数次不等。自觉剧痒,病情严重可伴有心慌、烦躁、恶心、呕吐甚至血压降低等过敏休克症状。累及胃肠道时,可出现腹痛,腹泻等症状。若累及喉头黏膜,有呼吸困难,甚至窒息。如伴有高热、寒战等全身中毒症状,应警惕有无严重感染(如败血症)的可能。

2.慢性症状 慢性荨麻疹全身症状轻,风团反复发生,时轻时重,有的夜间加重或无规律,病情迁延常达数月或数年之久。大多数患者不能找到病因。

此外,临床上尚有一些特殊的荨麻疹,如皮肤划痕征、寒冷荨麻疹、胆碱能性荨麻疹、日光性荨麻疹、压迫性荨麻疹等。

【治疗要点】

积极寻找和去除病因,避免各种诱发因素,以全身疗法为主。

积极寻找和祛除病因,避免各种诱发因素,详细询问病史和全面体格检查,注意药物、食物、感染和物理机械刺激等各种可能因素。

1.急性荨麻疹 应用抗组胺药如氯苯那敏、赛庚定、苯海拉明、异丙嗪、特非那丁、息斯等,选用1~2种。病情严重伴有休克症状者,应立即皮下注射肾上腺素0.5 mg,并采取相应措施治疗。对支气管痉挛者可缓慢静脉滴注氨茶碱200 mg,立即给氧;伴有喉头水肿呼吸困难者,必要时做气管切开或插管。由感染引起者,立即使用抗生素控制感染并处理感染病灶。

2.慢性荨麻疹　积极寻找发病诱因,不宜长期使用糖皮质激素,可选用 2～3 种抗组胺药联合或交替使用,病程控制后渐减量至停。对顽固性荨麻疹使用 H_1 受体阻断剂疗法不佳者,可合并应用 H_2 受体阻断剂。也可采用注射胎盘组织液、自身血液、静脉封闭、注射组胺球蛋白等非特异性疗法。

3.局部疗法　可用 1% 樟脑炉甘石洗剂。

【主要护理诊断/问题】

1.舒适的改变　与皮肤瘙痒有关。
2.有窒息的危险　与喉头水肿有关。

【护理目标】

1.瘙痒不适减轻,皮疹痊愈。
2.呼吸道通畅,无缺氧表现。

【护理措施】

1.急性荨麻疹　常突然发生,又迅速消退,一般不用外用药,少数风团持续时间较长者,可外涂炉甘石洗剂或氯轻松、尿素霜等糖皮质激素类霜,可减少瘙痒不适。

2.慢性荨麻疹　应积极寻找发病诱因,遵医嘱给予抗组胺药时应根据发生的时间予以调整,如晨起风团较多,临睡前再给药一次;若临睡时风团多,则晚饭后即给药。

3.皮肤瘙痒的护理　见接触性皮炎一节。

对病情急、泛发性荨麻疹的病人,应注意观察血压、脉搏、呼吸,有呼吸困难倾向者,应立即取平卧位,解开衣领,保持呼吸道通畅,迅速吸氧。迅速建立静脉通路,按医嘱及时准确加入抢救药物。伴有喉头水肿,呼吸困难者,必要时做气管切开或插管。

三、感染性皮肤病

(一)脓疱疮

脓疱疮是一种常见的急性化脓性皮肤病。多发生在气温高、湿度大的夏秋季节,易在儿童中流行。

【病因及发病机制】

1.致病菌　主要为金黄色葡萄球菌,其次为溶血性链球菌,亦可为两者混合感染。

2.发病条件　皮肤有浸渍、不清洁及患瘙痒性皮肤病而不断搔抓等,均易招致病菌侵入皮肤而发生本病。

【临床表现】

1.寻常性脓疱疮 常为溶血性链球菌或金黄色葡萄球菌混合感染引起。传染性强。皮损初发为红色斑疹,迅速出现米粒至黄豆大小的水疱或脓疱,周围有明显红晕。疱破后露出糜烂面,脓液干涸结成蜜黄色厚痂,经数日后,痂脱自愈。自觉瘙痒,常因搔抓而不断将病菌接种到其他部位,发生新的皮疹,可使病程迁延。重症者可有高热,伴淋巴结和淋巴管炎及引起败血症。部分可诱发急性皮炎、肾炎。

2.大疱性脓疱疮 由金黄色葡萄球菌引起。皮疹为散在性大疱,直径 1 ~ 10 mm 或更大,疱壁薄,周围红晕不显。疱液由淡黄色变为混浊,脓液沉积于疱底呈半月形坠积状,为本型的特征。疱壁破溃后形成糜烂面,脓液干燥后结痂呈清漆状。脱痂愈后遗留暂时性色素沉着。好发于颜面、躯干及四肢等。

另外,尚有新生儿脓疱疮、深脓疱疮等特殊类型。

【治疗要点】

1.全身疗法 根据患者的皮损情况及有无全身症状,酌情给予磺胺类药物或抗生素。对感染严重的应给予足量有效抗生素,加强支持疗法,包括输血或肌内注射丙种球蛋白等。

2.局部疗法 质量浓度为 1 g/L 依沙吖啶或质量浓度为 5 g/L 高锰酸钾液清洗或湿敷。亦可选用新霉素软膏、红霉素软膏外涂。对大疱,应用消毒针头吸干脓液,再搽甲紫药水。对新生儿脓疱疮,可采用暴露干燥疗法。

【主要护理诊断/问题】

1.皮肤完整性受损 与脓疱壁破溃、糜烂有关。
2.有感染扩散的危险 与接触感染及机体抵抗力低下有关。
3.体温过高 与感染有关。

【护理目标】

减轻瘙痒不适及皮肤炎症反应,促进皮损愈合。消毒隔离防止传染,避免发生接触传染及交叉感染。体温恢复正常。

【护理措施】

(1)加强消毒隔离,住院病人做好床边隔离,接触病人时要穿隔离衣,处理完病人要洗手、换衣后才能处理其他病人。所换下的敷料应烧毁或作灭菌处理。被服应高压灭菌后才清洗。

(2)保持皮肤清洁干燥,剪短指甲,避免搔抓或摩擦。头皮等多毛部位要剪去毛发。

(3)尽量不使水疱破裂,保护裸露创面,正确使用外用药物。

(4)对高热的病人,要注意监测体温变化,保持病房环境温度适宜。体温超过 39 ℃应给予物理降温。对重症患者,应静脉给予抗生素,并注意水、电解质平衡及支持疗法。

（5）托儿所或幼儿园等集体单位在发现本病时，应立即采取隔离措施，消毒病儿的被褥、衣服、玩具等。以免扩大接触传染造成流行。

（二）浅部真菌病

浅部真菌病又称皮肤癣菌病，是由浅部真菌侵犯表皮、毛发、甲板而引起的一种皮肤病。根据感染部位的不同，可分为头癣、体癣、股癣、手癣、足癣、甲癣及花斑癣等。

【病因及发病机制】

1.病原菌　属皮肤癣菌，其中红色毛癣菌、犬小孢子菌、石膏样小孢子菌、絮状表皮癣菌、堇色毛癣菌、断发毛癣菌等20余种能引起人和动物的癣病。

2.感染途径　浅部真菌通过直接或间接接触而传染。如头癣是通过不洁的理发器具、梳子、枕套、毛巾、袜子等间接传染。也可由自身感染。长期应用糖皮质激素、广谱抗生素的患者以及患有糖尿病、慢性消耗性疾病者易患本病。气候温暖、环境潮湿更有利于本病的发生。

【临床表现】

1.头癣　是毛发和头皮的皮肤癣菌感染。根据致病菌和临床表现不同，分为黄癣、白癣、黑点癣3种。

（1）黄癣　主要见于儿童。初起为丘疹或小脓疱，继之形成以毛发为中心的碟形黄痂，称黄癣痂，伴鼠臭味。毛发干枯、无光泽、参差不齐。病久者，毛囊萎缩。毛发脱落，形成永久性脱发和萎缩性瘢痕。自觉剧痒。

（2）白癣　城市儿童多见。皮损早期呈灰白色鳞屑性斑片（母片），而后在附近可出现数片较小的相同损害（子斑）。患区头发一般在头皮上2～4 mm处折断，发周有白色套状鳞屑包绕，称菌套。至青春期自愈，不留瘢痕。

（3）黑点癣　儿童及成人均可发病。皮损类似白癣，但损害小而数目多，病发露出头皮即折断，呈黑点状。病久者经治愈后常留瘢痕。

2.体癣和股癣　指发生于除头皮、毛发、掌跖、甲板以外皮肤上的一种皮肤癣菌感染。股癣则为体癣在外生殖器、肛门及股部的特殊型。原发损害为丘疹、丘疱疹，逐渐向四周离心性扩展，形成环形或多环形。边缘微隆起，中央炎症减轻，伴脱屑或色素沉着，境界清楚。自觉瘙痒，剧烈搔抓时可引起继发感染或局部苔藓化。

3.足癣　俗称"脚气"。依其皮损表现可分3型。

（1）鳞屑水疱型　最常见。反复出现针头大小丘疱疹，聚集或散在。壁厚发亮，水疱干后小片脱屑。

（2）浸渍糜烂型　趾间皮肤由于潮湿引起浸渍、发白、松软，表皮脱落且露出红色糜烂面，易继发感染而有异臭，可并发急性淋巴管、淋巴结炎。

（3）角化过度型　角质层增厚、粗糙、脱屑、干燥。冬季易发生皲裂。以上三者可同时或交替出现，或以某一型为主。多有明显的瘙痒。

4.手癣　俗称"鹅掌风"。临床表现与足癣大致相同，但分型不如足癣明显。损害初起时常有散在大小疱,而后以脱屑为主,皮纹增深,皮肤粗糙。境界清楚。冬天易皲裂。

5.甲癣　俗称"灰指甲"。多数自指甲的游离缘或侧缘开始,灰白色,甲板增厚变脆,表面高低不平,甲下鳞屑沉积,范围逐渐扩大至整个指甲,呈虫蛀样损害。

6.花斑癣　皮损好发于胸背部,以青壮年男性多见。初起为许多细小斑点,临近皮损可相互融合成片形,表面有细薄鳞屑,境界清楚。皮疹可呈灰白色、棕色至黄棕色不等,有时多种颜色共存,状如花斑。无炎症反应,偶有轻度瘙痒感。病程缓慢,冬季消退,但夏天又可复发。

【治疗要点】

1.头癣

(1)内用药物为主的综合疗法　口服灰黄霉素 15 mg/(kg·d)或伊曲康唑 5 mg/(kg·d),疗程 3~6 周。每日洗头 1 次,外用药物搽 3% 碘酊、10% 硫黄软膏等抗真菌药物,药物须在头皮保持 8 小时以上。1~2 周剪发 1 次。定期对使用的物品消毒。

(2)局部治疗　对于小范围的头癣病人,可用镊子将病发拔除后,局部涂搽抗真菌药物。

2.手足癣　须按不同类型分别处理。

(1)鳞屑水疱型　复方苯甲酸搽剂、复方雷琐辛搽剂、咪康唑、克霉唑或酮康唑霜等均可酌情选用,外搽每天 2~3 次。

(2)浸渍糜烂型　可用体积分数为 3% 硼酸溶液湿敷,待干燥脱屑后,再用上述抗真菌外用制剂。

(3)角化过度型　宜选用抗真菌软膏、霜剂,如复方苯甲酸软膏、达克宁霜等。不论何种药物,都应耐心坚持治疗 1~2 个月。

3.体癣和股癣　以外用各种抗真菌药为主,包括苯甲酸软膏、克霉唑霜、咪康唑霜、达克宁霜、皮康王霜及联苯苄脂乳膏等,2 次/d,疗程在 2 周以上。

4.甲癣　对表浅、轻型、单发者,先用小刀尽量剔去病甲,再用冰醋酸或碘酊外搽病甲,还可用碘、水杨酸组成的指甲搽剂,2 次/d,亦可拔除病甲后再应用外用药,坚持 1 个月左右。病情严重者可内服伊曲康唑。

5.花斑癣　以局部外用疗法为主,可外用硫代硫酸钠外搽,稍干后再用盐酸液,亦可酌情选用硫黄软膏或十一稀酸癣药水,也可用水杨酸酊或抗真菌霜剂外用,每天 2 次连用 2~4 周。

【主要护理诊断/问题】

1.自我形象紊乱　与皮肤、头发、指(趾)甲等处皮损影响美观有关。
2.执行治疗方案无效　与缺乏用药知识有关。

【护理目标】

患者了解疾病的可治愈性,积极配合治疗。用药方法正确,疾病痊愈。

【护理措施】

①关心病人,告诉病人只要坚持正确治疗方法及预防措施,完全可以根治本病。②保持皮肤清洁,细嫩部位的皮损及伴皲裂或继发感染时忌用刺激性强的药物。③手足癣患者强调治疗应遵医嘱进行正规治疗,皮损消退后仍须继续用药2周,以防复发。④内服抗真菌药时,应注意消化道症状等副作用,每月须做肝功能及血常规检查。⑤治疗期间,应将衬衣、鞋袜、帽等用开水浸泡、清洗、日晒等处理,被褥应勤洗勤晒。

(三)带状疱疹

带状疱疹是由病毒感染引起的一种沿周围神经分布的群集疱疹和以神经痛为特征的病毒性皮肤病。中医称为"缠腰龙"。

【病因及发病机制】

1.病原体 水痘—带状疱疹病毒。

2.感染途径 初次感染后在临床上表现为水痘或是隐性感染,以后病毒进入皮肤的感觉神经末梢,持久地潜伏于脊髓后根神经节的神经元中,当宿主的细胞免疫功能减退时,如月经期、感染、恶性肿瘤、外伤、放射治疗、某些药物(如免疫抑制剂)、过度疲劳等,病毒被激活,使受侵犯的神经节发炎,并产生神经痛。同时,病毒沿着周围神经移至皮肤而发生节段性水疱疹。愈后极少复发。

【临床表现】

多先有轻度发热、全身不适、食欲不振及患部皮肤感觉过敏或神经痛等前驱症状。随后皮肤发生红斑,继而出现集簇而融合的粟粒至绿豆大丘疱疹群,迅速变为水疱,疱液澄清,疱壁紧张发亮,外围红晕,各水疱群之间皮肤正常。数群水疱常沿一侧的周围神经呈带状分布。一般不超过体表正中线。数日后水疱干涸、结痂,痂皮脱落后遗留暂时性色素沉着,病程2~3周。好发部位为肋间神经、三叉神经、颈部神经及腰骶神经的分布区。亦可见于腰、腹、四肢及耳部等皮肤以及鼻、口腔黏膜。神经痛为本病的特征之一。疼痛的程度往往随年龄增大而加剧,老年患者常剧痛难忍,而且皮损消退后仍可遗留顽固性神经痛,常持续数月或更久。

由于机体免疫状态不同,少数患者尚可表现为某些特殊类型,如眼部带状疱疹、泛发性及顿挫型带状疱疹等。

【治疗要点】

以止痛、消炎、防止继发感染和缩短病程为治疗原则。

1.局部治疗 以干燥消炎为主。疱疹未破搽炉甘石洗剂,每日数次,质量分数为5%的酞丁胺搽剂或阿昔洛韦软膏。若疱疹破溃,用体积分数为0.3%硼酸溶液湿敷,有感染者搽质量分数为0.5%新霉素软膏或质量浓度为2 g/L甲紫溶液。

2.全身治疗 抗病毒药可选用阿昔洛韦、阿糖腺苷等;止痛剂可选用吲哚美辛(消炎痛)、布洛芬、索米痛片(去痛片)、双氯芬酸(扶他林)等;对泛发严重病例,可选用干扰素、丙种球蛋白等免疫增强剂。此外,为抑制炎症过程,减轻神经疼痛,应早期使用糖皮质激素,连用1周。

3.物理疗法 用音频、紫外线及小功率氦氖激光器照射皮损区,可有一定的消炎、减轻疼痛效果,并可缩短病程。

【护理问题】

1.有继发感染的危险 与皮肤受损有关。

2.疼痛 与感觉神经受损有关。

3.皮肤完整性受损 与水疱受损有关。

【护理目标】

减轻皮损炎症反应,预防感染。疼痛减轻。水疱消失,创面愈合。

【护理措施】

①保持局部清洁,减少摩擦,避免搔抓,以免水疱破裂继发感染。②皮损处可外涂甲紫液或抗生素软膏,防治感染。③护士可应用转移注意力、理疗及按医嘱给予药物等方法来减轻神经痛。对老年患者应耐心说明病情;遗留顽固性神经痛者必要时可用质量浓度为5 g/L普鲁卡因液作神经阻断封闭。

(四)疥疮

疥疮是由疥螨引起的接触传染性皮肤病,极易在集体或家庭中流行。

【病因及发病机制】

1.病原体 人的疥疮主要由人型疥螨引起,疥虫大小为0.2~0.4 mm,呈椭圆形,黄白色,有4对足。雄虫体小,常在交配后不久即死亡。而雌虫在交配后20~30 min内钻入皮肤角质层隧道内,并在其中产卵,且边排卵边前进,第1卵经孵化为幼虫再生长为成虫需7~10 d。疥螨离开人体后可存活2~3 d。

2.感染途径 疥螨可由人与人直接接触传染,如同卧、握手等,也可由被褥衣服等间接传染。

【临床表现】

潜伏期 一般为8~15 d。

疥螨常侵犯皮肤薄嫩部位,故皮损好发于手指缝及其两侧、腕部屈侧、肘窝、下腹部、腹股沟、股内侧及外生殖器等部位,头和掌跖不易累及,但婴幼儿例外。皮损主要为红色小丘疹、丘疱疹、小水疱、隧道、结节和结痂,疏散分布。水疱常见于指缝,结节常发于阴囊、阴唇或阴茎,伴剧痒。隧道为疥疮的特异性皮疹,长约数毫米,呈灰白色,末端常有丘疹或水疱,疥虫即隐居在此,但因搔抓隧道区常被破坏而不易看到,留下线状抓痕、血痂或继发湿疹样变或感染,可引起脓疱疮、毛囊炎、疖病、淋巴结炎等,甚至并发肾炎。

患者自觉剧痒,夜间为甚,影响睡眠。

【治疗要点】

1.以外用药治疗为主 常用质量分数为 10% ~20% 硫黄软膏(小儿可用 5%)或质量分数为 10% ~25% 苯甲酸苄酯乳剂。治疗前先用热水洗澡,然后搽药,除头面部外搽遍全身。每天早晚各一次,连续 3 d,第 4 天洗澡,换下的衣裤、被褥等煮沸消毒或太阳下曝晒。2 周后发现新皮疹者,再重复一个疗程。家中或集体中的疥疮患者必须同时治疗。

2.疥疮结节的处理 疥疮治愈后,疥疮结节常经久不愈,而且瘙痒难忍,可用确炎舒松 A 1 mL(50 mg)和利多卡因 3 mL 混合后结节内注射,每周 1 ~2 次,效果较好。对症状较重者可服用泼尼松,见效后维持量,疗程 1 ~2 周。

【主要护理诊断/问题】

1.知识缺乏 与对疥疮传染性认识不足及不掌握用药方法有关。
2.睡眠型态紊乱 与夜间剧烈瘙痒有关。

【护理目标】

认识疥疮有超强传染性,掌握用药方法,避免相互传染。

【护理措施】

①指导患者自我隔离,不使疥疮扩散。未治愈前应避免和别人身体密切接触,包括握手,家中或集体中的患者应同时治疗,以免相互传染。②指导患者凡穿过的衣服、用过的被褥等,需煮沸或阳光下曝晒灭虫。③指导患者正确掌握用药方法。重点评价用药方法是否正确,有否发生相互传染及复发。

四、其他常见皮肤病

(一)银屑病

银屑病俗称"牛皮癣",是一种常见的慢性炎症性皮肤病。基本损害为具有特征性银白色成层鳞屑的丘疹或斑丘疹,病程慢性,易于复发。

【病因及发病机制】

尚未完全明确。目前认为是由多种因素通过多种途径引起的表皮细胞增殖加速、角化不完全及炎症反应。遗传因素、感染因素、免疫功能异常、代谢障碍等与发病密切相关。此外,情绪紧张、精神创伤、外伤、手术、环境、气候、饮食及药物等均可诱发或加重本病。

【临床表现】

1.分类 临床根据皮损特点及病情轻重分为 4 型,即寻常型、脓疱型、关节型和红皮病型。其中寻常型最多见,常在此基础上发生或演变为其他类型。其基本损害为表面有银白色鳞屑的丘疹或斑丘疹。具有如下3个临床特征。

蜡滴现象:即轻轻搔刮,可出现成层鳞屑,犹如轻滴在桌面上的蜡滴。

薄膜现象:即刮去鳞屑后见半透明薄膜。

点状出血现象:即 Auspitz 征,刮去薄膜则出现小的出血点。

皮疹可发生在全身各处,好发于头皮、四肢伸侧,常对称分布。皮损呈多种形态,如点滴状、钱币状、地图状、花瓣状。患者自觉有不同程度瘙痒,全身无明显症状。

2.病程　本病病程长,可持续数年至数10年。期间病情可反复发生,一般冬季加重,夏季减轻;临床上将之分为3期:进行期、稳定期、消退期。

进行期:皮疹不断增多、扩大,鳞屑厚积,周围有红晕,瘙痒较剧。患者皮肤敏感性高,正常皮肤在搔抓、针刺、注射、涂抹性质强烈的药物等刺激后,即在该处发生新的皮损,称为同形反应。

稳定期:病情处于静止阶段,新疹不再出现,旧疹停止发展,炎症减轻。

消退期:炎症消退,皮损缩小、变平,鳞屑减少,愈后局部遗留色素减退斑。

部分患者呈急性发病,皮疹迅速发展,数日内即可遍布全身,皮损呈点滴状,故称急性点滴性银屑病。该类患者发病急骤,伴明显全身症状,容易发展成为泛发性脓疱型银屑病,为最严重的一种类型,预后较差。

【治疗要点】

本病尚无特效疗法,临床上以外用药治疗为主。

1.局部疗法　急性期宜用温和保护剂(如质量分数为10%硼酸软膏、氧化锌软膏)及皮质类固醇制剂。稳定期及消退期可用作用较强的角质促成剂(如5%～10%黑豆馏油、5%水杨酸等)及肤疾宁贴膏等。

2.全身疗法　对皮损泛发顽固、外用药物疗效欠佳者可考虑应用免疫抑制剂,常用的如甲氨蝶呤,每次 5 mg,隔 12 h 服 1 次,每周连服 3 d,4 周为一疗程。常用维生素类有 A、C、B$_{12}$、E 等辅助治疗。全身应用糖皮质激素需慎重,在其他治疗无效时,方可考虑使用。继发感染时应用抗生素。

3.物理疗法　常用的有浴疗、光疗及光化学疗法。

【主要护理诊断/问题】

1.焦虑、忧虑　与疾病顽固、容易复发有关。

2.皮肤完整性受损　与皮肤病变有关。

【护理目标】

了解疾病相关知识,树立信心,积极配合治疗。病情控制,皮损逐步减少或愈合。

【护理措施】

1.心理护理　银屑病的病程较长,顽固、容易复发,当事人常有急躁、抑郁等多种不良的心理状态,护士应关心和体贴病人。根据患者的心态,有意识地诱导其了解疾病的性质,使病人了解经过治疗控制病情是完全可能的,解除病人的思想顾虑和心理障碍,树立战胜疾病的信心,耐心坚持配合治疗。

2. 避免不良刺激 协助病人寻找和去除各种可能的诱发因素,如消除精神创伤、防止过度疲劳、外伤、忌刺激性饮食,治疗感染病灶、不滥用药物等。

3. 局限性银屑病损害,应以局部治疗为主,耐心教会病人搽药方法,应用温和具有安抚性质的外用药,而不用具有刺激性作用的外用药治疗。且宜从低浓度小面积用起,注意观察,发现皮肤不良反应立即停用。涂药前宜温热水浴,尽量去除鳞屑。皮损广泛时应分区涂药,防止中毒,并按医嘱进行全身治疗。

4. 对症护理 瘙痒明显时,可酌情给镇静或抗组胺剂,勿搔抓及热水烫洗。

应用免疫抑制剂时,需定期检查血、尿常规和肝功能,如出现毒性反应,立即停药,并及时处理。

(二)神经性皮炎

神经性皮炎是一种以阵发性剧痒和苔藓样变为特征的慢性炎症性皮肤病。

【病因及发病机制】

病因尚不清楚,但与神经、精神因素有密切关系。可能是由于大脑皮质的兴奋和抑制功能失调所致。多数病人有焦虑不安、失眠等神经衰弱的症状。精神紧张、焦虑、抑郁、局部刺激以及饮酒或进食辛辣等均可诱发和加重。

【临床表现】

初起为局部瘙痒,因不断搔抓和摩擦,迅速出现小米大小圆形或多角形扁平丘疹,并逐渐融合成片状或斑块,继而浸润肥厚,呈典型的苔藓样变,表面干燥,有少许鳞屑,边界清楚。由于搔抓,皮损区有抓痕、血痂或感染。自觉症状为阵发性剧痒,夜间加重,影响睡眠。在精神烦躁、机械性摩擦等不良因素的刺激下,皮损范围会不断扩大。

本病青壮年多见,夏季加重或复发,冬季好转或消退,病程慢性,常迁延不愈或反复发作。

临床分为局限型和播散型。前者常见,好发于颈后及两侧,其次为肘窝、腘窝、股内侧及外阴等。播散型皮损自颈部开始,蔓延至眼睑、头皮、四肢和躯干。

【治疗要点】

1. 局部疗法 早期选用皮质类固醇激素类制剂;皮损较厚者贴敷肤疾宁膏,24 h 更换一次;亦可用曲安西龙(去炎松)0.5～1 mL 加等量利多卡因或普鲁卡因溶液作皮损局部封闭,1 次/周,疗效可靠。

2. 全身疗法 选用抗组胺药及镇静剂,一般睡前服用为宜。对泛发性神经性皮炎可用普鲁卡因静脉封闭疗法

3. 物理疗法 局限型采用液氮冷冻治疗,特别顽固的病例,可用锶敷贴或浅层 X 射

线放射治疗。

【主要护理诊断/问题】

1. 自我形象紊乱　与皮损在身体暴露部位,影响美观有关。
2. 焦虑　与突然发病,皮损广泛有关。
3. 睡眠状态紊乱　与皮肤瘙痒有关。
4. 知识缺乏　与不了解疾病的发病因素及预后有关。

【护理目标】

患者能正确认识现存的身体外表的改变。焦虑减轻。睡眠状态得到改善。能说出所患疾病的原因,相关的预防措施和皮肤保健知识。

【护理措施】

①由于神经性皮炎病情较长,易于复发,病人往往缺乏治疗信心。因此,护士应态度和蔼,主动介绍有关的治疗知识,解释精神因素对治疗效果的直接影响,鼓励病人树立信心,积极配合治疗。②安定情绪,注意休息,劳逸结合,保持良好的生活规律。③保持皮肤清洁,避免皮肤直接接触羊毛或化纤物。

(三)寻常性痤疮

寻常性痤疮是毛囊皮脂腺的慢性炎症。

【病因及发病机制】

雄性激素分泌促使皮脂腺活性增强,分泌皮脂增多;痤疮丙酸菌感染;淤积在毛囊内的游离脂肪酸刺激毛囊,并穿透毛囊进入真皮,引起炎症。此外,遗传、油脂性工作、油性化妆品、胃肠功能紊乱、内分泌失调也与发病有关。

【临床表现】

多见于青年,好发于面颊、前额、胸背等皮脂腺丰富的部位。初起可见毛囊口处丘疹,并可挤出淡黄色脂栓,即所谓的粉刺。如毛囊口开放,脂栓因氧化及粉尘所染而呈黑色,称为黑头粉刺,可挤出脂栓。如毛囊口闭合,丘疹顶端呈白色,称为白头粉刺。不易挤出脂栓。皮损在发展中可形成炎性丘疹、脓疱、结节、囊肿和瘢痕。胸背部痤疮极易形成瘢痕疙瘩。多无自觉症状,如合并感染则有疼痛。慢性病程,女性月经期皮疹可加重,大部分患者在 25 岁左右逐渐自愈。

【治疗要点】

1. 局部疗法　外搽质量分数为 10% 复方硫黄洗剂、质量分数为 5% 硫黄霜或质量分数为 2% 酮康唑洗剂等。
2. 全身疗法　选用 B 族维生素、抗生素、西咪替丁(甲氰咪胍)等。

3.物理疗法　面膜倒膜、按摩、离子喷雾、超声喷雾等。

4.预防　避免用油脂类化妆品和用手挤捏患部。

【主要护理诊断/问题】

1.自我形象紊乱　与皮损在身体暴露部位,影响美观有关。

2.焦虑　与皮损久治不愈,缺乏治疗信心有关。

3.有感染的危险　与皮损有关。

【护理目标】

患者能正确认识现存的身体外表的改变,焦虑减轻,患者不发生继发感染。

【护理措施】

1.病情观察　密切观察皮损发展变化,有无炎性丘疹、结节及脓疱发生。

2.生活护理

(1)饮食护理　少食动物脂肪、糖类和辛辣刺激性食物。

(2)皮肤护理　保持皮肤清洁,常用温热水、肥皂(质量分数为10%硫黄香皂)水洗脸。保持良好的生活习惯。避免用油脂类化妆品和用手挤捏患处。

3.心理护理　热情接待就诊病人,了解病人的感受和需求,耐心向病人解释皮损的发生及转归,消除各种顾虑,积极配合治疗。

第二章
损伤性疾病病人的护理

本章主要介绍各种创伤、烧伤、毒蛇咬伤等各种损伤性疾病病人的护理。

第一节　创伤

创伤是指由机械性因素引起的损伤,临床上很常见,多由交通事故、打架斗殴、自然灾害、战伤等引起,轻者仅出现组织结构破坏和功能障碍,严重者可涉及心、肺、脑、肝、肾等脏器而危及生命。

【病因和分类】

1. 按致伤原因分类　锐器可致刺伤、切割伤等;钝性暴力可致挫伤、挫裂伤、挤压伤等;切线方向暴力可致擦伤、裂伤、撕裂伤等;机械牵拉暴力可致撕脱伤或脱套伤;子弹、弹片、地雷爆炸片可致火器伤等。

2. 按皮肤黏膜完整性分类　伤后皮肤黏膜保持完整者为闭合性损伤;皮肤黏膜有伤口者为开放性损伤。

(1)闭合性损伤

挫伤:是指钝器或重物打击所引起的皮下浅表软组织的损伤,而皮肤完整无损。伤后皮下组织破裂、出血,可出现疼痛、青紫、血肿、肿胀、功能障碍等。

扭伤:是指关节过度屈伸、旋转或牵拉所造成的关节囊、韧带、肌腱的损伤或完全撕裂。多发生于肩、肘、腕、腰、髋、踝等关节,局部可出现肿胀、疼痛、活动受限等。

挤压伤:是指人体肌肉丰富的部位(如四肢、躯干)受重物长时间(1 h以上)压轧或挤压所造成的损伤,解压后可出现广泛出血、血栓形成、组织坏死和严重的全身炎症反应。若合并休克和以高钾血症与肌红蛋白尿为特征的急性肾衰竭,则称为挤压综合征。

震荡伤:也叫冲击伤,多指爆炸产生的冲击波形成高压及高速气流所造成的胸腔、腹腔内脏器官及耳鼓膜的损伤。其特点是伤情外轻内重,发展迅速,常发生多部位或多脏器损伤。

（2）开放性损伤

擦伤：是指皮肤受到物体机械摩擦而发生的表皮破损。伤处可有出血、擦痕、液体渗出及表皮脱落。

切割伤：是指皮肤、皮下组织或深层组织受到刀片、铁片、玻璃片等锐器的划割而发生破损裂伤。伤口比较整齐、裂开小、出血多，甚至可切断肌肉或肌腱等。

刺伤：是指细小尖锐的物品刺入人体而引起的损伤。伤口小而深，可深入体腔、内脏，容易引起厌氧菌感染。

裂伤：是指因较大的钝性暴力引起的皮肤及深层组织断裂。局部组织损伤严重，容易引起组织坏死。

撕脱伤：是指高速旋转的外力作用于人体，造成皮肤、皮下组织，甚至筋膜、肌肉、肌腱等剥离性的损伤。一般创面较大，出血多，并伴有剧烈疼痛，易出现休克。

火器伤：是指由火药作动力发射或引爆的投射物（如弹丸、弹片等）所致的损伤。伤情一般较为严重，易合并化脓性感染和破伤风。

3. 按伤后病变程度分类

（1）轻度　主要伤及局部软组织，对生活、学习、工作无多大妨碍，只须局部处理或小手术治疗。

（2）中度　伤及广泛软组织，可伴内脏损伤和四肢骨折等，暂时丧失作业能力，需手术治疗，但一般无生命危险。

（3）重度　组织、脏器损伤极为严重，可危及生命或治愈后可能留有严重残疾。

4. 按受伤的部位分类　可分为颅脑、颌面部、颈部、胸（背）部、腹（腰）部、骨盆、脊柱和脊髓、肢体损伤等。

5. 其他分类　如按受伤的组织，可分为软组织损伤、骨骼损伤、内脏器官损伤等；按致伤因素的职业特点，可分为生活损伤、工业损伤、农业损伤、交通损伤、运动损伤和战伤等；按损伤后时间的长短，可分为新伤和陈伤等。

【病理生理】

机体在致伤因素的作用下，迅速产生局部炎症反应和全身性防御反应。较轻的创伤，全身性反应轻微；较重的创伤则有明显的全身性反应，且容易引起并发症。

1. 局部反应　由于伤后局部组织破坏、细胞变性坏死、病菌侵入及异物存留等，可引起局部炎症反应。表现为局部血管通透性增加，血浆成分外渗，白细胞等趋化因子聚集于伤处以吞噬和清除病菌或异物，出现局部肿胀、发热、疼痛等炎症表现。局部炎症反应一般在 3~5 d 后逐渐消退；若局部伤情严重、渗出过多、组织肿胀明显，则炎症反应持续时间延长，组织修复缓慢。

2. 全身性反应　机体受致伤因素的作用后，可出现一系列的非特异性应激反应。

（1）发热反应　创伤后可有大量炎症介质释放，作用于下丘脑体温调节中枢引起发热。

（2）神经内分泌反应　由于疼痛、精神紧张、失血、失液等原因，下丘脑-垂体-肾上腺皮质轴和交感神经-肾上腺髓质轴可出现应激效应,分泌大量儿茶酚胺、肾上腺皮质激素、生长激素、高血糖素等,同时肾素-血管紧张素-醛固酮系统被激活,以调节全身器官功能与物质代谢,减轻致伤因素对机体的损害作用。

(3)代谢反应　在神经内分泌反应的作用下,基础代谢率增高,分解代谢亢进,机体处于负氮平衡状态;还可引起水、电解质及酸碱代谢紊乱。

(4)免疫反应　严重创伤可使机体的免疫功能下降,增加感染的机会。

【创伤的修复】

创伤修复是由受伤局部增生的细胞和细胞间质充填、连接伤口或代替缺损组织而完成的。

1.创伤的修复过程　以软组织创伤为例,分为以下3期。

(1)充填期　伤后3~5 d。初期先由血凝块充填伤口,随后纤维蛋白取代血凝块并在局部构成网架,起到止血、封闭伤口的作用。

(2)增生期　伤后1~2周。充填期过后,伤口内成纤维细胞、血管内皮细胞和毛细血管大量增生,形成肉芽组织,随着胶原纤维的增多肉芽组织逐渐变为瘢痕组织,架接于断裂的组织之间而使伤口愈合。

(3)塑形期　约需1年时间。随着病人机体状态的好转和运动功能的恢复,在运动应力和多种酶的作用下,瘢痕内的胶原纤维和其他基质又被转化和吸收,并改变排列顺序,使瘢痕软化,并仍保持张力强度。

2.伤口愈合的类型

(1)一期愈合　又称原发愈合。组织修复以原来细胞为主,修复处仅含少量纤维组织。伤口边缘整齐、严密、平滑、呈线状,愈合时间短,愈后功能良好。

(2)二期愈合　又称瘢痕愈合。组织修复以纤维组织为主,见于组织缺损较多、创缘分离较远或继发化脓性感染的伤口,由肉芽组织充填创腔形成瘢痕而愈。伤口瘢痕明显,愈合时间长,愈后影响美观和(或)功能。

3.影响修复的因素　包括局部因素和全身因素2个方面。

(1)局部因素　如局部感染、异物存留、失活组织过多、缺损组织过大、血循环障碍、治疗方法不当等。

(2)全身性因素　如老年、营养不良、低蛋白血症、贫血、肥胖、慢性疾病(如糖尿病、肝硬化、结核、尿毒症、肿瘤)、使用某些药物(如皮质激素、细胞毒药物)、免疫功能低下(白血病或艾滋病)等。

【临床表现】

临床表现依损伤的原因、部位、程度不同而不同。这里仅讨论创伤病人常见的共性表现。

1.局部表现　局部可有疼痛、肿胀、淤血、淤斑、血肿、压痛及功能障碍;开放性创伤还可见到创口及出血。

2.全身表现　轻度创伤病人无明显全身表现。中、重度创伤病人可出现下列全身表现：

（1）发热　创伤后血液、渗出液及坏死组织毒性产物吸收后可引起发热，一般体温在38 ℃左右，称为吸收热。颅脑损伤或继发感染者，可出现高热。

（2）全身炎症反应综合征　严重创伤时由于交感神经-肾上腺髓质系统兴奋，大量儿茶酚胺及其他炎性介质的释放、疼痛、精神紧张和血容量减少等可引起体温、心血管、呼吸和血细胞等方面的异常，称为全身炎症反应综合征(systemic infla mmatory response syndrome, SIRS)。主要表现为：①体温超过 38 ℃或低于 36 ℃。②心率超过 90 次/min。③呼吸超过 20 次/min 或过度通气($PaCO_2$ <32 mmHg)。④血白细胞计数超过 12×10^9/L或低于 4×10^9/L，或未成熟细胞超过 0.1% 。

（3）其他症状　如食欲不振、乏力、消瘦、失眠等。

3. 并发症表现　如休克、急性肾衰竭、急性呼吸窘迫综合征，甚至多器官功能障碍综合征等表现。

【辅助检查】

1. 实验室检查　血常规检查，可判断失血、血液浓缩情况及有无感染等；尿常规和尿淀粉酶检查，有助于泌尿系损伤和胰腺损伤的诊断；血生化检查，除有助于判断肾、胰等损伤外，还可了解有无水、电解质和酸碱平衡失调。

2. 影像学检查　X 射线透视或摄片：可确定有无骨折、脱位、金属异物存留和胸、腹腔内游离气体等。

B 超检查：可明确有无肝、肾、脾等实质性脏器损伤及腔内积液等。

CT 和 MRI 检查：可判断颅脑、脊髓损伤的部位、性质和程度等。

3. 诊断性穿刺　用于对闭合性损伤的诊断，有助于明确有无腔内脏器损伤或出血等，常用的有腹腔穿刺、胸膜腔穿刺、心包腔穿刺、关节腔穿刺等。

4. 置管灌洗检查　观察灌洗液的性质和量，有助于某些部位损伤的诊断。如腹部损伤可采取腹腔置管灌洗检查；膀胱损伤可行经导尿管灌注液体试验。

【治疗原则】

1. 局部治疗

（1）闭合性损伤　伤处制动休息；48 ~ 72 h 内局部冷敷，以后热敷；外用消炎止痛药物；也可采用红外线照射等局部物理治疗。

（2）开放性损伤　因伤口有污染，应尽早实施清创术，即在麻醉下彻底清洗伤口，去除失活组织、异物、血块等，使污染伤口变为清洁或接近清洁伤口，争取一期愈合。应争取伤后 6 ~ 8 h 内清创，因此时病菌仅在伤口表面，尚未引起伤口感染，是清创的最佳时机，清创后可行一期缝合，但对污染较轻的伤口、位于头面部的伤口或早期已使用有效抗菌药物的情况下，清创缝合时间可放宽到 12 ~ 24 h。清创术的步骤包括：

1）清洗去污　用无菌纱布覆盖伤口，再用汽油或乙醚擦去伤口周围皮肤上的油污。用软毛刷蘸消毒皂水刷洗皮肤后用冷开水冲净，如此 2 ~ 3 遍。去掉覆盖伤口的纱布，以体积分数为3% 过氧化氢溶液、生理盐水冲洗伤口，除去伤口内的污物、血凝块和异物等。

2) 清理伤口 麻醉后,用碘伏消毒皮肤,铺无菌手术巾,术者戴无菌手套。仔细检查伤口内各组织受伤情况,清除凝血块和异物,切除失活(如皮下、筋膜、肌肉)或已游离(如骨块)的组织,修剪伤口边缘皮肤 1~2 mm,使创缘变得整齐。

3) 修复和引流 清理伤口完毕,再次冲洗伤口、消毒皮肤,更换手术器械和无菌手套,然后固定骨折,修复肌腱、神经及重要血管等深部组织及缝合皮肤。伤口的缝合方式应根据损伤部位和伤情而定,对清洁或已彻底清创的污染伤口、头面部或关节部位伤口,可按组织层次即时将伤口缝合,称为一期缝合;对污染较重、清创不彻底、感染危险较大或清创距受伤时间过长的伤口,也可观察 1~2 日后再行缝合,称为二期缝合或延期缝合。对较深的伤口或二期缝合的伤口,应酌情放置引流物(如引流管、引流条等),并予妥善固定。

4) 包扎 手术结束后,无菌敷料覆盖伤口,并包扎固定敷料和引流管。有骨折者,配合石膏绷带包扎固定。

2. 全身治疗

(1) 预防感染 有开放性伤口者,应根据伤情给予抗菌药物和破伤风抗毒素。一般一次性给予破伤风抗毒素 1 500 单位即可,若伤口污染严重剂量应加倍。

(2) 防治休克 对有可能发生休克的重度创伤病人或已经出现休克征象的病人,应尽快静脉输液、给氧、止痛、保暖,必要时输血等,以防治休克。

(3) 补液、营养支持 破伤风病人不能经口进食,加之抽搐造成消耗,容易发生水、电解质及酸碱平衡失调和营养不良,因此应根据病情适当补液,给予管饲或肠外营养支持。

3. 防治并发症 根据创伤的部位、性质和严重程度,积极预防和处理相关并发症。

【护理评估】

1. 健康史 向伤者、家属或目击者了解受伤经过、受伤后的表现及现场救治的情况,转送途中的处理及病情变化。

2. 身体状况 了解受伤的部位,疼痛和功能障碍的程度。检查受伤局部有无肿胀、青紫、淤斑、血肿、伤口、出血、压痛及功能障碍等;观察有无生命体征、意识及瞳孔等改变,注意有无休克征象及其他部位受伤的表现。

3. 辅助检查 了解实验室检查、影像学检查、诊断性穿刺、置管灌洗等检查的结果,以对受伤的部位或脏器、创伤性质及严重程度等作出判断。

4. 心理-社会评估 了解病人和家属的心理状态,观察有无因突发创伤而引起的恐惧、焦虑;了解病人和家属对急性事件的应对能力,对创伤可能引起肢体功能障碍、形体改变的承受能力;还应了解家庭、社会对病人的支持情况。

【主要护理诊断/问题】

1. 疼痛 与创伤引起组织损伤有关。

2. 体液不足 与创伤后出血、失液有关。

3. 体温过高 与创伤后炎症反应或并发感染有关。

4. 焦虑、恐惧 与创伤的刺激、担心预后不良或残疾等有关。

5.潜在并发症　感染、休克、多器官功能障碍综合征等。

【护理目标】

病人疼痛逐渐消失;体液得到及时的补充,生命体征平稳;体温恢复至正常范围;焦虑、恐惧程度减轻;并发症得到及时预防和处理。

【护理措施】

1.紧急救护

(1)通气　清理口鼻分泌物、异物,保持呼吸道通畅;根据病情给氧,必要时行气管插管或气管切开。

(2)止血　有活动性出血者,采取指压法、加压包扎法或止血带法止血。使用止血带时,应标注时间,每隔1h放松止血带1次,每次放松2~3 min,以恢复远端血运。

(3)包扎　有伤口者,用无菌敷料或清洁的布单、衣物等包扎封闭伤口,以减少污染;若有腹腔内脏脱出,不要轻易回纳,应先用合适的容器扣盖伤口,再行腹部包扎;若有脑组织外露,可用纱布卷垫高伤口周围,再行头部包扎。

(4)固定　有骨折者,最好使用夹板固定,若无夹板可就地取材,用树枝、木棍、板条等固定,必要时可利用病人自己的躯体进行固定,如上臂骨折时,将上臂捆绑固定于侧胸壁,下肢骨折时,可两腿并拢,将患肢与健肢捆绑一起进行固定。

(5)止痛　疼痛严重者,应给予镇静止痛药物。

(6)补液　有失血或体液丢失者,应建立通畅的静脉通路,快速扩充血容量,必要时两路补液。

(7)运送　经上述初步处理后,再平稳地转送病人。转送途中应继续采取保暖、止痛、给氧、补液等措施,以保持病情稳定,预防休克的发生;还应密切观察病情变化,一旦发现异常,及时进行处理。

2.体位　血压不稳者,取平卧位或仰卧中凹位。血压稳定者,可根据受伤的部位安置合适卧位,如颅脑损伤取床头抬高15°~30°卧位;胸、腹部损伤取半卧位;肢体损伤将患肢抬高;脊椎损伤取平卧位;伴昏迷者,采用侧卧位或侧俯卧位等。

3.配合全身治疗

(1)纠正休克　迅速建立2~3条静脉通路,根据医嘱输液、输血、应用血管活性药物等;合理安排输液种类和调整输液速度,以尽快恢复有效循环血量,并维持循环稳定。

(2)预防感染　按医嘱使用抗菌药物和破伤风抗毒素,有过敏反应的抗生素及破伤风抗毒素使用前应做过敏试验。

(3)镇静止痛　遵医嘱给予镇静止痛药物,但对不排除内脏损伤者禁止使用吗啡类镇痛药物。

(4)营养支持　提供高蛋白、高维生素、高热量、易消化饮食,鼓励病人多饮水,对摄入不足者遵医嘱静脉补液;严重营养不良者,遵医嘱行肠内或肠外营养,必要时输注血浆、人体白蛋白或全血等。

4.配合局部治疗

（1）闭合性损伤 ①伤肢抬高 15°～30°，以利血液回流，减轻肿胀和疼痛；局部可用夹板、绷带等包扎固定，以保护局部，限制出血，减轻疼痛，避免加重损伤。②小范围的软组织损伤，可早期给予冷敷，以减少渗血和肿胀；48～72 h 后给予热敷，以促进渗出吸收和炎症消退。③血肿较大者，可在无菌条件下穿刺抽吸后加压包扎。④局部使用消炎止痛药物；病情稳定后，可予局部理疗、按摩，并指导功能锻炼。

（2）开放性损伤

清创术前准备：①告知病人清创术的目的，并通知病人禁食；②协助病人采取适当的体位；疼痛严重者，遵医嘱给予镇痛剂，以减轻疼痛；③有血容量不足或休克者，遵医嘱输液，以补充血容量；④遵医嘱给予抗生素和 TAT，以防治感染；⑤准备清创所用器械和物品，并按急诊手术做好皮肤准备、交叉配血、药物过敏试验、麻醉前用药，遵医嘱插胃管、尿管等。

清创术后护理：术后做好伤口换药，并观察有无感染征象；术后 24～48 h 拔除伤口内引流物；对二期缝合者，若伤口无感染，在术后 2～3 d 做好伤口缝合准备；肢体受伤者应抬高伤肢、制动，观察肢端感觉、运动、肿胀、皮肤颜色和温度及动脉搏动情况，若有异常应及时协助处理；病情稳定后指导病人进行功能锻炼。

5. 观察病情 观察经过全身和（或）局部治疗后，病情是否好转并趋于稳定，伤后出现的生理功能紊乱是否逐渐被纠正，有无出现新的症状和体征。若出现烦躁不安、面色苍白、脉率增快、血压下降、手足冰凉等，应考虑发生了创伤性或失血性休克。若出现尿量减少、尿比重下降、肌红蛋白尿、氮质血症等，应警惕合并急性肾衰竭；若出现呼吸急促、呼吸困难进行性加重、发绀，且不因氧疗而改善，应怀疑急性呼吸窘迫综合征。一旦考虑上述情况，应及时报告医生，并协助处理。

【健康教育】

教育人们加强安全意识，做好安全防护，减少各类创伤的发生。教育人们一旦发生创伤，不要惊慌，应及时拨打急救电话，并进行自救。指导恢复期的病人，遵医嘱进行功能锻炼，以预防伤部或伤肢功能障碍；还应告知其定期到医院复诊，以了解创伤恢复的全面情况。

第二节　烧伤

烧伤是指由于热力作用于人体所造成的损伤的总称，包括热（火焰、热液、蒸汽、热固体）、光（紫外线）、化学腐蚀剂（强酸、强碱、磷）、放射线、电（电流、电弧）等所致的损伤。轻者仅损伤皮肤，严重者可引起肌肉、骨骼甚至内脏损害，导致严重的全身性反应，甚至出现休克、多器官功能障碍综合征等而危及生命。

【病理生理】

烧伤的病理改变取决于热力的温度和受热时间,轻者仅有局部反应,重者可出现明显的全身反应。

1.局部反应 热力作用于皮肤和黏膜后,局部及其邻近组织的毛细血管发生充血、通透性增高、渗出,渗出液可在表皮真皮间形成水疱,并引起其他组织的水肿。强热力则可使皮肤,甚至其深部组织坏死和炭化,形成痂皮或焦痂。

2.全身反应 浅度、小面积烧伤,除疼痛外,无明显全身影响。深度、大面积烧伤,则可引起明显的全身性变化,临床上一般分为3期,各期之间常互相重叠,也相互影响。

(1)急性渗出期 烧伤后迅速出现毛细血管扩张,血浆样液渗出。小面积浅度烧伤,渗液量不多,主要表现为局部水肿和水疱。大面积深度烧伤,由于渗液量较大,可引起急性等渗性脱水,严重者可发生低血容量性休克。烧伤后的体液渗出,自伤后数分钟开始,2~3 h最快,8 h达到高峰,12~36 h减缓,48 h后趋于稳定并开始回吸收。因此,烧伤后48 h内最容易出现低血容量性休克,临床上称其为休克期。

(2)急性感染期 烧伤后皮肤生理屏障被损坏,创面的坏死组织和富含蛋白质的渗出液成为致病菌的培养基;在深度烧伤区的周围还因为血栓形成阻塞血管导致局部组织缺血和代谢障碍,使白细胞、抗体和抗菌药物等难以到达创面,不利于控制细菌的繁殖和生长;严重烧伤后,发生全身应激反应,使机体的免疫功能降低,对致病菌的易感性增加。因此,在烧伤休克期即同时并发局部和全身性感染,烧伤面积越大、深度越深、程度越严重,感染的机会也越多、程度也越重,并且感染的危险将持续到创面完全愈合。

此外,深度烧伤形成的凝固性坏死和焦痂,在伤后2~3周即进入组织溶解期,此期细菌也极易侵入机体引起感染,故为烧伤并发全身性感染的第二个高峰期。再者,若创面处理不当或病人抵抗力极低,大量致病菌可侵入创面邻近组织引起侵入性感染,感染发展使创面和周围组织炎症恶化,即使细菌未进入血流也可引起病人死亡,称为"烧伤创面脓毒症"。

(3)修复期 烧伤创面的修复始于早期炎症反应后不久。一度烧伤3~7 d痊愈,不留痕迹;浅二度烧伤2周左右痊愈,留有色素沉着,不留瘢痕;深二度烧伤3~4周痊愈,留有瘢痕;三度烧伤,小面积可通过瘢痕愈合,大面积必须靠植皮愈合,可形成严重瘢痕,瘢痕挛缩可引起畸形和功能障碍。

【临床表现】

烧伤病人的临床表现取决于烧伤面积、深度和严重程度。轻度烧伤仅有局部表现,重度烧伤还可出现全身症状,甚至出现并发症的症状和体征。烧伤的诊断,应包括烧伤部位、深度、面积、严重程度及并发症等。

1.局部表现 主要表现为疼痛和烧伤创面,烧伤深度不同,疼痛和创面特点各异。目前通用三度四分法来描述烧伤深度(图2-1),即分为一度烧伤、二度(浅二度、深二度)烧伤、三度烧伤。临床常称一度和浅二度为浅度烧伤;深二度和三度为深度烧伤。其表现特点如下。

（1）一度烧伤 又称红斑烧伤，仅伤及表皮层，生发层存在，表现为灼痛；创面皮肤发红，干燥无水疱，局部温度略高。

（2）二度烧伤 又称水疱烧伤。

浅二度烧伤：伤及表皮的生发层和真皮浅层。表现为疼痛剧烈；创面有大小不一的水疱，疱壁较薄，内含黄色澄清液体、基底潮红湿润、水肿，局部温度增高。

深二度烧伤：伤及真皮深层。表现为痛觉迟钝；创面有水疱，疱壁较厚、水疱较小、基底苍白与潮红相间，稍湿润，有拔毛痛，局部温度略低。

（3）三度烧伤 又称焦痂烧伤。伤及皮肤全层，可达皮下、肌肉或骨骼，表现为痛觉消失；创面无水疱，无弹性，干燥如皮革样或呈腊白、焦黄甚至炭化成焦痂，痂下水肿，可见树枝状栓塞的血管。

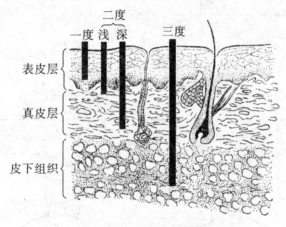

图2-1 烧伤深度示意

2.全身表现 全身可出现发热、急性脱水、低血容量性休克等，严重者可并发多器官功能障碍综合征。

3.吸入性烧伤表现 吸入性烧伤又称为呼吸道烧伤。因热力及燃烧时产生的有害性烟雾吸入支气管和肺泡后，产生局部腐蚀和全身毒性作用所致。其表现特点：①头面部、颈部、口部周围常有深度烧伤创面，鼻毛烧掉，口鼻有黑色分泌物。②有呼吸道刺激症状，咳出炭末样痰，声音嘶哑，呼吸困难。③肺部可闻及哮鸣音。④有些病人可无体表烧伤，当场死于吸入性窒息。

4.烧伤面积的估计 通常以烧伤面积占体表面积的百分比来估计，但一度烧伤面积应排除在外。常用的估计方法有2种：

（1）新九分法 即将人体体表面积划分为11个9%等份，另加1个1%，构成100%（表2-1，图2-2），适用于大面积烧伤的估计。

表2-1　新九分法各部位体表面积的估计

部位(%)	占成人体表面积（%）		占儿童体表面积(%)
头颈部9(9×1)	发部	3	9+(12－年龄)
	面部	3	
	颈部	3	
双上肢18(9×2)	双手	5	(9×2)
	双前臂	6	
	双上臂	7	
躯干27(9×3)	躯干前	13	(9×3)
	躯干后	13	
	会阴	1	
双下肢46(5×9+1)	臀部	5	46－(12－年龄)
	双足	7	
	双小腿	13	
	双大腿	21	
合计	100		100

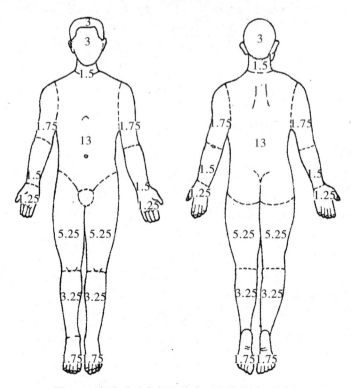

图2-2　新九分法各部位体表面积的估计（成人）

（2）手掌法　以病人自己的手掌为尺度,即病人五指并拢后的手掌面积约为体表面积的1%（图2-3）。常用于小面积烧伤的估计,也可用于辅助九分法估计大面积烧伤。

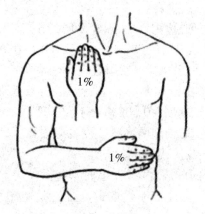

图2-3　手掌法

5.烧伤严重程度估计　国内多依据烧伤面积、烧伤深度及有无并发症等进行综合估计。以下为成人烧伤严重程度估计的参考标准,用于小儿烧伤时,面积在此标准上减半。

（1）轻度烧伤　总面积小于9%。

（2）中度烧伤　总面积为10%~29%,或Ⅲ度面积小于10%。

（3）重度烧伤　总面积为30%~49%,或Ⅲ度面积为10%~19%,或虽然Ⅱ度、Ⅲ度烧伤不足上述面积,但存在下列情况之一:①休克;②吸入性烧伤;③复合伤。

（4）特重烧伤　总面积超过50%,或Ⅲ度面积超过20%,或已有严重并发症。

【辅助检查】

1.血常规检查　可发现有无血液浓缩、贫血等。

2.血生化检查和动脉血气分析　可发现有无电解质及酸碱平衡失调、急性肾功能障碍、急性呼吸窘迫综合征等。

【治疗原则】

1.防治休克　液体疗法是防治烧伤休克的关键措施。

（1）补液总量　包括创面丢失量和生理需要量。伤后第一个24 h,创面丢失量成人每1%烧伤面积每公斤体重补充电解质溶液和胶体溶液共1.5 mL（小儿2.0 mL）;生理需要量2 000 mL（小儿按公斤体重计算）。第二个·24 h,创面丢失量为第一个24 h的1/2,生理需要量不变。第三个24 h,创面丢失量根据情况而定,生理需要量不变。

（2）液体种类　电解质溶液和胶体溶液的比例,一般为1:0.5,重度烧伤应为0.75:0.75。电解质溶液首选平衡盐溶液、林格液,并适当补充碳酸氢钠溶液;胶体溶液首选血浆,也可使用血浆代用品,但总量不可超过1 000 mL,三度烧伤应输注全血。生理需要量选用质量浓度为50 g/L或100 g/L葡萄糖溶液。

（3）补液速度　根据烧伤体液渗出的规律安排补液速度。第一个24 h的补液总量,按三个时段输注:第一个8 h输入创面丢失量的1/2,余下的1/2在后两个8 h内平均输入;生理需要量三个8 h平均输入。第二个24 h和第三个24 h的液体总量,全天平均输入即可。

2.处理创面 目的是清创、保护创面、减轻疼痛、预防感染、封闭创面和促进愈合。

(1)初期清创 病人休克控制后,在良好的麻醉和无菌条件下进行清创。先剃除或剪除创面及周围的毛发,修剪指(趾)甲。用肥皂水和清水冲洗创面及周围皮肤,若创面污染较重,可用1%苯扎溴铵溶液和大量生理盐水冲洗,然后用涂聚维酮碘消毒周围皮肤和创面,清理创面异物。浅二度创面,小水疱可不做处理,大水疱应用无菌注射器抽瘪,破裂的疱皮应剪除。深二度、三度创面的坏死表皮也应去除。最后根据烧伤的部位、面积、深度及医疗条件等采用包扎疗法或暴露疗法。

(2)包扎疗法 适用于四肢浅度烧伤、小面积烧伤或病室条件较差时。清创后用凡士林纱布覆盖创面,再用多层富于吸水性的干纱布包裹,包扎厚度3~5 cm,包扎范围应超过创面边缘5 cm。

(3)暴露疗法 适用于头面、臀、会阴烧伤及大面积烧伤或创面严重感染时。将病人暴露在清洁、温暖、干燥的空气中,创面涂质量分数为1%磺胺嘧啶银霜、涂聚维酮碘等。对躯干环形烧伤的病人,需用翻身床(图2-4),防止创面持续受压。

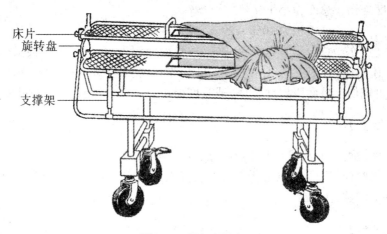

床片
旋转盘

支撑架

图2-4 翻身床示意

(4)手术疗法 对Ⅲ度烧伤创面,有条件时应及早实施手术切痂或削痂加植皮术。供皮区条件较好者,可用游离皮片移植、皮瓣移植等方法,以修复皮肤与组织的严重缺损,减轻功能障碍;大面积烧伤者,因供皮区面积不足,可采用大张异体皮开洞嵌植自体皮、自体微粒植皮、网状皮片移植等方法,以尽量覆盖创面,减少感染机会,减轻瘢痕挛缩,降低致残率。

3.防治感染 导致烧伤创面感染的致病菌为铜绿假单胞菌、金黄色葡萄球菌、大肠埃希菌、白色葡萄球菌等,另外,也可发生真菌、克雷白杆菌、无芽胞厌氧菌感染等。清创前即应及早使用抗菌药物和破伤风抗毒素,以后抗菌药物再根据创面细菌培养和药物敏感试验结果进行调整。

4.营养支持 大面积烧伤后分解代谢增强,病人很快出现营养不良,应增加热量和蛋白质的摄入,必要时给予肠内或肠外营养。

5.防治并发症 大面积烧伤病人可并发急性肾衰竭、急性呼吸窘迫综合征、应激性溃疡等,应采取相应的防治措施。

【护理评估】

1.健康史 了解引起烧伤的原因,热力的大小、作用的时间,烧伤后的现场急救情况。

2.症状与体征 了解病人创面有无疼痛及疼痛的严重程度;检查创面有无水疱,水疱的大小、疱壁厚度、水疱基底的颜色、创面水肿、局部温度等情况;有无创面干燥、无弹性、呈皮革样或蜡白、焦黄、炭化、血管栓塞等,以估计烧伤的深度;大面积烧伤应测量生命体征、意识、尿量等,以估计有无休克或其他并发症。此外,应估计烧伤的面积和严重程度,还应观察有无吸入性烧伤及其他复合伤等。

3.辅助检查 了解血常规、血生化、动脉血气分析等各项检查的结果,以了解血液浓缩、电解质、酸碱平衡及肾功能情况等。

4.心理-社会评估 了解病人和家属对烧伤的认识,对急性事件的应对能力。观察病人的心理反应,由于烧伤场景的不良刺激、担忧烧伤后毁容或残疾,面临治疗烧伤的高额医疗费用等,病人可能表现出焦虑、恐惧、无助、悲哀等心理反应。了解家属及社会对病人的支持程度。

【主要护理诊断/问题】

1.疼痛 与皮肤感觉神经末梢受到热力刺激及局部炎症反应有关。
2.营养失调:低于机体需要量 与烧伤后机体处于高分解状态、能量摄入不足有关。
3.有窒息的危险 与呼吸道烧伤引起黏膜脱落有关。
4.焦虑、恐惧 与烧伤现场刺激,担忧毁容或残疾,治疗费用过多等有关。
5.潜在并发症 低血容量性休克、全身性感染、急性肾衰竭、急性呼吸窘迫综合征、应激性溃疡等。

【护理目标】

病人疼痛逐渐消失;能维持较好的营养状况;未发生窒息;焦虑、恐惧程度减轻;潜在并发症得到预防或得到处理。

【护理措施】

1.现场救护

(1)消除致热源 根据不同类型致热源,及时迅速地采取有效消除措施。

火焰烧伤:应指挥伤员保持镇静,如有浓烟用湿布掩盖口鼻保护呼吸道,不要用手扑打火焰,不要奔跑,就地卧倒打滚压灭火焰,或跳入附近水池、河沟内灭火。若能接近伤员,应将伤员按倒,同时用就便材料如棉被、雨衣、毯子、雪或砂土压灭火焰。凝固汽油弹爆炸时,用雨衣或其他物件遮盖身体,待油滴落下后抛掉遮盖物,离开燃烧区。

化学烧伤:强酸或强碱烧伤应立即用大量清水反复冲洗,尽快缩短强酸、强碱与皮肤接触的时间。沥青烧伤亦迅速用水冲洗冷却。磷及磷的氧化物烧伤用湿布覆盖,创面浸入水中,不要将创面暴露于空气中,以防磷在空气中自燃;禁止创面涂油膏,以免磷溶解后被吸收引起中毒症状;用湿布掩盖口鼻,可防止磷化物吸入呼吸道。

热液烧伤:可将伤处浸泡于自来水或清洁的河水、井水中,不宜浸泡的部位可用凉水冷敷,持续 30~60 min,以取出后不痛或轻痛为止。

(2)保护创面　用各种现成的敷料做初期包扎,或用清洁的衣物覆盖创面,以保护创面,避免再污染或再损伤。

(3)镇静止痛　及时给予镇静止痛剂,如口服索米痛片(去痛片)或肌内注射哌替啶。合并呼吸道烧伤或颅脑损伤者忌用吗啡,以免抑制呼吸。

(4)补充液体　口服淡盐水或烧伤饮料[100 mL 液体中含食盐 0.3 g、小苏打 0.15 g、苯巴比妥(鲁米那)5 mg、糖适量]等补充液体。有条件时应及早静脉输液。切忌口服大量白开水或单纯输入大量质量浓度为 50 g/L 葡萄糖溶液,以防形成细胞外液低渗,加重组织水肿。

(5)其他措施　有合并伤者及时处理合并伤;眼烧伤时应冲洗眼睛,涂抗生素眼膏;尽早注射破伤风抗毒素 1 500 单位,预防厌氧菌感染;天冷时注意保暖。

(6)安全转送　对大面积烧伤伤员,应先就地抢救抗休克,待休克已基本平稳后再送,转送途中应维持输液,减少颠簸,稳定病人的情绪。

2. 病室要求　病室温度应维持在 28 ℃~32 ℃,相对湿度 30%~40%;室内备有抢救设备和急救物品。严重烧伤病人应安排单人隔离病室,并严格执行消毒隔离制度。严禁家属探视;进入病室的工作人员应穿戴好口罩、帽子、隔离衣、鞋子等;接触病人创面时要戴无菌手套;病人的用物也应进行无菌处理;病室内空气、地面、台面、物品等,也应定时消毒。

3. 休克期护理　主要采取开放静脉通路、合理输液、观察补液效果等措施。

(1)开放静脉通路　迅速建立 2~3 条静脉通路,有条件时可做深静脉穿刺置管,以保证快速输液的顺利进行。

(2)合理安排输液速度和顺序　按照先快后慢、先盐后糖、先晶后胶、液种交替等原则合理安排输液的速度和顺序。

(3)观察补液效果　观察意识状态、血压、脉率、尿量、中心静脉压等变化,以判断补液效果。若达到以下指标说明补液合理,休克好转:①意识清醒,安静,口渴症状消失;②脉率在 90~100 次/min;③收缩压不低于 90~100 mmHg;④中心静脉压维持在 6~12 cmH_2O;⑤维持尿量在成人 30~50 mL/h,儿童 20 mL/h,婴儿 1 mL/(kg·h)。

4. 创面护理　根据不同疗法进行护理。

(1)包扎疗法护理　①指(趾)包扎时要分开包扎,防止愈合后相互粘连;②包扎松紧度适当,包扎后注意观察末梢循环,若发现肢端发绀、苍白、感觉异常,考虑包扎过紧,及时予以松解;③将患肢放置于功能位并适当抬高,以利于静脉回流;④保持敷料干燥,若被渗液浸湿、污染或有异味,应及时更换;发现创面感染征象时,应改为暴露疗法,同时积极进行抗感染治疗;⑤夏季应注意预防中暑。

（2）暴露疗法护理 ①环境应清洁无菌,控制室温于 28 ~ 32 ℃,湿度于 70% 左右;②创面暴露,随时用无菌吸水敷料或棉签吸净创面渗液,尤其是头面部创面;③适当约束肢体,防止无意抓伤;④焦痂可用 2% 碘酊涂擦,每日 4 ~ 6 次;⑤定时翻身或使用翻身床,交替暴露受压创面(图 2-5);⑥密切观察创面情况,注意有无痂下感染;环形焦痂者,还应注意观察呼吸和肢体远端血运情况。

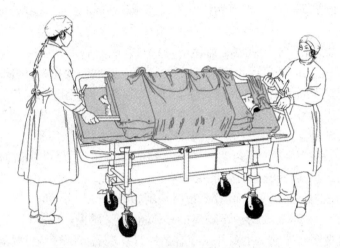

图 2-5 用翻身床翻身示意

5.切痂植皮手术前后护理 切痂植皮分为一次性切痂植皮和分次切痂植皮,应采取以下护理措施。

（1）手术前护理 除术前一般准备外,应重点做好供皮区的皮肤准备;若移植异体或异种皮,应备好皮源;必要时交叉配血。

（2）手术后护理 除手术后一般护理措施外,应重点做好受皮区和供皮区护理。

局部制动:受皮区与供皮区均应制动,以免受皮区皮瓣移动影响存活,或供皮区活动过多影响伤口愈合。

抬高患肢:若受皮区与供皮区位于肢体,肢体应抬高,以促进静脉回流。

更换敷料:一般受皮区于术后 5 d 打开敷料,观察移植皮瓣有无血运障碍、继发出血或感染征象等;供皮区若无特殊情况 2 周可自行愈合,期间无需换药。若受皮区渗液较多,应打开敷料,用红外线灯烤照,以利于创面干燥。受皮或供皮区若有感染征象,应定时更换敷料。

6.特殊部位烧伤护理

（1）呼吸道烧伤 应床旁准备气管切开包、吸痰器、气管镜等;给氧吸入;鼓励深呼吸和有效咳嗽,定时翻身、叩背,必要时雾化吸入、吸痰;若发现呼吸困难,分泌物不能有效排出,应行气管切开,并做好相关护理;伤后 5 ~ 7 d 气管壁的坏死组织开始脱落,应密切观察和及时处理,以防引起窒息。

（2）头面颈部烧伤 应安置半卧位,观察有无呼吸道烧伤表现,必要时给予相应处理。保持眼、耳、鼻清洁,及时用棉签拭去分泌物;双眼使用抗生素眼膏或眼药水,防止角膜干燥而发生溃疡;保护耳郭(耳廓),避免患侧卧位,防止耳郭受压发生软骨炎;定时清洁口腔,预防口腔黏膜溃疡及感染。

(3)会阴部烧伤 将大腿外展,充分暴露创面,以保持局部干燥;保护创面,防止大、小便污染,定时换药;便后用生理盐水或质量分数为 0.1% 苯扎溴铵溶液清洗肛门、会阴部。

7.防治感染的护理 注意观察病情变化、遵医嘱应用抗生素、正确处理创面及消毒隔离等。

(1)观察病情变化 密切观察生命体征、意识状况、胃肠道反应等。注意有无脓毒症表现,意识改变常是其最早出现的症状。同时,还应注意创面变化,若创面水肿、分泌物增多、色泽灰暗、创缘下陷或出现红肿等炎症表现,或出现上皮停止生长,干燥的焦痂变为潮湿、腐烂,创面有出血点或坏死斑等现象都提示有感染存在,应及时通知医生,并协助处理。

(2)遵医嘱应用抗生素 用药期间注意药物的不良反应,定期取创面分泌物送细菌培养和药物敏感试验,以便选用有效的抗生素。

(3)正确处理创面 根据创面情况,按时换药,并选择局部用药。

(4)消毒隔离 采取必要的消毒隔离措施,防止交叉感染。

8.并发症的观察和护理 主要并发症有急性肾衰竭、急性呼吸窘迫综合征、应激性溃疡等。

(1)急性肾衰竭 若发现病人有肌红蛋白或血红蛋白尿,应遵医嘱输入质量浓度为 5 g/L碳酸氢钠,以碱化尿液,防止肾小管阻塞出现急性肾衰竭。若病人出现少尿,尿比重低,血肌酐、尿素氮和血钾等升高,表示发生了急性肾衰竭,应遵医嘱控制补液量,纠正水、电解质和酸碱平衡失调等。

(2)急性呼吸窘迫综合征 若发现病人呼吸急促、呼吸困难进行性加重、发绀,且不因氧疗而改善,提示并发了急性呼吸窘迫综合征,应做好气管切开和机械通气准备,并遵医嘱给予抗菌药物、糖皮质激素等其他处理。

(3)应激性溃疡 对严重烧伤病人,遵医嘱给予西咪替丁等静脉滴注,以预防本症。若病人呕吐咖啡样物、呕血、柏油样大便、胃肠减压引出咖啡样液体或新鲜血液等,提示发生了应激性溃疡,应遵医嘱给予雷尼替丁、奥美拉唑、生长抑素等静脉滴注,以抑制胃酸分泌,保护胃黏膜,防止病情加重,并给予维生素 K_1 和氨甲苯酸等止血药物。必要时,遵医嘱做好手术治疗准备。

9.心理护理 经常与病人交谈,观察和了解其心理状态,鼓励病人说出最关心的问题和对护理的需求。针对病人的具体情况,采取有针对性的护理措施。对丧失治疗信心者,应列举成功的病例,鼓励病人树立信心和勇气;对面容受损或肢体残损者,应多关心、体贴病人。注意沟通技巧,避免语言、眼神、行为等无意中伤害病人的自尊心。

【健康教育】

宣传防火防电知识,消除居住、工作环境的火灾隐患,杜绝火灾事故的发生。宣传烧伤现场急救知识,教给人们自救方法。指导恢复期病人坚持功能锻炼,尤其是作业锻炼,以最大限度恢复机体的生理功能。对因瘢痕挛缩造成毁容、功能障碍的病人，应指导其在合适的时间接受整形手术。

思考与练习

一、A1/A2 型题

1. 以下属于开放性损伤的是(　　)
   A. 挫伤　　　　　　　　B. 裂伤　　　　　　　　C. 扭伤
   D. 挤压伤　　　　　　　E. 冲击伤

2. 以下关于损伤的现场急救方法错误的是(　　)
   A. 对休克病人首要措施是立即送医院抢救
   B. 迅速将伤员移出现场　　C. 做简要的全身检查
   D. 严密观察生命体征　　　E. 注意观察有无神志、瞳孔变化

3. 烧伤病人应采用的饮食是(　　)
   A. 低蛋白、高维生素　　　B. 高热量、低脂肪　　　C. 高蛋白、高热量
   D. 高脂肪、高热量　　　　E. 高维生素、高脂肪

4. 应首先给予现场抢救的伤员是(　　)
   A. 脑挫伤　　　　　　　　B. 张力性气胸　　　　　C. 小腿挫裂伤
   D. 肠穿孔　　　　　　　　E. 上肢开放性骨折

5. 烧伤后休克期持续的时间为(　　)
   A. 24 h　　　　　　　　　B. 36 h　　　　　　　　C. 48 h
   D. 60 h　　　　　　　　　E. 72 h

6. 属于闭合性损伤的是(　　)
   A. 擦伤　　　　　　　　　B. 爆震伤　　　　　　　C. 撕脱伤
   D. 火器伤　　　　　　　　E. 裂伤

7. 属于污染伤口的是(　　)
   A. 经过清创术处理的无污染的创伤伤口
   B. 手术切口　　　　　　　C. 有红肿、渗出的伤口
   D. 有坏死组织的伤口　　　E. 伤后 8 h 以内的伤口

8. 在使用止血带止血时放松止血带间隔时间是(　　)
   A. 15 min　　　　　　　　B. 20 min　　　　　　　C. 30 min
   D. 40 min　　　　　　　　E. 60 min

9. 烧伤病人转运时的体位应为(　　)
   A. 头在后,足在前　　　　B. 头高足低　　　　　　C. 头低足高
   D. 头在前,足在后　　　　E. 半卧位

10. 男性,36 岁,大面积烧伤后 8 h,已静脉输液 3000 mL,判断其血容量是否补足的简便、可靠指标是(　　)
    A. 脉搏　　　　　　　　　B. 血压　　　　　　　　C. 呼吸
    D. 尿量　　　　　　　　　E. 中心静脉压

11. 一儿童头部不慎被玻璃割破,出血多,压迫止血后 8 h 来医院急诊就诊,伤口长 2 cm,边缘整齐,处理方法应为(　　)

A.冲洗、消毒后缝合　　　　B.清创后一期缝合　　　　C.清创后延期缝合

D.清创后不予缝合　　　　　E.按感染伤口处理

12.男性,45岁,左手被砸伤2 h,左手肿胀,皮肤青紫,压痛明显,X射线检查未见骨折,其受伤类型为(　　)

A.裂伤　　　　　　　　　　B.擦伤　　　　　　　　　　C.挤压伤

D.扭伤　　　　　　　　　　E.挫伤

二、A3/A4 型题

(1~3题共用题干)

男性,45岁,在施工过程中不慎被钢筋刺破胸壁。

1.此病人损伤的类型为(　　)

A.挫裂伤　　　　　　　　　B.挤压伤　　　　　　　　　C.扭伤

D.开放性损伤　　　　　　　E.闭合性损伤

2.现场应给予的主要急救措施是(　　)

A.心肺复苏　　　　　　　　B.封闭伤口　　　　　　　　C.控制出血

D.解除窒息　　　　　　　　E.固定骨折

3.在运送过程中病人应采取的卧位是(　　)

A.去枕平卧位　　　　　　　B.头低仰卧位　　　　　　　C.低斜坡患侧卧位

D.俯卧位　　　　　　　　　E.低斜坡健侧卧位

(4~7题共用题干)

患儿,6岁,体重20 kg,在家玩耍时不慎打翻开水瓶,双下肢被开水烫伤后皮肤出现大水疱、皮薄,疼痛明显,水疱破裂后创面为红色。

4.该患儿的烧伤面积为(　　)

A.20%　　　　　　　　　　B.40%　　　　　　　　　　C.46%

D.50%　　　　　　　　　　E.70%

5.此患儿的烧伤深度为(　　)

A.Ⅰ度　　　　　　　　　　B.浅Ⅱ度　　　　　　　　　C.深Ⅱ度

D.Ⅲ度　　　　　　　　　　E.Ⅳ度

6.该患儿烧伤后第一个24 h应补的晶体和胶体液量为(　　)

A.1040 mL　　　　　　　　B.1140 mL　　　　　　　　C.1600 mL

D.1340 mL　　　　　　　　E.1440 mL

7.对于该患儿的现场处理不正确的是(　　)

A.迅速脱离热源　　　　　　B.局部创面涂抹甲紫　　　　C.用自来水大量冲洗双下肢

D.大量补液　　　　　　　　E.迅速送往医院

第三节　毒蛇咬伤病人的护理

毒蛇咬伤常见于我国南方山区和农村。毒蛇头部多呈三角形,斑纹色彩鲜明,有一对

毒牙与牙根部的毒腺排毒导管相通。毒蛇咬伤人时,毒腺排出毒液,经过毒牙注入皮下或肌肉组织内,引起局部和全身中毒症状。毒蛇咬伤处皮肤有一对大而深的牙痕,而无毒的蛇咬伤时为一排或两排细牙痕,根据压痕形状可初步判断病人是否被毒蛇咬伤。

【病理病机】

蛇毒中主要有毒性蛋白质、多肽和酶类,依其对人体毒性作用可分为3类。①神经毒素:主要作用于延髓和脊神经节细胞,对神经的传导功能有选择性抑制作用,可引起呼吸肌麻痹和其他神经肌肉瘫痪,对局部组织破坏较少。主要由金环蛇、银环蛇分泌。②血液毒素(血循毒素、溶血毒素):有溶血、溶组织、抗凝作用,对局部组织、红细胞膜、血管壁、心肌肾组织有严重破坏作用,导致全身广泛出血、溶血,甚至心力衰竭和肾衰竭,局部症状出现早且严重。该毒素主要由竹叶青、五步蛇分泌。我们常用的治疗血栓的蝮蛇抗栓酶即是此种蛇毒。③混合毒素:兼有上述两种毒素的作用,局部症状明显,全身症状发展快,但多以一种毒素为主,如蝮蛇以血液毒素为主,眼镜蛇以神经毒素为主。

【临床表现】

主要取决于毒蛇种类、急救措施、毒素吸收量。被神经毒素类毒蛇咬伤后 1～6 h 可出现头晕、视力模糊、眼睑下垂、言语不清、疲乏、四肢麻木、全身软弱、吞咽困难、胸闷、呼吸困难,最后可致呼吸停止、循环衰竭。局部伤口麻木,肿胀较轻,疼痛不明显。

血液毒素类毒蛇咬伤后主要表现全身出血现象,如全身广泛的皮下淤斑、眼结膜下出血、呕血、咯血、便血、尿血等,并引起畏寒、发热、谵妄、心律失常。严重者因休克、肝性脑病、急性肾衰竭、心力衰竭而死亡。病人局部伤口剧烈疼痛、肿胀,并迅速向近端扩散,皮下出现大片淤斑,伤口内可有血性液体不断渗出。

【辅助检查】

根据明确的外伤史和典型的局部表现、全身症状,无需特殊检查即可判断为毒蛇咬伤。

【治疗要点】

1. 治疗原则　急救处理、伤口处理、全身治疗。

2. 主要措施

(1)急救处理　①缚扎:毒蛇咬伤后应立即在肢体咬伤部位的近心端 5～10 cm 处用绳带、布带、手帕最好是细橡皮管缚扎,减少蛇毒吸收。②冲洗:用大量清水、肥皂水冲洗伤口及周围皮肤,再用过氧化氢或质量浓度为 5 g/L 高锰酸钾溶液反复冲洗,破坏蛇毒,减少毒素吸收。③排毒:伤口彻底冲洗后,局麻下以牙痕为中心切开组织,深达真皮下,能使组织液和淋巴液外流即可,伤口内有毒牙者拔出残留毒牙,也可用消毒尖刀多处刺破周围肿胀皮肤,增加毒素引流,之后将患肢下垂,两手自上而下向创口处挤压 10～20 min,也可用拔罐器或吸乳器在伤口处抽吸、促使蛇毒排出,对血液毒素毒蛇咬伤者禁忌多处切开,防止出血不止。

（2）伤口处理　①伤口湿敷和外敷中草药：伤口经急救处理后，用高渗盐水或质量浓度为 5 g/L 高锰酸钾溶液湿敷伤口，有利于毒液引流和消除肿胀。肢体肿胀处可外敷中草药或成品蛇药。②局部阻滞疗法：在毒蛇咬伤后 1～4 h 内，取胰蛋白酶 2000～6000 U 加入质量浓度为 5 g/L 普鲁卡因 10～20 mL，在伤口外周作皮下及肌层浸润注射，或在缚扎带上方进行封闭，蛇毒是蛋白质，胰蛋白酶可直接破坏蛇毒而使之失活。

（3）全身治疗　①解毒：蛇药具有解毒、止血、消炎等作用，国产蛇药有片剂、冲剂、注射剂等不同剂型。应用单价或多价抗蛇毒血清，能中和蛇毒，缓解症状。对已知蛇类咬伤，单价抗蛇毒血清疗效更佳，使用蛇药前须做过敏试验，此外，输液、注射呋塞米（速尿）、利尿酸钠、甘露醇等，可加快血液内蛇毒排出。②防治感染：被毒蛇咬伤后，使用抗生素防治感染、应用破伤风抗毒素预防破伤风。③重症病人的治疗：部分中毒较重、持续时间较长的病人，可出现感染性休克，心、肺、肾等重要脏器功能衰竭，可危及生命。治疗时，应加强支持疗法，着重保护重要脏器功能。

【护理评估】

1.健康史　询问被咬伤时间、部位。蛇头部的形态特点及咬伤后的处理经过，查看咬伤处牙痕特点，初步判断是否毒蛇咬伤，是何种毒蛇咬伤，有无毒蛇咬伤史，有无药物过敏史。

2.护理体检　蛇咬伤后有无局部伤口麻木、头晕、视力模糊、四肢麻木、疲乏、全身软弱、吞咽困难、胸闷、呼吸困难；有无明显疼痛肿胀；有无全身出血现象，皮下出现大片淤斑；伤口内有无血性液体不断渗出。

3.辅助检查　多数情况下无需特殊检查。

4.心理-社会状况　俗有一次被蛇咬十年怕井绳之说，受毒蛇咬伤传说的影响，病人受伤后心理反应强烈，病人常表现为惊慌、恐惧、不知所措，受伤后，常因慌张乱跑而加重病情，病人更感绝望。

【主要护理诊断/问题】

1.恐惧　与咬伤后病情迅速加重及担忧预后有关。
2.局部组织完整性受损　与毒蛇咬伤、组织被蛇毒破坏有关。
3.有全身中毒的危险　与蛇毒扩散有关。
4.潜在并发症　有呼吸、循环、急性肾衰竭的危险。

【护理目标】

病人情绪稳定，恐惧心理逐渐减轻；局部伤口逐渐愈合，无感染或感染得到有效控制；中毒症状被控制，病情逐步好转；发生器官功能衰竭、休克等并发症，危险性减至最小，或发生时被及时发现并得到处理。

【护理措施】

1.生活及急救护理　嘱病人安静卧床休息，切忌奔跑，低置伤肢，减轻毒素吸收。伤肢缚扎时,宜用弹力胶带,其松紧度以能阻断浅静脉和淋巴回流、不影响动脉血供为佳。每隔15~30 min应放松缚扎1~2 min,以免静脉过度淤血导致肢体坏死。在排毒处理结束或服用有效蛇药后30 min可解除缚扎。积极配合医师施行局部排毒和伤口冲洗。

2.用药护理 抗蛇毒血清的应用:多为静脉注射,用抗蛇毒血清1安瓿加质量浓度为9 g/L氯化钠溶液20~40 mL缓慢静脉注射。用前要做皮肤过敏试验,方法为:取抗蛇毒血清0.1 mL,加1.9 mL等渗盐水,稀释成20倍。取稀释液0.1 mL,在前臂掌侧皮内注射,观察局部15~20 min,如皮试阴性可全量注射抗蛇毒血清,小儿和成人剂量相同。如呈现阳性反应,则采用脱敏注射法:将抗蛇毒血清用质量浓度为9 g/L氯化钠溶液稀释成20倍,分数次皮下注射,观察3次以上如无异常反应,即可使用抗蛇毒血清。皮试可疑阳性者,可静脉注射质量浓度为250 g/L葡萄糖溶液加地塞米松5 mg,15 min后再注射抗蛇毒血清。

3.对症及伤口护理 伤口湿敷时,纱布要保持一定湿度。出血较多的伤口及时更换敷料,常在局部阻滞治疗同时肌内注射氯苯那敏(扑尔敏)10 mg或异丙嗪25 mg。

4.心理护理 病人入院后,及时与病人沟通,稳定病人情绪,消除恐惧心理。

5.并发症护理 对重症病人,应密切观察生命体征、神志、尿量的变化,随时注意发生中毒性休克,心、肺、肾衰竭,内脏出血等严重情况,如发现异常,应及时与医师联系。

【健康指导】

宣传毒蛇咬伤的有关防治知识,强化自我防范意识,尽可能避开在树林茂密处步行,在山村、丘陵地带、人烟稀少的地段行走时,应穿高帮鞋,扎紧裤口、袖口。

告知人们被毒蛇咬伤后切忌慌乱奔跑,学会就地缚扎、冲洗、排毒等急救技巧。

第四节 伤口护理

伤口护理的主要任务是更换或交换敷料,俗称换药。换药是临床上的常用技术,是处理各种伤口、创面、脓肿、窦道、瘘管等的基本方法。其目的在于观察伤口情况,及早发现异常;清洁伤口、清除分泌物,预防或控制感染;保护肉芽组织和新生上皮,促进伤口愈合。一般住院病人的手术后伤口由管床医生换药;门诊病人的各种伤口多由门诊换药室护士换药。根据病人的具体情况和医院条件,可将病人带入换药室换药,也可从换药室拿取换药用物,带至病人床旁换药。

(一)换药室的设备和管理

1.换药室的设备 外科门诊及住院病区均设有专门的换药室。换药室除供病人换药外,还可兼做简单的治疗操作,亦称处置室。室内配备有换药台、换药车、诊疗台、无菌物品柜、肢体扶托架、污物桶、污染器械浸泡消毒桶、消毒锅、洗手设施、紫外线灯、臭氧消毒机等；换药碗（盘）、换药器械、各种敷料及引流用物、外用药物（表2-2）等。

表2-2　换药室常备的外用药物及用途

药名及浓度	用途
质量浓度25 g/L碘酊、体积分数70%乙醇、质量浓度5 g/L聚维酮碘	皮肤消毒
质量浓度9 g/L氯化钠	清洁及湿润创面
质量浓度5 g/L聚维酮碘、质量浓度1 g/L氯己定、质量浓度9 g/L氯化钠	脓腔及创面冲洗
含氯石灰硼酸溶液（优琐）	脓液和坏死组织的创面湿敷
质量浓度1 g/L依沙吖啶（雷夫奴尔）	感染创面湿敷
体积分数3%过氧化氢、质量浓度2 g/L高锰酸钾、含氯石灰硼酸溶液	冲洗伤口、抑制厌氧菌、厌氧菌感染创面湿敷
质量浓度9 g/L氯化钠、凡士林纱布	正常肉芽创面外敷
质量浓度30~50 g/L氯化钠、质量分数30%硫酸镁	水肿肉芽创面湿敷
质量分数10%~20%鱼石脂软膏	局部炎症早期外敷
质量分数10%~15%氧化锌软膏	保护伤口周围皮肤
质量分数10%鱼肝油软膏	促使肉芽组织、上皮生长

2. 换药室的管理　换药室要求宽敞，光线充足，温度适宜，地面、墙壁及天花板应便于清洁和消毒。换药室布局应科学合理，既要清洁区与污染区严格隔开，符合无菌要求，又要各类换药用物定位放置、排列有序，便于拿取和使用。其管理方法是：①专人负责，保证供应及时、物品齐全。②各种盛有药物、敷料、引流用物、换药器材的容器，应标签清晰，定期灭菌或更换消毒剂，以保证无菌效果。③保持室内清洁，每日通风换气、湿式打扫、紫外线照射消毒，定期进行空气熏蒸消毒和细菌培养。④严格遵守无菌操作规程和管理制度，防止发生医源性感染或交叉感染。⑤换药台或换药车上的物品通常分3排摆放：

后排：放置体积较大的瓶罐类，如无菌持物钳浸泡容器、无菌纱布贮槽等。

中排：放置体积较小的有盖容器，如各类消毒棉球罐、各类引流条罐等。

前排：放置3个有盖方盘。第一盘用作器械浸泡消毒，用过的器械洗涤擦干后浸泡于其中；第二盘用作器械贮存，消毒后的器械从第一盘移至此盘中贮存备用；第三盘用作器械清洗，将器械从第二盘取出在此盘中清洗后使用。

（二）伤口的分类

1. 缝合伤口

（1）手术伤口分类 ①清洁切口，又称Ⅰ类伤口，指无菌手术切口，如甲状腺、疝等手术切口；②可能污染切口，又称Ⅱ类伤口，指可能被污染的手术切口，如胃、肠等手术切口；③污染切口，又称Ⅲ类伤口，指感染器官的手术切口，如阑尾周围脓肿、急性腹膜炎等手术切口。

（2）手术伤口愈合分级 ①甲级愈合，指无不良反应的一期愈合；②乙级愈合，指曾有炎症反应，但已吸收，仍能按期愈合；③丙级愈合，指切口化脓，经引流及换药后才愈合。

（3）缝合伤口愈合时间 伤口愈合时间即为拆线时间，一般依据伤口的部位、病人的年龄及身体状况而定。头面部为术后4~5 d；下腹部为术后6~7 d；胸部、上腹部为术后7~9 d；四肢、脊柱为术后12~14 d；减张缝合为术后14 d。对年老体弱、营养不良的病人，应适当推迟拆线时间。

（4）伤口愈合情况记录 采用伤口分类与伤口愈合分级联合书写的记录方式。如疝修补术切口愈合良好，则记为"Ⅰ/甲"；胃大部切除术切口曾发生红肿、硬结，但完全吸收而愈合，则记为"Ⅱ/乙"；胃穿孔并发腹膜炎行胃大部切除术，切口愈合良好，则记为"Ⅲ/甲"。

2.肉芽伤口

（1）健康肉芽 肉芽为鲜红色，较坚实，致密小颗粒状组织，分泌物少，触之易出血。

（2）不良肉芽 肉芽生长过度，高于创缘，水肿时呈苍白或淡红色，感染时呈暗红色；表面光滑，无明显颗粒，质地松软，触之不易出血，表面可有脓苔。

（3）慢性溃疡 肉芽颜色灰暗或淡红，质硬，无明显颗粒，触之不易出血，表面可有脓苔。

3.脓腔伤口 多由脓肿切开引流或缝合伤口感染形成。伤口较深，伤口内多有脓液。

（三）换药的原则和方法

1.换药原则

（1）无菌原则 凡接触伤口的器械、敷料及物品均应灭菌，换药操作过程应严格执行无菌操作规程，避免发生医院内感染。

（2）换药顺序 先换清洁伤口，再换污染伤口，最后换感染伤口。特异性感染伤口，应由专人换药，用过的器械要经专门处理后再灭菌，换下的敷料等应焚烧。

（3）换药次数 依具体情况而定。过于频繁地换药，可能损伤肉芽组织或增加伤口感染的机会。一般缝合切口术后第3日换药，若无感染或敷料潮湿、脱落等情况，直至拆线时再换药。分泌物不多，肉芽生长良好的伤口，可隔日换药；感染严重、分泌物较多的伤口，应每日1次或数次换药，必要时可行湿敷。

（4）局部用药和引流 对无感染的表浅创面可不使用药物，只在其表面用凡士林纱布保护；对感染重、脓性分泌物多、水肿等创面，可采用适宜的药液纱条湿敷；对脓腔伤口应采用药液纱条引流。伤口内放置的预防性引流物如橡皮片，一般在手术后24~48 h无明显引流液时即可拔除；用于深部的引流管，应根据引流需要，在引流液明显减少或感染基本控制时拔除；用于深部感染的烟卷引流，在每次换药时应转动并外拔和剪去少许，逐渐拔除。

2.换药的步骤和方法

（1）换药前准备

1）操作人员准备　换药操作人员应着装整洁，戴口罩和帽子，洗手。

2）用物准备　一般准备无菌换药盒1个，内装镊子2把，乙醇棉球、生理盐水棉球、药液纱条、纱布块等若干，必要时准备探针、缝针、手术刀、手术剪、止血钳等。若使用换药碗，应准备2个，一个内装换药用物品，另一个扣盖其上。此外，还要准备胶布、绷带等其他物品。

3）环境准备　原则上在换药室进行，室内应空气清洁、光线充足、温度适宜。若在病房换药，应准备屏风；换药时及换药前30 min不可扫地、铺床，不要在病人吃饭、睡觉、会客等时间换药。

4）病人准备　向病人说明换药的目的和可能引起的不适，以取得其信任和配合。帮助病人采取既舒适又能充分暴露伤口的体位。若换药可引起严重疼痛或病人有严重恐惧心理，可提前30 min给予镇静止痛药物；大面积烧伤换药，有时需要使用短效麻醉药，以减轻病人的痛苦。

（2）换药操作

1）揭除伤口敷料　第一步，松绑外面包裹的绷带。第二步，一手扶持粘贴胶布对应处下方的皮肤，另一手轻轻将胶布揭开。第三步，用手沿切口方向取下外层敷料，内面朝上放入换药盒盖内或备用弯盘内。第四步，用无菌镊子沿切口方向揭除内层敷料（图2-6），若内层敷料与创面粘贴紧密，可用生理盐水湿润后，再轻轻揭去，放到揭下的外层敷料上。

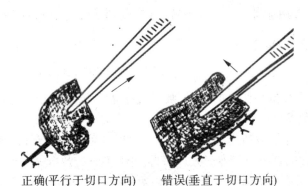

正确(平行于切口方向)　　错误(垂直于切口方向)

图2-6　内层敷料揭除法

2）清洁和消毒伤口　采用双手持镊法操作，右手持镊接触伤口，左手持镊专夹换药碗中无菌物品并递给右手镊，两镊不可相碰。缝合伤口由中心向四周消毒，化脓伤口由四周向中心消毒，消毒范围应稍大于敷料覆盖的范围。缝合伤口用体积分数为70%乙醇棉球涂擦2遍即可；开放伤口，除伤口周围皮肤消毒外，还应使用生理盐水棉球轻轻擦拭分泌物，并放置适当的引流物。

3）覆盖敷料　缝合伤口直接覆盖无菌敷料即可；开放伤口应以体积分数为70%乙醇再次消毒周围皮肤后，再覆盖无菌敷料。敷料的大小应以超过伤口四周3 cm为宜，厚度视渗出情况而定。擦净皮肤上的汗液、油渍,粘贴胶布,以固定敷料。粘贴胶布的方向应与皮纹平行,必要时外加绷带包扎固定。

3.换药后整理　帮助病人采取舒适的体位,整理好床单元,若被服污染应及时更换。换下敷料倒入污物桶内;所用器械清洗后放到指定地点,准备打包、灭菌,锐利器械按要求放入消毒盘中浸泡消毒;破伤风、铜绿假单胞菌感染病人换下的敷料应随即焚烧,使用后的器械用体积分数1%过氧乙酸溶液浸泡30 min,清洗后再高压蒸气灭菌。

（四）不同伤口的处理

1.一期缝合伤口　术后第2~3日打开敷料,观察切口有无感染征象,如无异常则用体积分数70%乙醇棉球消毒伤口及皮肤后,覆盖敷料并固定妥当,直至拆线再换药。

（1）伤口异常的处理

1）缝线反应　表现为针眼轻度红肿,用体积分数70%乙醇湿敷即可。

2）针眼脓疱　表现为针眼周围暗红、肿胀,针眼处有脓点,可用无菌针头刺破脓点,以干棉球拭去脓液,再用体积分数70%乙醇消毒,必要时拆除此处缝线。

3）伤口感染　表现为伤口疼痛、红肿、硬结、压痛明显,伴体温升高,早期可用红外线照射,如已化脓应拆除缝线,敞开伤口引流。

（2）拆线方法　先以质量分数2.5%碘酊、体积分数70%乙醇消毒切口及周围皮肤。用镊子夹起缝线结稍向上提起,用拆线剪（图2-7）在线结下贴近皮肤处剪断缝线,随即向切口方向抽出缝线（图2-8）。再用碘酊、乙醇消毒切口,然后用无菌敷料覆盖,胶布固定,整理用物。

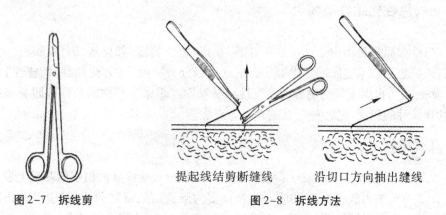

提起线结剪断缝线　　　　沿切口方向抽出缝线

图2-7　拆线剪　　　　　　　图2-8　拆线方法

2.肉芽伤口

（1）健康肉芽　肉芽鲜红、致密细小颗粒状、较坚实、触之容易出血、无脓苔。以生理盐水棉球擦去分泌物,敷以生理盐水纱布或凡士林纱布即可;若创面过大,应予植皮。

（2）过长肉芽　肉芽高度超出皮缘、高低不平、有时甚至翻至皮缘外、可有少许分泌物。可将其剪平,以干棉球压迫止血,也可用质量浓度10~20 g/L硝酸银溶液烧灼过长肉芽。

（3）水肿肉芽　肉芽苍白或淡红、无明显颗粒或呈大颗粒、较松软、触之不易出血、可有分泌物。可用质量浓度 50～100 g/L 氯化钠或质量分数 30% 硫酸镁溶液纱条湿敷,并注意纠正营养状况。

(4)感染肉芽 肉芽水肿、无颗粒、脓液较多、有异味。若脓液量多而稀薄,可用质量浓度 1 g/L 依沙吖啶或质量分数 0.02% 呋喃西林溶液纱条湿敷;若脓液稠厚而坏死组织多,应用含氯石灰硼酸溶液纱条湿敷。

3.脓腔伤口 脓腔伤口一般均置有引流物。应先以体积分数 70% 乙醇棉球由外向内消毒伤口周围皮肤,拔除引流物,并观察引流物上脓液情况,再以生理盐水棉球清理脓腔,观察腔内脓液和肉芽生长情况,最后根据脓液和肉芽情况,放置适当的引流物,如药液纱条、橡皮片、橡胶管等。若脓腔较深,可插入导尿管用生理盐水、5 g/L 聚维酮碘(碘伏)或质量分数 0.1% 氯己定溶液冲洗;若脓腔深大而外口狭小致使引流不畅,应及时扩大创口;若换药多日脓液不减,创口不新鲜,可用刮匙搔刮;若形成瘘管或窦道,可考虑手术切开或切除。

第五节 腹部损伤与腹膜炎

一、急性化脓性腹膜炎

急性腹膜炎是指由于细菌感染、腹部损伤、化学刺激(如胃液、胆汁、胰液、血液)等所引起的脏腹膜和壁腹膜的急性炎症。根据病因分为细菌性(如化脓性、结核性)与非细菌性(如血性),根据发病机制分为原发性与继发性。临床上所称的急性腹膜炎多指急性继发性化脓性腹膜炎,是一种常见的外科急腹症。

【病因】

1.继发性腹膜炎 继发性腹膜炎是指在腹腔内某些疾病或损伤的基础上发生的腹膜炎(图2-9),约占腹膜炎的98%。病原菌多为肠道内的常驻菌群,其中以大肠埃希菌最常见,其次为厌氧拟杆菌、粪链球菌和变形杆菌等,大多为混合性感染。

(1)腹内脏器穿孔、破裂 是急性继发性化脓性腹膜炎最常见的原因。如胃、十二指肠溃疡急性穿孔,胃肠内容物流入腹腔首先引起化学性腹膜炎,继发细菌感染后成为化脓性腹膜炎;外伤造成的肠管、膀胱破裂,腹腔污染及腹壁伤口进入细菌,可很快形成腹膜炎。

(2)腹内脏器绞窄及炎症扩散 也是急性继发性腹膜炎的常见原因。如绞窄性肠梗阻、急性阑尾炎、急性胰腺炎、女性生殖器官化脓性感染等,含有细菌的渗出液在腹腔内扩散可引起腹膜炎。

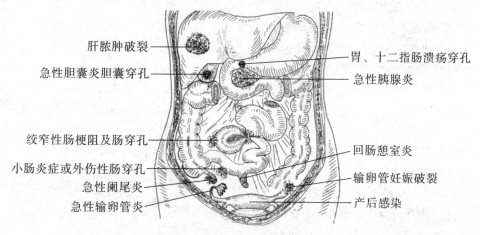

图 2-9 继发性腹膜炎的常见原因

（3）其他 如腹部手术中的腹腔污染，胃肠道吻合口渗漏，腹前、后壁的严重感染等，也可引起腹膜炎。

2.原发性腹膜炎 原发性腹膜炎又称为自发性腹膜炎，较少见。指腹腔内无原发性病灶，细菌经血液循环、淋巴道、泌尿道或女性生殖道等途径播散到腹腔所引起的腹膜炎。病原菌多为溶血性链球菌、肺炎双球菌或大肠埃希菌。多见于儿童，尤其是患有营养不良、肾病综合征、猩红热等疾病的儿童。

【病理生理】

1.局部和全身反应 腹膜受细菌、胃肠内容物、血液、尿液、胆汁、胰液等刺激后，迅速产生炎症反应，出现充血、水肿、渗出。炎症初期渗出液为浆液性，数小时后因其中含有较多的巨噬细胞、中性粒细胞，加之坏死组织、细菌和渗出纤维蛋白的不断增多，可转变为混浊的脓性。继发性腹膜炎一般为大肠杆菌为主的混合性感染，脓液多呈黄绿色，稠厚，有粪臭味。腹膜炎引起的大量渗液、呕吐、麻痹性肠梗阻等，可导致水、电解质及酸碱平衡失调，血容量减少，甚至休克；细菌及病菌毒素的作用，可引起高热、脉速、呼吸急促、大汗等感染中毒症状，甚至出现感染性休克和多器官功能障碍综合征等。此外，肠麻痹和腹胀，可使膈肌抬高，造成呼吸和循环功能障碍。

2.腹膜炎的转归 急性腹膜炎的转归取决于污染病菌的性质、数目和时间及人体全身和腹膜局部的防御能力、治疗和护理措施的及时性和有效性等多方面因素。

（1）炎症吸收或局限 若腹膜炎症较轻、人体抵抗力较强、治疗及时有效，炎症可以完全吸收，腹腔内可遗留不同程度的纤维性粘连；也可因邻近肠管、其他脏器或大网膜等粘连而局限于腹腔某一部位，形成局限性腹膜炎，若局部有脓液积聚则形成腹腔脓肿，如膈下、肠间、盆腔脓肿等（图 2-10）。

（2）炎症扩散 若腹膜炎较重、人体抵抗力较弱、治疗不及时，腹膜炎可加重并扩散，由于大量渗液和感染中毒，可引起脱水、电解质紊乱、代谢性酸中毒、贫血、低蛋白血症，其至低血容量性休克或感染性休克。

（3）肠粘连　腹膜炎治愈后腹腔内会遗留不同程度的纤维性粘连，膜状或片状粘连一般不影响肠管的通畅性，常无临床症状；若粘连带压迫肠管或粘连后使肠管形成锐角、过度扭曲等，则可引起机械性肠梗阻。

【临床表现】

1. 急性腹膜炎

（1）腹痛　是最主要的症状，呈持续性剧烈腹痛，常难以忍受。深呼吸、咳嗽、改变体位时疼痛加剧。腹痛多开始于原发病变部位，随炎症扩散而延及全腹，但仍以原发病灶处最显著。

（2）恶心、呕吐　早期为腹膜受到刺激引起的

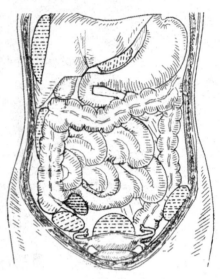

图2-10　腹腔脓肿的好发部位

反射性恶心、呕吐，多不严重，呕吐物为胃内容物；后期为麻痹性肠梗阻所致的呕吐，为溢出性大量呕吐，呕吐物含黄绿色胆汁，甚至为棕褐色粪水样物。

（3）脱水和感染中毒症状　病初脱水和感染中毒症状不明显，体温、脉搏正常。随着病情发展，可出现寒战、高热、脉速、呼吸急促、大汗、口渴等症状，严重者出现虚弱、面色苍白、口唇发绀、皮肤黏膜干燥、眼窝凹陷、四肢发凉、脉搏微弱、体温骤然升高或低于正常、血压下降、尿量减少、意识模糊等脱水和感染性休克症状。

（4）腹部体征　①视诊：腹胀，腹式呼吸减弱或消失；腹胀加重是病情恶化的一项重要标志。②触诊：腹部压痛、腹肌紧张和反跳痛，是腹膜炎的标志性体征，称为腹膜刺激征，以原发病灶所在部位最明显；肌紧张的程度随病因和病人全身状况不同而有所不同，如胃肠或胆囊穿孔时腹肌可呈"木板样"强直；幼儿、老人或极度衰弱的病人腹肌紧张不明显。③叩诊：因胃肠胀气而呈鼓音；胃、十二指肠穿孔或破裂时，胃肠内气体移至膈下，可有肝浊音界缩小或消失；腹腔内积液较多时可叩出移动性浊音。④听诊：肠鸣音减弱，肠麻痹时肠鸣音可完全消失。

2. 腹腔脓肿

（1）膈下脓肿　脓液积聚于膈肌以下、横结肠及其系膜以上的间隙内，统称为膈下脓肿。表现特点是全身症状明显而局部症状隐匿。全身表现为发热、脉率增快、乏力、消瘦、厌食等症状；局部可出现持续钝痛，位于肋缘下或剑突下，深呼吸时疼痛加重，并可有颈肩部牵涉痛。脓肿刺激膈肌可引起呃逆；感染波及胸膜腔可出现胸腔积液、气促、咳嗽和胸痛等症状。

（2）盆腔脓肿　患腹膜炎时腹腔内的炎性渗出物及脓液容易积聚于位置最低的盆腔，形成盆腔脓肿。表现特点是局部症状明显而全身症状较轻。多发生于急性腹膜炎后期、阑尾穿孔、结直肠手术后等病人，表现为体温下降后又升高，脉搏增快；出现里急后重、排便次数增多而量少、黏液便或尿频、尿急、排尿困难等典型的直肠、膀胱刺激症状；腹部检查常无重要体征。直肠指检时直肠前窝饱满且有触痛，部分病人有压痛性包块及波

动感。

【辅助检查】

1. 血常规　白细胞计数及中性粒细胞比例增高。病情危重或机体反应能力低下者，白细胞计数可不增高或仅中性粒细胞比例增高，可出现中毒颗粒。

2. X 射线检查　腹部立位透视或摄片，肠麻痹时可见小肠普遍胀气并有多个小液气平面；胃肠穿孔或破裂时多可见膈下游离气体。膈下脓肿时可见患侧膈肌位置升高、肋膈角模糊或有胸膜腔积液征象。

3. B 超检查　可显示腹腔内有不等量液体，并有助于原发病的诊断，还可明确有无腹腔脓肿及其位置、大小等。

4. CT 检查　对腹腔内实质性脏器病变的诊断帮助较大，对评估腹腔内液体量也有一定帮助，也可确定有无腹腔脓肿及其位置、大小等。

5. 诊断性腹腔穿刺或腹腔灌洗　根据穿刺液或灌洗液的颜色、气味和混浊度，再结合涂片检查、细菌培养及淀粉酶测定等，有助于病因判断。但有严重腹胀、中晚期妊娠、既往有腹部手术或炎症史及躁动不能合作者，不宜做腹腔穿刺检查。

(1) 诊断性腹腔穿刺　病人取穿刺侧卧位，在局部麻醉下，选择脐和髂前上棘连线的中、外 1/3 交界处或经脐水平线与腋前线相交处作为穿刺点(图 2-11)，缓慢进针，刺穿腹膜有落空感后，再把有多个侧孔的细塑料管在穿刺针的引导下送入腹腔深处，进行抽吸(图 2-12)。若抽出混浊液体或胃肠内容物，提示空腔脏器破裂；抽出不凝固血液，提示实质性器官破裂；抽出带有臭味的血性液，提示有肠绞窄。对穿刺阴性者，必要时可重复腹腔穿刺或改做腹腔灌洗。

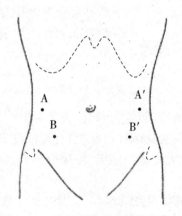

图 2-11　诊断性腹腔穿刺的进针点
A. A′经脐水平线与腋前线交点
B. B′髂前上棘与脐连线中、外 1/3 交点

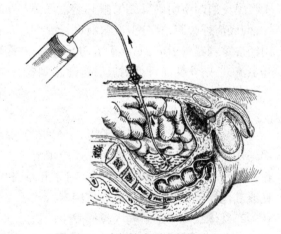

图 2-12　诊断性腹腔穿刺抽液方法

(2) 诊断性腹腔灌洗　经诊断性腹腔穿刺置入的塑料管的尾端连接一盛有 500 ～ 1 000 mL 无菌生理盐水的输液瓶，输液瓶倒挂使生理盐水缓慢地灌入腹腔，当液体流完或病人感觉腹胀时，将输液瓶放正于床面下，使腹腔内灌洗液借虹吸作用流入输液瓶内。取

瓶中液体进行肉眼和实验室检查。若出现下列结果中的一项，即为阳性。①肉眼见灌洗液为血性、含胆汁、胃肠内容物或尿液。②显微镜下红细胞计数超过 $10×10^9/L$ 或白细胞计数超过 $0.5×10^9/L$。③淀粉酶测定超过 100 索氏单位。④涂片检查发现细菌。

【处理原则】

1. 非手术治疗　原发性腹膜炎、继发性腹膜炎病情较轻或病程已超过 24 h,且腹部体征已减轻或已有减轻趋势者,或伴有严重心肺等脏器疾病不能耐受手术者,可行非手术治疗。

（1）半卧位　以利于腹腔炎性渗液引流至盆腔和降低腹壁张力、减轻腹痛。

（2）禁食、胃肠减压　较少胃肠道穿孔或破裂时消化液的外溢,减少肠管内积气、积液,减轻腹胀,改善腹膜血液循环,促进炎症的吸收和局限。

（3）补液　根据病人水、电解质及酸碱平衡失调的性质、程度拟定补液计划,纠正体液代谢失衡。

（4）营养支持　酌情给予肠外营养,必要时输注血浆、人体白蛋白、全血等以补充因腹膜腔渗出而丢失的血浆和蛋白质,纠正感染中毒造成的贫血,提高机体的抵抗力。

（5）应用抗菌药物　是治疗腹膜炎必不可少的措施,可先使用广谱抗生素和甲硝唑,再根据细菌培养和药物敏感试验结果调整抗生素的种类。

（6）对症处理　如发热者给予降温;疼痛者给予止痛,但诊断未明确之前禁止使用吗啡类止痛药物;盆腔脓肿者,可行热水坐浴、温盐水保留灌肠及物理治疗等。

2. 手术治疗　绝大多数急性继发性腹膜炎需手术治疗,适应证有:①非手术治疗 6～8 h,腹膜炎症状不缓解或加重。②腹腔内原发病严重,如胃肠或胆囊穿孔、绞窄性肠梗阻、腹内脏器破裂等。③腹膜炎较重,出现严重肠麻痹、感染中毒症状或合并休克等。④腹膜炎病因不明确且无局限趋势。手术的目的是探查腹膜腔,明确病因,处理原发病灶;彻底清理腹腔,充分引流脓液;引流已形成的腹腔脓肿。膈下脓肿可在 B 超引导下采用经皮穿刺置管引流,亦可手术切开引流;盆腔脓肿较大且不能吸收者,可经直肠前壁切开引流,已婚女性亦可行阴道后穹隆穿刺置管引流或手术切开引流。

【护理评估】

1. 健康史　了解病人有无胃、十二指肠溃疡、阑尾炎、胆囊炎、胰腺炎等病史;有无腹部外伤或手术史。对于女性病人还应了解有无生殖器官化脓性炎症史;有无停经史和妊娠反应,以排除输卵管妊娠破裂。对于儿童需了解有无呼吸道感染、泌尿道感染、营养不良或其他导致机体抵抗力降低的因素。

2. 身体状况　了解病人腹痛发生的诱因、时间、部位、性质、程度、范围以及有无恶心、呕吐、发热、口渴等伴随症状。检查腹部有无压痛、肌紧张和反跳痛及其部位、程度和范围;肠鸣音有无减弱或消失;有无移动性浊音。测量生命体征,观察意识、皮肤黏膜的颜色和温度、口渴、尿量等,注意有无感染中毒症状及水、电解质、酸碱失衡或休克表现等。还应了解有无腹腔脓肿的症状和体征,直肠指检有无阳性体征。

3. 辅助检查　了解血常规、腹部 X 射线、B 超、CT 等检查及腹腔穿刺或腹腔灌洗检查的结果,以利于对腹膜炎的病因和严重程度作出判断。

4.心理-社会评估 了解病人和家属对疾病的认知程度和心理承受能力,了解患病后的心理反应,有无因发病突然、疼痛剧烈、病情危重而造成的严重恐慌或焦虑等。

【主要护理诊断/问题】

1.疼痛:腹痛 与腹膜炎症刺激、手术创伤等有关。

2.体温过高 与腹膜炎毒素吸收有关。

3.体液不足 与腹腔内大量渗出、高热、禁食、呕吐等有关。

4.营养失调:低于机体需要量 与禁食、感染后分解代谢增强有关。

5.焦虑、恐惧 与病情严重、担心预后等有关。

6.潜在并发症 感染性休克、粘连性肠梗阻等。

【护理目标】

病人腹痛减轻或缓解;体温得以控制并逐渐降至正常范围;水、电解质及酸碱平衡失调和营养状况得到纠正;焦虑、恐惧程度减轻,情绪稳定;潜在并发症能被及时发现并得到处理。

【护理措施】

1.非手术治疗病人的护理

(1)体位与休息 无休克者安置半卧位,并尽量减少搬动和按压腹部,以减轻疼痛。指导病人活动双下肢,协助其变换体位,以预防下肢深静脉血栓形成和压疮。有休克者取平卧位或仰卧中凹位。

(2)禁饮食、胃肠减压 遵医嘱通知病人禁饮食、插胃管,并保持胃肠减压通畅,待腹膜炎症状和体征消失、肠蠕动恢复、肛门排气后拔除胃管,给予流质饮食,若无不适,逐渐过渡到半流质饮食和普食。禁饮食期间,应做好口腔护理。

(3)补液与营养支持 应建立通畅的静脉通路,遵医嘱补充适当的晶体液和胶体液,安排好输液的速度和顺序;对实施肠外营养的病人,应按要求做好相关护理。

(4)应用抗菌药物 遵医嘱给予抗菌药物,当多种抗菌药物联合应用时,应注意配伍禁忌;有过敏反应的抗生素,使用前必须按要求做皮肤过敏试验;注意观察抗菌药物的不良反应。

(5)对症护理 如遵医嘱给高热病人降温,对疼痛病人使用止痛药物,为盆腔脓肿病人做温盐水灌肠等。

(6)观察病情 定时测量体温、脉搏、呼吸和血压,必要时监测尿量、中心静脉压、血清电解质及血气分析等指标,记录24 h液体出入量;观察腹部症状和体征的变化,并注意治疗前后对比和动态观察;观察腹腔脓肿的症状和体征有无加重或减轻。观察期间应尽量少搬动病人,以免加重病情;诊断不明者不予注射止痛剂,以免掩盖病情;禁用泻剂、禁灌肠,以防消化道穿孔或破裂时肠内容物进一步溢出加重腹腔感染。

(7)心理护理 做好病人及家属的解释和安慰工作,稳定病人情绪,减轻焦虑和恐惧程度,使其能以积极、平静的心态配合治疗和护理。

2.手术治疗病人的护理

(1)手术前护理 同非手术治疗病人的护理,同时做好手术前各项准备工作。

（2）手术后护理

1）体位与活动　病人返回病房后安置平卧位,麻醉作用消失、血压和脉搏平稳后改为半卧位。卧床期间指导病人深呼吸和有效咳嗽、协助勤翻身和活动肢体等;病情允许时应尽早下床活动,以促进肠蠕动,预防肠粘连。

2）观察病情　密切监测体温、脉搏、呼吸、血压等生命体征变化;经常巡视病人,倾听病人主诉,同时注意腹部体征的变化,以了解有无膈下或盆腔脓肿的表现。对危重病人,尤应注意循环、呼吸、肾功能的监测,若发现异常,及时通知医师,并配合处理。

3）禁饮食、胃肠减压　术后继续禁食、胃肠减压,一般 2~3 d 后肠蠕动功能恢复、肛门排气便可拔除胃管,逐步恢复经口饮食。禁饮食期间应做好口腔护理。

4）补液与营养支持　遵医嘱继续补充水、电解质、维生素、血浆、人体白蛋白或全血等,维持水、电解质及酸碱平衡;继续做好肠外营养支持的护理,提供足够的能量和蛋白质,以保证切口顺利愈合,预防术后并发症。

5）控制感染　遵医嘱继续应用有效抗菌药物,进一步控制腹腔内感染。

6）切口护理　观察切口敷料有无渗血、渗液或其他污染,必要时应及时更换;注意切口愈合情况和有无感染征象,发现异常及早协助处理。

7）引流管护理　正确连接各引流装置,有多根腹腔引流管时,应贴上标签注明各管位置,以免混淆。妥善固定引流管,防止脱出、滑入或受压;观察并记录引流液的性质和量,经常挤捏引流管,以防引流物堵塞,保持引流通畅;对使用负压引流者,应及时调整负压,维持有效引流;对进行腹腔灌洗治疗者,应根据引流液情况调整灌入液量和灌入速度,并维持出入量相等。当引流液量明显少、灌洗液澄清、病人体温及白细胞计数恢复正常时,可考虑拔管。

8）其他护理　如遵医嘱给予止痛剂减轻病人痛苦,保证有效休息;做好皮肤护理,预防压疮。

【健康教育】

教育人们若外伤后出现难以忍受的剧烈腹痛、腹腔内有化脓性感染腹痛逐渐加重或原有胃、十二指肠溃疡突发剧烈腹痛时,应及时就医,以防延误腹膜炎的诊治。指导非手术治疗和手术后病人合理饮食,做到循序渐进、少量多餐,从流质、半流质、软食过渡到普食,饮食宜清淡、易消化,富含蛋白质、热量和维生素。腹膜炎痊愈后,若出现腹痛、腹胀、呕吐等症状,应警惕粘连性肠梗阻,随时就医。

二、腹部损伤

腹部损伤是指由于各种原因引起的腹壁和（或）腹腔内器官损伤。在平时和战时均可见到,平时约占各种损伤的 0.4%~1.8%,战时可高达 50%。

【病因与分类】

1.根据体表有无伤口分类

（1）腹部开放性损伤　多由利器或火器如刀刺、枪弹等所致。根据腹膜是否破损，又分为：①穿透伤，腹壁伤口穿破腹膜，多伴腹腔内器官损伤；②非穿透伤，腹壁伤口未穿破腹膜，偶伴腹腔内器官损伤。其中致伤物有入口和出口者为贯通伤，有入口无出口者为盲管伤。

（2）腹部闭合性损伤　常为钝性暴力如坠落、碰撞、冲击、挤压、拳打脚踢等所致。损伤可能仅局限于腹壁，也可兼有腹腔内器官损伤。

2. 根据损伤的腹内脏器性质分类

（1）实质性脏器损伤　肝、脾、肾、胰等位置比较固定，组织结构脆弱，血供丰富，腹部外伤后比其他内脏器官更容易受到损伤。临床上最常见的是脾破裂，其次为肾、肝、胰损伤。

（2）空腔脏器损伤　上腹部受到挤压或碰撞时，可使比较固定的胃窦、十二指肠水平部等压在脊柱上而发生损伤；上段空肠、回肠末端也因比较固定而容易受到损伤；膀胱充盈比空虚时更容易发生破裂。临床上常见小肠、胃、结肠、膀胱损伤，其发生几率依次递减，直肠因位置较深在腹部损伤时较少受损。

【病理生理】

腹部损伤的病理生理变化与损伤的部位、器官、类型和程度等有关。

1. 实质性器官损伤

（1）脾破裂　脾破裂最常见。发生率占各种腹部损伤的40%左右，已有病理改变（如门脉高压症、血吸虫病、传染性单核细胞增多症、淋巴瘤等）的脾更易因损伤而破裂。脾破裂可分为：①中央型破裂，为脾实质深部破裂；②被膜下破裂，为脾被膜下实质部分破裂；③真性破裂，为脾被膜和脾实质均破裂。前两种脾破裂，因被膜完整，出血量受到限制，临床上无明显内出血征象，可形成血肿而被吸收。但较大的，尤其是被膜下血肿，在某些微弱外力的作用下，可以突然转为真性破裂。临床所见脾破裂大多数为真性破裂（约占85%），出现不易自行停止的腹腔内大出血。

（2）肝破裂　肝破裂在各种腹部损伤中占15%～20%。右肝脏破裂较左肝破裂多见，原有肝硬化与慢性肝病的肝更容易因损伤而破裂。肝破裂的致伤因素和病理类型都与脾破裂极为相似，肝被膜下破裂可转为真性破裂；中央型肝破裂易发展为继发性肝脓肿；较深的肝裂伤常伴有大血管和胆管损伤，引起严重出血和化学性腹膜炎，短时间内引起休克。

（3）胰腺损伤　胰腺损伤约占腹部损伤的1%～2%。胰腺位于上腹部腹膜后脊柱前，损伤常系上腹部强大挤压性暴力直接作用于脊柱所致，以胰颈、体部损伤多见。胰腺损伤所引起的内出血量一般不大，但常并发胰液漏或胰瘘而导致弥漫性腹膜炎。部分病例渗液被局限在网膜囊内，形成胰腺假性囊肿。

2. 空腔脏器损伤

（1）胃、十二指肠损伤　腹部闭合性损伤时胃很少受累，只在胃膨胀时偶可发生。上腹或下胸部的穿透伤则常导致胃损伤，且多伴有肝、脾、横膈及胰等脏器的损伤。胃镜检查及吞入锐利异物也可引起胃穿孔。若损伤未波及胃壁全层，可无明显症状；胃壁全层破裂,胃内容物流入腹腔,则引起急性弥漫性腹膜炎,并有气腹征。十二指肠大部分位于腹膜后,损伤的发生率很低,约占腹部损伤的 3.7% ~ 5%。腹腔内部分的十二指肠损伤破裂时,胰液、胆汁流入腹腔则引起严重的腹膜炎,并出现气腹。

(2)小肠损伤　小肠占据中下腹大部分空间,发生损伤的机会较多。小肠破裂后,大量肠内容物流入腹腔,引起急性弥漫性化脓性腹膜炎,只有少数出现气腹;部分病例裂口较小或裂口被食物渣、纤维素膜,甚至突出的肠黏膜堵塞,可能不出现弥漫性腹膜炎。

(3)结肠及直肠损伤　结肠损伤的发病率较小肠为低,但由于其内容物液体成分少而细菌含量多,故腹膜炎出现较晚,但较严重。位于腹膜后的结肠损伤,常导致严重的腹膜后感染。直肠损伤在腹膜反折之上,其病理生理改变与结肠损伤基本相同;腹膜反折之下损伤,可导致严重的直肠周围感染,并不引起腹膜炎。

【临床表现】

单纯腹壁损伤,主要表现为受伤部位疼痛,局限性腹壁肿胀、压痛,或可见皮下淤斑,无其他症状和体征,容易诊断。腹腔内脏器损伤,随受伤器官、损伤类型和严重程度的不同而异。

1.肝、脾、胰等实质性脏器或大血管破裂　以腹腔内(或腹膜后)出血表现为主,出现面色苍白、脉率加快,严重时脉搏微弱,血压不稳,甚至休克。而腹痛及腹膜刺激征相对较轻。腹痛呈持续性,伤处压痛,可伴有轻、中度反跳痛,一般无明显腹肌紧张。但肝破裂伴有较大肝内胆管断裂或胰腺损伤伴有胰管断裂时,有胆汁或胰液流入腹腔,可出现明显的腹痛和腹膜刺激征。腹腔内积血较多时可有腹胀,移动性浊音阳性。

2.胃肠道、胆道等空腔脏器破裂　以弥漫性腹膜炎表现为主。除胃肠道症状(恶心、呕吐、便血、呕血等)及稍后出现的全身性感染的表现外,最为突出的是腹膜刺激征,其程度因空腔脏器内容物不同而异。通常胃液、胆汁、胰液的刺激最强,肠液次之,血液最轻。若胃的全层破裂,可立即出现剧烈的腹痛及腹膜刺激征。腹膜后十二指肠破裂时早期症状体征多不明显,随后症状体征不断加重,出现感染中毒症状,并进行性加重。胃肠道裂孔时腹腔内可有游离气体,表现为肝浊音界缩小或消失,继而可因肠麻痹而出现腹胀,严重时可发生感染性休克。

【辅助检查】

1.实验室检查　血常规检查若见红细胞、血红蛋白及血细胞比容下降,表示有大量失血;白细胞计数及中性粒细胞比例升高,是腹内脏器损伤的反应,也是化脓性腹膜炎的表现。血、尿淀粉酶测定若有升高,提示胰腺损伤、胃肠道穿孔或腹膜后十二指肠破裂。尿常规检查若有血尿,提示有泌尿系损伤。

2.X 射线检查　腹部立位摄片若出现膈下游离气体,是诊断胃肠道破裂的证据,但无此征象也不能完全排除诊断;若有腹膜后积气,提示腹膜后十二指肠或结、直肠破裂;若肠间隙增大,充气的左、右结肠与腹膜脂肪线分离,提示腹腔内有大量积血或积液;若腰大肌影消失,提示腹膜后血肿;若胃右移、横结肠下移,胃大弯有锯齿形压迹,是脾破裂的征象;若右膈升高,肝正常外形消失及右下胸肋骨骨折,提示有肝破裂的可能。

3.B超检查　主要用于诊断肝、脾、胰、肾的损伤,能根据脏器的形状和大小判断有无损伤及损伤部位和程度,以及周围积血、积液情况;还可发现腹腔内积气,有助于空腔脏器破裂的诊断。

4.CT检查　临床用途同B超,但比B超更为精确。

5.诊断性腹腔穿刺和腹腔灌洗　对于判断有无腹腔内脏器损伤及损伤脏器的种类有较大帮助,阳性率可达90%以上。若抽出不凝固的暗红色或鲜红色血液,提示实质性脏器或血管损伤;若抽出的血液很快凝固,多系误穿血管或刺入血肿所致;若抽出胃肠内容物或气体(应排除穿入肠腔)提示胃肠道损伤;抽出胆汁,应考虑肝外胆管、胆囊或十二指肠损伤。若穿刺液中淀粉酶升高,对胰腺和十二指肠损伤的诊断有一定参考价值。

6.其他检查　选择性血管造影、MRI、腹腔镜等对腹内损伤的诊断也具有较大价值。

【处理原则】

1.单纯性腹壁损伤　按一般软组织损伤处理。

2.诊断不明确者　对一时不能明确有无腹内脏器损伤者,应严密观察病情变化,观察期间采取急性腹膜炎非手术治疗措施。

3.诊断明确者　对已确诊或高度怀疑腹内脏器损伤者,应做好紧急术前准备,尽早施行剖腹探查。

4.处理合并伤　对伴有其他部位损伤者,应全面权衡轻重缓急,首先处理对生命威胁最大的损伤。

【护理评估】

1.健康史　了解受伤的时间、地点、致伤因素、暴力大小及伤情变化、急救措施等。了解既往腹内脏器有无病变,如脾大、肝大、肝硬化、肾囊肿等。

2.身体状况　了解腹痛的部位、性质和程度,有无恶心、呕吐、口渴、心慌等症状。检查腹膜刺激征的范围和程度;腹部有无移动性浊音,肝浊音界有无缩小或消失;肠蠕动有无减弱或消失;观察生命体征变化、意识、尿量等,注意有无烦躁不安、面色苍白、出冷汗、脉搏细速、血压下降、尿量减少等休克征象。还应通过全面细致的体格检查,判断有无合并胸部、颅脑、四肢及其他部位损伤。

3.心理-社会评估　腹部损伤常突然发生,伤情较重,腹部可能有伤口、流血、内脏脱出等,也可能被紧急通知手术。病人及家属常有较强烈的心理反应,多表现为紧张、焦虑和恐惧,难以与医护人员交流、配合。护理人员应了解病人及家属对腹部损伤的认知程度、心理承受能力及家庭经济状况、可利用的社会资源等。

【主要护理诊断/问题】

1.疼痛　与腹部损伤、出血及破裂空腔脏器的内容物刺激腹膜、手术创伤等有关。

2.体液不足　与损伤致腹腔内出血、渗出及呕吐等有关。

3.焦虑、恐惧　与意外创伤的刺激、出血及内脏脱出的视觉刺激等有关。

4.潜在并发症　休克、感染等。

【护理目标】

病人疼痛缓解;体液平衡能得到维持;焦虑、恐惧程度减轻;休克、感染等并发症得以预防或发生时能被及时发现,并得到处理。

【护理措施】

1. 急救护理　腹部损伤常合并其他部位或脏器损伤,急救时应分清轻重缓急。首先处理可危及生命的心跳骤停、窒息、张力性气胸、大出血等。对已发生休克者,应尽快建立静脉通路,输液、输血。对开放性腹部损伤者,应妥善处理伤口、及时止血和包扎固定。若有肠管脱出,可用消毒或清洁器皿覆盖保护后再包扎,以免肠管受压、缺血而坏死,切忌现场还纳入腹腔,以防加重腹腔污染。

2. 非手术治疗病人的护理

(1)卧床休息　有肝、脾被膜下血肿者,应绝对卧床休息 10~14 d,不要随意搬动病人或让病人下床大小便,以防血肿突然破裂发生大出血。血压、脉搏平稳者,可取半卧位。

(2)禁饮食、胃肠减压　同"急性腹膜炎"。

(3)补液与营养支持　同急性腹膜炎。

(4)镇静止痛　非手术治疗期间,切忌盲目应用止痛剂,以免掩盖病情,贻误治疗。如诊断明确,病情稳定,疼痛剧烈者可遵医嘱给予镇静解痉药物,同时应加强病情观察。

(5)预防感染　遵医嘱应用广谱抗生素防治腹腔感染,开放性损伤者应同时注射破伤风抗毒素。

(6)病情观察　每 15~30 min 测量一次脉搏、呼吸、血压;每 30 min 进行一次腹部检查,尤应注意腹膜刺激征范围和程度、肝浊音界、移动性浊音、肠鸣音等变化;对疑有腹腔内出血者,每 30~60 min 复查一次血常规,以判断腹腔内有无活动性出血;必要时协助 B 超、诊断性腹腔穿刺和腹腔灌洗等。观察期间禁止使用泻剂、禁灌肠,以防肠破裂时肠内容物进一步溢出加重腹腔感染。

若病人存在下列情况之一,提示有腹内脏器损伤,应及时通知医生,同时做好急症手术准备。①早期出现明显的失血性休克表现;②持续性剧烈腹痛呈进行性加重,伴恶心、呕吐等消化道症状;③明显的腹膜刺激征;④肝浊音界缩小或消失;⑤腹部明显胀气、肠蠕动减弱或消失;⑥腹部出现移动性浊音;⑦有便血、呕血或尿血;⑧直肠指检示前壁有压痛或波动感,或指套血染。

(7)对症护理　同"急性腹膜炎"。

(8)心理护理　主动与病人及其家属沟通交流,讲解有关腹部损伤治疗、护理的一般知识;抢救中体现对病人的爱护和尊重,沉着冷静,以稳定病人和家属的情绪,使其有安全感,减轻焦虑和恐惧,能积极配合治疗和护理。

3. 手术治疗病人的护理　同"急性腹膜炎"。

【健康教育】

教育人们加强安全意识,做好劳动保护,以减少或避免意外损伤的发生;宣传和普及急救知识,以期在意外事故现场能得到简单的他救或自救。对恢复期的病人,应指导其适当休息,加强锻炼,增加营养,促进康复;若有腹痛、腹胀、呕吐、停止排气排便等,应警惕粘连性肠梗阻,及时到医院诊治。

思考与练习

一、A1/A2 型题

1. 原发性腹膜炎和继发性腹膜炎的主要区别在于(   )
   A. 腹痛性质　　　　　B. 疾病严重程度　　　　　C. 腹肌紧张程度
   D. 病原菌的种类　　　E. 腹腔是否有原发病灶

2. 继发性腹膜炎最常见的致病菌是(   )
   A. 溶血性链球菌　　　B. 肺炎球菌　　　　　　　C. 变形杆菌
   D. 大肠埃希菌　　　　E. 厌氧类杆菌

3. 急性腹膜炎最主要的临床表现是(   )
   A. 腹痛　　　　　　　B. 恶心呕吐　　　　　　　C. 发热
   D. 血压下降　　　　　E. 全身中毒症状

4. 急性腹膜炎病人最早出现的症状是(   )
   A. 腹痛　　　　　　　B. 恶心、呕吐　　　　　　C. 高热
   D. 寒战　　　　　　　E. 心悸

5. 急性腹膜炎病人发生休克的主要原因是(   )
   A. 发热　　　　　　　B. 大量呕吐　　　　　　　C. 剧烈疼痛
   D. 毒素吸收　　　　　E. 细菌毒力强

6. 诊断急性腹膜炎最重要的体征是(   )
   A. 腹胀　　　　　　　B. 腹膜刺激征　　　　　　C. 肠鸣音减弱
   D. 肝浊音界消失　　　E. 移动性浊音

7. 对预防急性腹膜炎并发膈下脓肿最有效的措施是(   )
   A. 早期下床活动　　　B. 大剂量抗生素　　　　　C. 半卧位
   D. 禁食　　　　　　　E. 胃肠减压

8. 男性,45 岁,因胃、十二指肠溃疡穿孔继发腹膜炎,下列最有利于预防膈下感染的护理措施是(   )
   A. 半卧位　　　　　　B. 胃肠减压　　　　　　　C. 补液
   D. 纠正电解质紊乱　　E. 给予止痛药

9. 男性,23 岁,因急性胆囊炎胆囊穿孔而继发腹膜炎,手术后为了预防肠粘连,护士最主要的护理措施是(   )
   A. 补液　　　　　　　B. 禁食和胃肠减压　　　　C. 指导病人早期下床活动
   D. 应用抗生素　　　　E. 保持引流管固定通畅

10. 女性,37 岁,急性穿孔性阑尾炎术后 4 d 出现下腹坠胀、便频、里急后重,体温复升,考虑可能是(   )
    A. 切口感染　　　　　B. 肠粘连　　　　　　　　C. 痢疾
    D. 膈下脓肿　　　　　E. 盆腔脓肿

二、A3/A4 型题

(1~3 题共用题干)

男性,25 岁,因车祸撞伤腹部,病人诉腹痛难忍,伴恶心、呕吐,X 射线腹透,见膈下游离气体,拟诊为胃肠道外伤性穿孔。

1. 下列对诊断胃肠道穿孔最有意义的表现是(　　　　)

    A. 腹膜刺激征　　　　　　　　B. 肠鸣音消失　　　　　　C. 腹腔穿刺抽出混浊液体

    D. 白细胞计数增高　　　　　　E. 感染中毒症状

2. 对该病人的处理不正确的是(　　　　)

    A. 禁食、输液　　　　　　　　B. 胃肠减压　　　　　　　C. 应用大剂量抗生素

    D. 给予吗啡止痛　　　　　　　E. 尽快术前准备

3. 可减少腹腔毒素的吸收体位是(　　　　)

    A. 平卧位　　　　　　　　　　B. 侧卧位　　　　　　　　C. 俯卧位

    D. 半卧位　　　　　　　　　　E. 头低足高位

第六节　胸部损伤病人的护理

胸部损伤无论平时还是战时,在创伤中均占有很大的比重,其发生率约占全身损伤的 1/4,严重胸部损伤可导致急性呼吸循环衰竭,甚至危及生命。一般根据胸膜腔是否经胸壁创口与外界相通,将其分为闭合性和开放性损伤两大类。闭合性损伤多因挤压、冲撞或钝器打击所致,开放性损伤可由锐器、火器等作用于胸部而引起。损伤轻者可仅有胸壁软组织挫伤或单纯肋骨骨折;损伤重者可伴胸腔内器官或血管损伤;若同时伴有腹腔内组织或器官损伤称为胸腹联合伤。

一、肋骨骨折

【病因及发病机制】

肋骨骨折以第 4~7 肋多见。可由直接暴力如胸部受到撞击引起,也可由间接暴力如胸部遭受挤压所致。前者可使肋骨向内弯曲折断,后者可使肋骨向外弯曲折断。

肋骨骨折后,骨折断端可刺破壁层胸膜、肋间血管或肺组织,引起气胸、血胸,甚至心脏损伤;当相邻的多根多处肋骨骨折时,伤部胸壁因失去了肋骨的支持而软化,并出现浮动,称为连枷胸,此时胸壁可出现反常呼吸运动,即吸气时软化的胸壁向内凹陷,呼气时软化的胸壁向外突出(图2-13),从而影响肺的通气功能,导致体内缺氧和二氧化碳滞留;与此同时,因两侧胸膜腔压力不平衡,纵隔也随呼吸运动而左右摆动,称为纵隔扑动,纵隔扑动使心脏和大血管扭曲,可影响静脉血回流,引起循环功能障碍。

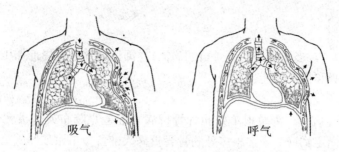

图 2-13　胸壁软化区的反常呼吸运动

【临床表现】

单处肋骨骨折,骨折部位疼痛,深呼吸、咳嗽或变换体位时疼痛加剧;伤处胸壁肿胀、压痛、可触及骨擦感、有间接挤压痛。多根多处肋骨骨折,伤处胸壁软化,出现反常呼吸运动,常伴气促、呼吸困难、发绀或休克等症状。开放性肋骨骨折,可有伤口和出血,甚至合并开放性气胸。

【辅助检查】

肋骨骨折伴肋间血管损伤时,血常规可显示血红蛋白和血细胞比容下降;胸部 X 射线片可显示肋骨骨折的部位和断端错位情况,并有助于判断是否合并气胸或血胸。

【治疗原则】

1.闭合性肋骨骨折

(1)固定胸廓　单根单处肋骨骨折,可用多头胸带固定或用胶布行叠瓦式固定。多根多处肋骨骨折出现反常呼吸运动,可用布巾钳牵引固定或厚棉垫加压包扎固定。

(2)镇静止痛　疼痛较重者可使用地西泮、吲哚美辛、布洛芬、可待因、曲马朵、吗啡等镇静止痛药物或三七片、云南白药等中成药;也可用质量浓度为 1 g/L 普鲁卡因行肋间神经阻滞或骨折部位封闭。

(3)防治并发症　清除呼吸道分泌物,并使用抗菌药物;对咳嗽无力、不能有效排痰或呼吸功能不全者,行气管插管或气管切开呼吸机辅助呼吸,预防呼吸道并发症。

2.开放性肋骨骨折

(1)清创与固定　骨折处彻底清创,分层缝合后包扎固定;对多根多处肋骨骨折,清创后可用不锈钢丝做内固定术。

(2)预防感染　使用抗菌药物,胸膜穿破者应用 TAT,并行胸膜腔闭式引流。

【主要护理诊断/问题】

1.气体交换受损　与肋骨骨折疼痛所致的胸廓活动受限、反常呼吸有关。

2.疼痛:胸痛　与肋骨骨折和胸壁软组织损伤有关。

3.潜在并发症　肺部感染、胸膜腔感染。

【护理措施】

1. 紧急救护　对多根多处肋骨骨折的病人,立即用厚棉垫做局部加压包扎,以制止反常呼吸,改善呼吸和循环功能。

2. 疼痛护理

(1)协助固定胸壁　为单根单处肋骨骨折病人准备宽胶布或多头胸带,协助医生进行叠瓦式粘贴,固定胸壁。为多根多处肋骨骨折病人准备布巾钳或厚棉垫,协助医生用布巾钳做肋骨牵引或用厚棉垫加压包扎固定胸壁。指导病人变换体位、咳嗽时,用手按压患侧胸壁,以减轻疼痛。

(2)给予止痛剂　遵医嘱给予镇静止痛药物。

(3)配合局部封闭　准备质量浓度为 1 g/L 普鲁卡因、消毒用物等,协助医生做肋间神经封闭。

3. 预防感染　保持呼吸道通畅,鼓励病人深呼吸和有效咳嗽,并遵医嘱给予抗菌药物。开放性肋骨骨折,还应遵医嘱注射 TAT,及时更换伤口敷料。观察病人有无发热、咳嗽、胸痛、发绀、呼吸困难等肺部和胸膜腔感染征象,一旦发现异常,及时报告医生并协助处理。

二、气胸

【病因及发病机制】

胸膜腔内积气即称为气胸。胸膜腔内的气体可来自肺组织或支气管的破裂口,也可来自胸壁的开放性伤口。根据气胸的性质分为以下 3 类:

1. 闭合性气胸　闭合性气胸多为肋骨骨折的并发症,系肋骨断端刺破肺表面,空气漏入胸膜腔造成。空气经肺或胸壁的伤道进入胸膜腔,伤道立即闭合,不再有气体进入,此类气胸抵消胸膜腔内负压,使伤侧肺部分萎陷。

2. 开放性气胸　开放性气胸多由于锐器、弹片或火器伤等引起。胸壁有开放性伤口,胸膜腔经该伤口与外界大气相通,空气可随呼吸自由地出入胸膜腔,使胸膜腔内负压消失,肺被压缩。由于呼气与吸气时两侧胸膜腔压力交替变化,可出现纵隔扑动,影响静脉回流,导致循环功能障碍。此外,吸气时健侧肺扩张,吸入的气体不仅来自从气管进入的空气,也来自伤侧肺排出的含氧量低的气体;呼气时健侧的气体不仅排出体外,亦排至伤侧的支气管及肺内,含氧低的气体在两侧肺内重复交换可造成严重缺氧(图 2-14)。

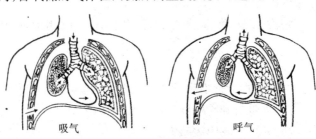

吸气　　　　　呼气

图 2-14　开放性气胸的纵隔扑动

3.张力性气胸 张力性气胸又称高压性气胸。常见于较大肺疱的破裂或较大较深的肺裂伤或支气管破裂,其裂口与胸膜腔相通,且形成活瓣,吸气时空气从裂口进入胸膜腔内,呼气时活瓣关闭,空气只能进入而不能排出,使胸膜腔内积气不断增多,压力不断升高。胸膜腔内的高压迫使伤侧肺逐渐萎缩,并将纵隔推向健侧,挤压健侧肺,引起呼吸和循环功能障碍。此外,胸膜腔内的高压气体可被挤入纵隔并扩散至皮下组织,在颈部、面部、胸部等部位形成皮下气肿(图2-15)。

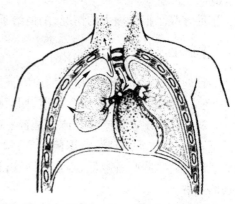

图2-15 张力性气胸与纵隔、皮下气肿

【临床表现】

1.闭合性气胸 胸腔积气量小,肺萎陷在30%以下时,多无明显症状。积气量大时,可出现胸闷、气促、胸痛等症状,体检发现气管向健侧移位,伤侧胸部叩诊呈鼓音,听诊呼吸音减弱或消失。

2.开放性气胸 常有气促、呼吸困难和发绀,甚至休克。胸壁伤口开放者,呼吸时能听到空气出入胸膜腔的响声。伤侧胸部叩诊呈鼓音,听诊呼吸音减弱或消失。

3.张力性气胸 表现为严重或极度的呼吸困难、大汗淋漓、发绀。体检可见气管明显向健侧移位,颈静脉怒张,多有皮下气肿。伤侧胸部饱满,叩诊呈鼓音,听诊呼吸音减弱或消失。

【辅助检查】

1.胸部X射线检查 闭合性气胸显示肺萎陷和胸膜腔内积气;开放性气胸显示肺萎陷、纵隔移向健侧;张力性气胸显示肺完全萎陷,纵隔、气管移位,并有纵隔和皮下气肿征象。此外,还可显示有无肋骨骨折、胸膜腔出血等影像。

2.胸膜腔穿刺 胸膜腔可抽出气体,闭合性气胸可有高压气体排出。

【治疗原则】

1.局部治疗

(1)闭合性气胸 肺压缩在30%以下者不需治疗,超过30%者应行胸膜腔穿刺抽气或胸膜腔闭式引流。

(2)开放性气胸 应封闭伤口,尽早行清创缝合,做胸膜腔闭式引流。

(3)张力性气胸 应穿刺排气降低胸膜腔内压力,做胸膜腔闭式引流,若1周后仍有大量气体引出,可考虑手术治疗。

2.全身治疗

(1)预防感染 使用抗生素预防感染,开放性气胸还需注射TAT,预防破伤风。

(2)维持呼吸与循环 保持呼吸道通畅、给氧,必要时做气管插管或气管切开,行人工辅助呼吸。根据病人的情况,酌情给予补液,以维持循环功能。

【护理评估】

1. 健康史　了解胸部损伤的原因,暴力的大小、方向、作用的部位,受伤时病人的姿势等;还应了解病人平时的饮食习惯、烟酒嗜好及有无心肺疾病史等。

2. 身体状况　观察生命体征是否平稳,有无面色苍白、呼吸困难、发绀、心率增快、血压下降、心律失常、奇脉、意识障碍等;检查疼痛的部位和性质,有无开放性伤口、胸壁出血、气管移位、呼吸音减低、心音低钝等;有无咳嗽、咳痰、痰中带血、咯血等肺或支气管损伤的表现。

3. 心理-社会评估　了解病人和家属的心理状态,对胸部损伤的严重程度和预后的知晓程度,有无焦虑或恐惧反应;还要了解家庭经济状况和有无可利用的社会资源等。

【主要护理诊断/问题】

1. 气体交换受损　与呼吸道梗阻、肺萎陷、肺损伤、胸廓活动受限等有关。
2. 疼痛:胸痛　与胸部组织损伤有关。
3. 焦虑、恐惧　与突如其来的意外伤害、害怕手术等有关。
4. 潜在并发症　肺不张和肺炎、胸膜腔感染。

【护理目标】

病人能保持有效的气体交换,无缺氧征象;疼痛减轻并逐渐消失;恐惧、焦虑减轻或消失;潜在并发症能被及时发现,并得到处理。

【护理措施】

1. 紧急救护　首先抢救生命,如发现窒息、心跳呼吸停止等应立即进行处理。开放性气胸者,应立即用敷料封闭胸壁伤口,阻止气体继续进出胸膜腔;积气量多的闭合性或张力性气胸者,应立即行胸膜腔穿刺抽气或做胸膜腔闭式引流。

2. 非手术治疗病人的护理

(1)维持呼吸功能　①给予氧气吸入;②血压平稳者取半卧位;③指导病人有效咳嗽、排痰、做深呼吸运动,协助翻身、拍背、变换体位;④及时清除口腔、呼吸道内的血液、痰液及呕吐物;④痰液黏稠不易咳出时,应用祛痰药、超声雾化或氧雾化吸入,必要时行鼻导管吸痰、气管插管或气管切开,应用呼吸机辅助呼吸等,以保持呼吸道通畅,防止窒息或肺部感染。

(2)维持循环功能　对伤情严重、有休克危险或已经发生休克者,应建立两条静脉通路,遵医嘱补充液体、使用药物,维持循环功能。

(3)协助局部治疗　包括协助胸膜腔穿刺抽气、放置胸膜腔引流管等,以排出胸膜腔内的积气,恢复胸膜腔负压,促使肺复张。遵医嘱使用镇静止痛药物,以减轻局部疼痛。

(4)预防感染　密切观察体温的变化;保持呼吸道通畅;保持胸膜腔闭式引流管通畅;遵医嘱应用抗生素、TAT等。

(5)观察病情　观察生命体征、神志、瞳孔、胸部、腹部和肢体活动等情况,疑有其他部位损伤时,立即报告医师;观察胸部疼痛、呼吸困难、发绀、心率增快、血压下降、气管移位、皮下气肿、咯血等有无好转,实验室检查结果有无改善。

(6)心理护理　在全面了解病人心理状况的前提下,对病人进行有针对性的心理护理,使病人保持镇静,增强信心,积极配合治疗和护理。

3.手术治疗病人的护理　适用于开放性气胸及大量血气胸、张力性气胸非手术治疗无效者。

(1)手术前护理　应在非手术治疗的基础上,做好必要的手术前准备。

(2)手术后护理

1)休息、活动与饮食:麻醉作用消失、生命体征平稳后,安置半卧位,以利呼吸和胸膜腔引流;卧床期间应坚持深呼吸、有效咳嗽、翻身、肢体活动等,拔除胸膜腔引流管后可下床活动;术后6 h,麻醉作用消失后即可恢复饮食,应指导病人摄取营养丰富、易消化的食物。

2)观察病情:观察生命体征、意识、面色、尿量等,注意有无肺或胸膜腔感染征象。

3)维持呼吸和循环功能、预防感染:同非手术治疗病人的护理。

4)做好胸膜腔闭式引流的护理。

4.胸膜腔闭式引流的护理

(1)目的与适应证:胸膜腔闭式引流的目的是引流胸膜腔内渗液、血液及气体;重建胸膜腔内负压,维持纵隔的正常位置;促进肺的膨胀。适应用于气胸、血胸、脓胸及开胸手术后的引流等(图2-16)。

(2)置管位置　引流积液一般在腋中线和腋后线之间第6~8肋间;引流积气宜在锁骨中线第2肋间;引流脓液应在脓液积聚的最低位。

(3)引流装置　传统的胸膜腔闭式引流装置种类较多,目前已被各种一次性使用的塑料胸膜腔引流装置所取代。

1)传统式引流装置(图2-17)　①单瓶水封闭式引流,一个无菌橡皮塞广口瓶,使用前瓶内装入适量生理盐水,瓶塞上有两个孔,一个孔插入短玻璃管,作为空气通路,另一个孔插入长玻璃管,其下端插至水平面以下3~4 cm,上端与病人的胸膜腔导管连接。②双瓶水封闭式引流,一个广口瓶作为收集瓶,另一个广口瓶装入生理盐水作为水封瓶;收集瓶介于病人和水封瓶

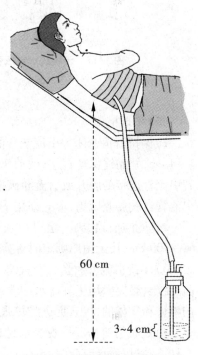

图2-16　胸膜腔闭式引流

之间,其橡皮塞上插入两根短玻璃管,一根与病人胸膜腔引流管连接,另一根用一短橡皮管连接到水封瓶的长玻璃管上。③三瓶水封闭式引流,即在双瓶的基础上增加一个施加抽吸力的控制瓶。

2)一次性使用引流装置(图2-18)　结构与传统的单瓶水封闭式引流装置一致,为

塑料材质,瓶盖是可旋式,且与长、短管成为一体,使用时需将瓶盖旋紧。

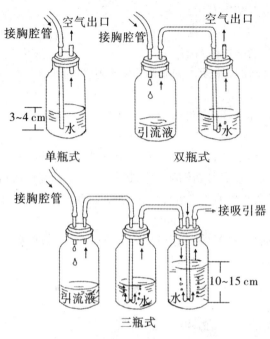

图 2-17　传统式水封瓶引流装置

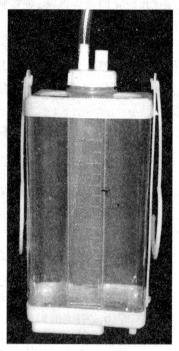

图 2-18　一次性使用水封瓶
引流装置

（4）护理措施

1）保持管道密闭　引流装置的管道接头应衔接牢靠;水封瓶内长管应没入水面以下 3~4 cm,并始终保持直立;搬动病人或更换引流瓶时,需双重夹闭引流管,以防空气进入;若引流管连接处脱开或引流瓶破损,应用双钳夹闭胸膜腔引流导管,并更换引流装置;若引流管自胸膜腔脱出,应立即用手捏紧引流管口处皮肤,并协助医生做进一步处理。

2）防止逆行感染　定时更换引流管口处的敷料;保持引流瓶低于胸壁引流口平面 60~100 cm;按无菌原则定时更换引流瓶。

3）保持引流管通畅　安置病人于半卧位;定时挤捏胸膜腔引流管,防止管道阻塞、扭曲、受压,必要时用生理盐水冲洗;指导病人用力咳嗽、深呼吸及变换体位,以利于胸膜腔内液体和气体的排出,促进肺扩张。

4）观察引流情况　观察水封瓶长管中水柱波动情况,一般水柱上下波动 4~6 cm,若水柱波动过高可能存在肺不张;若无波动则示引流管不畅或肺已完全扩张;但若有胸闷、气促、气管向健侧偏移,提示肺受压,应疑为引流管阻塞,可通过挤捏、负压间断抽吸或生理盐水冲洗等促其通畅;观察引流液体的性质和量,并准确记录。

5）拔管　一般引流 48~72 h 后,无气体溢出,24 h 引流液小于 50 mL、脓液小于 10 mL,病人无呼吸困难,听诊呼吸音恢复,X 射线检查肺膨胀良好,即可拔管。拔管时嘱病人先深吸一口气后屏气,在吸气末将导管拔出,立即用凡士林纱布和厚敷料封闭和包扎引流管口。拔管后需注意有无胸闷、呼吸困难、引流管口漏气、渗液、出血、皮下气肿等,如发现异常应及时通知医师。

【健康教育】

1. 治疗指导 向病人说明深呼吸、有效咳嗽可预防肺不张和肺炎;胸膜腔引流目的是排出积血和积气,促进肺复张,应妥善保护引流管,一旦引流管自胸腔脱出,应用手捏紧胸壁引流管口处皮肤,防止气体进入胸膜腔,并及时通知医生。

2. 康复指导 适当锻炼,增进营养,肺损伤者尽量不要吸烟,定期到医院复查。

三、血胸

【病因及发病机制】

胸膜腔内积血,称为血胸。若胸膜腔内血液与气体同时存在,称为血气胸。胸膜腔内积血的来源有:①肺组织裂伤,出血可自行停止;②肋间血管或胸廓内血管损伤,可为进行性血胸;③心脏和大血管损伤,出血凶猛,可因失血性休克而死亡。血胸一方面造成血容量减少,另一方面可迫使肺萎陷,并将纵隔推向健侧,因而严重影响呼吸和循环功能。由于心、肺和膈肌的运动有去纤维蛋白作用,故胸膜腔内的积血不易凝固。积血机化后形成纤维组织,束缚肺和胸廓,影响呼吸功能。积血并发感染,可形成脓胸。

【临床表现】

小量血胸(成人 500 mL 以下),可无明显症状。中量血胸(500 ~ 1 000 mL)和大量血胸(1 000 mL 以上),尤其急性失血时,可出现面色苍白、气促、脉搏增快、血压下降等低血容量性休克症状,以及气管向健侧移位、伤侧胸部叩诊浊音、呼吸音减弱或消失等胸膜腔积液体征。心脏、大血管损伤,出血量多而急,如不及早救治,往往于短时间内因失血性休克而死亡。

【辅助检查】

1. 血常规检查 红细胞计数、血红蛋白量、血细胞比容降低。
2. 胸部 X 射线检查 显示胸膜腔内大片密度增高阴影;血气胸时可见气液平面。
3. B 超检查 可探及胸膜腔液平反射。
4. 胸膜腔穿刺 可抽出不凝固血液。

【治疗原则】

1. 非进行性血胸 小量积血可自行吸收,无需特殊治疗;大量积血应早期即行胸膜腔穿刺抽出积血,必要时放置胸膜腔闭式引流,以促进肺膨胀,改善呼吸功能。
2. 进行性血胸 应立即剖胸止血,及时补充血容量,防治低血容量性休克。
3. 凝固性血胸 在出血停止后数日内剖胸清除积血和血块,以防感染或机化;对机化血块可在伤情稳定后早期进行血块和纤维组织剥除术;对已感染的血胸按脓胸处理。

【主要护理诊断/问题】

1. 组织灌流量改变　与失血引起的血容量不足有关。
2. 气体交换受损　与胸膜腔积血使肺组织受压有关。
3. 潜在并发症　脓胸。

【护理措施】

1. 非手术治疗病人的护理

(1)纠正休克　建立两条静脉通路,遵医嘱快速补充液体,恢复有效循环血量。

(2)维持呼吸功能　给氧,监测血氧饱和度;若无休克可取半卧位;给病人拍背,协助咳痰,指导病人深呼吸和有效咳嗽,疼痛严重影响呼吸者给予止痛药物。

(3)预防感染　遵医嘱给予抗菌药物,以预防感染。

(4)协助胸膜腔穿刺或闭式引流　非进行性血胸可行穿刺抽出积血或行胸膜腔闭式引流,故应准备穿刺包、消毒用品、无菌手套、胸膜腔闭式引流装置等。操作过程中,应扶持病人,观察有无不良反应。

(5)观察病情　重点观察生命体征、胸膜腔闭式引流液的性质和量,若每小时引流量超过 100 mL 并持续 3 h 以上,引流出的血液很快凝固,胸部 X 射线检查显示胸腔大片阴影,说明有活动性出血,应及时做好剖胸探查准备。

2. 手术治疗病人的护理　对进行性血胸,应在纠正休克的同时,做好剖胸探查、手术止血准备。对凝固性血胸,应在出血停止数日后遵医嘱做好剖胸清除积血和血块的准备。手术后护理同气胸。

3. 感染性血胸的护理　感染性血性即为脓胸,按脓胸护理。

四、心脏损伤

心脏损伤可分为心脏挫伤和心脏裂伤。心脏挫伤多由于前胸受到撞击或从高处坠落猛烈震荡心脏引起,也可因暴力猛然将心脏推压于胸骨和脊柱之间所致,还可因突然的加速或减速使心脏碰撞胸骨或脊柱引起。心脏挫伤可引起心外膜或心内膜出血,直至大片心肌出血、坏死,导致心功能紊乱,甚至心力衰竭。心脏裂伤多由锐器、子弹、弹片等穿透胸壁伤及心脏所致,少数由于胸骨和肋骨骨折断端刺伤心脏引起。心脏裂伤可导致急性大量出血,甚至死亡,若心包裂口引流不畅,积血达 50 ~ 100 mL 时可造成心脏压塞,产生急性循环衰竭。

【临床表现】

1. 心脏挫伤　轻者多无明显症状,较重者可出现心前区疼痛、心悸、呼吸困难、休克等。

2. 心脏裂伤　若心包裂口较大,心脏出血外溢,可出现面色苍白、呼吸浅快、脉搏细速、血压下降,很快陷入休克,甚至死亡;若心包无裂口或裂口较小,血液积聚于心包腔内,则出现心脏压塞症状,表现为心前区闷胀疼痛、呼吸困难、烦躁不安、奇脉,并出现 Beck 三联症:①静脉压升高,大于 15 cmH$_2$O;②心搏微弱,心音遥远;③动脉压降低,甚至难以测出。

【辅助检查】

1.超声心动图　能够确定心包积液、心脏结构和心功能等情况。

2.心电图　出现 ST 段抬高,T 波低平或倒置,常有心动过速、房性或室性早搏等。

3.血生化检查　可出现肌酸磷酸激酶-同工酶(CPK-MB)和乳酸脱氢酶(LDH$_1$ 和 LDH$_2$)升高。

4.心包腔穿刺　抽出不凝固血液即可确诊。

【治疗原则】

1.心脏挫伤　卧床休息和镇静;密切观察生命体征,并进行心电监护;给氧,纠正低氧血症;补足血容量,维持动脉压;控制心律失常和心力衰竭。

2.心脏裂伤　立即手术抢救。紧急情况下,可先做心包腔穿刺减压,同时补液、输血维持血容量,争取剖胸抢救时间。

【护理措施】

1.心脏挫伤　参见"治疗原则"。

2.心脏裂伤

(1)手术前护理

1)紧急救护'　对怀疑心脏压塞者,迅速配合医生行心包穿刺减压,妥善包扎伤口,并尽快做好剖胸探查准备。

2)补充血容量　迅速建立两条静脉通路,在监测中心静脉压的前提下输液和输血,维持水、电解质及酸碱平衡,维持有效血容量。

3)观察病情　观察意识、生命体征、瞳孔、面色、尿量、末梢血氧饱和度、中心静脉压、呼吸动度等,注意有无缺氧、心脏压塞征象,持续心电监护,定时做血常规和血生化检查。

4)预防感染　遵医嘱注射抗生素和 TAT,以预防感染。

(2)手术后护理　重点是观察病情、心电监护、保持呼吸道通畅、预防感染、保护心功能及做好胸膜腔闭式引流护理等。

思考与练习

一、A1/A2 型题

1.最易骨折的肋骨是(　　)

A.第 1,2 肋　　　　　　B.第 2,3 肋　　　　　　C.第 4~7 肋

D.第 8~10 肋　　　　　E.第 11,12 肋

2. 开放性气胸的紧急处理是( )

　A. 充分给氧　　　　　　B. 胸腔闭式引流　　　　　C. 迅速封闭胸壁伤口

　D. 气管插管辅助呼吸　　E. 注射呼吸中枢兴奋剂

3. 损伤性血胸病人胸腔内积血不凝固的原因是( )

　A. 出血量太大　　　　　B. 胸腔内存在抗凝物质　　C. 凝血因子减少

　D. 肺及膈肌的去纤维化作用　E. 胸腔内渗出液的稀释作用

4. 反常呼吸运动常见于( )

　A. 多根多处肋骨骨折　　B. 开放性气胸　　　　　　C. 闭合性气胸

　D. 张力性气胸　　　　　E. 血胸

5. 留置闭式胸膜腔引流管的病人引流管脱出,首先要( )

　A. 立即报告医生　　　　B. 用无菌凡士林纱布、厚层纱布封闭引流口

　C. 把脱出的引流管重新插入　D. 给病人吸氧　　　　　E. 急送手术室处理

6. 拔除胸腔闭式引流管时应( )

　A. 深吸气后屏气　　　　B. 深呼气后屏气　　　　　C. 正常呼吸

　D. 浅呼气后屏气　　　　E. 浅吸气后屏气

7. 男性,60岁。行肺段切除术后2 h,病人自觉胸闷,呼吸急促,测血压、脉搏均正常,见水封瓶内有少量淡红色液体,水封瓶长玻璃管内的水柱不波动。考虑为( )

　A. 呼吸中枢抑制　　　　B. 肺水肿　　　　　　　　C. 胸腔内出血

　D. 引流管阻塞　　　　　E. 肺已复张

8. 女性,34岁,胸外伤后呼吸困难,发绀,脉快,体检时见胸壁有一约3 cm长开放性伤口,呼吸时伤口处发嘶嘶声音,伤侧呼吸音消失,叩诊呈鼓音。首先考虑为( )

　A. 闭合性气胸　　　　　B. 开放性气胸　　　　　　C. 张力性气胸

　D. 损伤性血胸　　　　　E. 机化性血胸

9. 男性,34岁,右第4～7肋骨折,呼吸极度困难,发绀,出冷汗。检查:BP65/40 mmHg,右胸饱满,气管向左侧移位,叩诊鼓音,颈、胸部有广泛皮下气肿,首要的处理方法是( )

　A. 立即开胸探查　　　　B. 胸腔穿刺排气减压　　　C. 输血、补液

　D. 气管插管辅助呼吸　　E. 吸氧

二、A3/A4 型题

(1～5题共用题干)

男性,28岁。胸部外伤致右侧第5肋骨骨折并发气胸,呼吸极度困难,发绀,出冷汗检查:血压80/60 mmHg,气管向左侧移位,右胸廓饱满,叩诊呈鼓音,呼吸音消失,颈胸部有广泛皮下气肿等。医生采用闭式胸膜腔引流治疗。

1. 造成病人极度呼吸困难、发绀的主要原因是( )

　A. 健侧肺受压迫　　　　B. 纵隔向健侧移位　　　　C. 静脉血液回流受阻

　D. 伤侧胸腔压力不断升高　E. 广泛皮下气肿

2. 护士在巡视病房时,发现引流管衔接处脱节,应立即做出的处理是( )

　A. 更换胸腔引流管　　　B. 引流管重新连接　　　　C. 钳闭引流管近端

　D. 拔除胸腔引流管　　　E. 通知医生,等待处理

3. 判断胸腔引流管是否通畅的最简单方法是( )

　A. 检查病人呼吸音是否正常　B. 检查引流管是否扭曲　　C. 检查引流瓶中是否有引流液

　D. 看引流管是否有液体引出　E. 观察水封瓶中长管内水柱的波动

4. 搬动此病人时应( )

A.保持引流通畅　　　　B.保持引流瓶直立　　　　C.用两把止血钳夹闭引流管

D.嘱病人屏住呼吸　　　　E.注意观察引流液排出情况

5.该病人目前最适宜的体位是(　　)

A.侧卧位　　　　B.半卧位　　　　C.平卧位

D.头低足高位　　　　E.仰卧中凹位

第七节　骨折

骨折是指骨质的连续性或完整性中断,是临床上常见的损伤,可发生于任何年龄和身体的任何部位。多由外伤引起,也可由各种原因导致的骨骼病变所致。骨折可单发生,也可与其他部位的损伤合并存在。骨损伤轻者愈合后对机体的形态和功能不造成影响,重者愈合后可出现畸形,甚至可因严重并发症而导致病人死亡或遗留终生残疾。

一、骨折概述

【病因】

1.直接暴力　暴力直接作用于骨骼,使受力部位发生骨折,容易合并软组织损伤或成为开放性骨折,如汽车碾压小腿引起的胫腓骨骨折。

2.间接暴力　暴力通过间接作用如传导、杠杆、旋转和肌肉收缩等使受力点远处部位发生骨折,如跌倒时手掌撑地引起肱骨髁上骨折,踢足球时股四头肌猛烈收缩致髌骨骨折。

3.骨骼病变　骨骼疾病如骨髓炎、骨结核、骨肿瘤等使骨的结实程度明显降低,轻微外力或日常活动可引起骨折,这种骨折称病理性骨折。

4.积累性劳损　骨骼某处长久承受一种持续应力,使该处发生骨折,又称疲劳性骨折。如长距离跑步或行军可引起第二、三跖骨和腓骨干下1/3处骨折。

【分类】

1.根据骨折端是否与外界相通分类

(1)闭合性骨折　骨折处皮肤或黏膜完整,骨折端与外界不相通。

(2)开放性骨折　骨折处皮肤或黏膜破损,骨折端与外界相通。

2.根据骨折的程度及形态分类(图2-19)

(1)不完全骨折　骨的连续性或完整性部分中断,如裂缝骨折、青枝骨折等。

(2)完全骨折　骨的连续性或完整性全部中断,如横骨折、斜骨折、螺旋骨折、粉碎骨折、T形骨折、嵌插骨折、压缩骨折等。完全骨折可出现成角、侧方、缩短、分离及旋转移位。

3.根据骨折的稳定程度分类

(1)稳定骨折　骨折端不易移位或复位固定后不易再移位。如横骨折、短斜骨折等。

(2)不稳定骨折　骨折端易移位或复位固定后易再发生移位,如螺旋骨折、粉碎骨折等。

4.根据骨折的时间分类

(1)新鲜骨折　发生在2周以内的骨折。此期骨断端尚未形成纤维性连接,可行手法复位。

(2)陈旧性骨折　发生在2周以上的骨折。此期骨断端血肿机化,已经形成纤维性粘连,手法复位困难,多需手术处理。

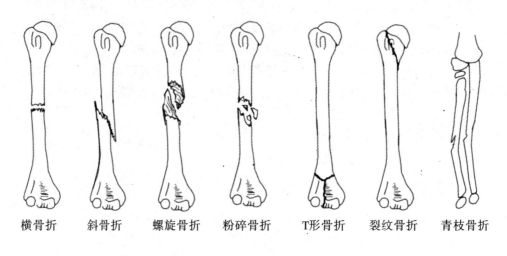

| 横骨折 | 斜骨折 | 螺旋骨折 | 粉碎骨折 | T形骨折 | 裂纹骨折 | 青枝骨折 |

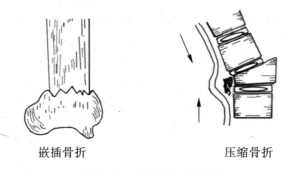

嵌插骨折　　　　　　　　　压缩骨折

图2-19　骨折的程度和形态

【骨折的愈合】

1.骨折的愈合过程

(1)血肿机化演进期　骨折后局部形成血肿,血肿机化、吸收,并逐渐转变为纤维结缩组织,骨折断端可由纤维组织连接,称纤维愈合,此期为伤后 2~3 周。

（2）原始骨痂形成期 在骨折断端和内外骨膜处形成骨样组织,并逐渐钙化而形成新生骨即原始骨痂,原始骨痂不断加强,使骨折处能抗拒由肌肉收缩引起的各种应力时,骨折即达到临床愈合,此期需 2~3 个月。

（3）骨痂改造塑形期 随着肢体的活动和负重,在应力轴线上的骨痂不断得到加强,其余骨痂逐渐被清除,骨髓腔沟通,骨的原形和结构恢复,此期需 1 年左右。

2. 影响愈合的因素

（1）全身因素 如年龄过大、慢性疾病、营养不良、使用糖皮质激素和免疫抑制剂等。

（2）局部因素 如骨折局部血液供应差,周围软组织损伤严重,骨折断有软组织嵌入,骨折断端成角、错位、分离或骨缺损严重,局部感染等。

（3）医源性因素 如清创不当、多次手法复位、过度牵引、固定不当、不适当的功能锻炼等。

3. 骨折愈合的标准 满足下列条件可视为临床愈合:①局部无压痛和纵向叩击痛;②局部无反常活动;③X 射线摄片显示骨折线模糊,有连续骨痂通过骨折线;④外固定解除后上肢能向前平举 1 kg 重量达 1 min,下肢能不扶拐平地连续步行 3 min,且不少于 30 步;⑤连续观察 2 周,骨折处不变形。

【临床表现】

1. 一般表现 主要有局部疼痛、压痛、肿胀、青紫或淤斑、功能障碍及体温升高等。

2. 专有体征 ①畸形,骨折端移位后,受伤局部出现短缩、成角、弯曲等畸形;②反常活动,又称假关节活动,在骨折处出现类似关节样的活动;③骨擦音或骨擦感,骨折断端相互摩擦时可听到摩擦声或感觉到摩擦感。以上三项中只要具备一项即可确诊。

3. 并发症表现

（1）早期并发症

1）休克 如股骨干骨折、骨盆骨折等,因创伤严重、出血量大,可表现出失血性休克症状。

2）血管损伤 如肱骨髁上骨折可伤及肱动脉,引起前臂肌缺血改变,桡动脉搏动消失(图 2-20)。

3）周围神经损伤 如肱骨干骨折可能损伤桡神经,表现为腕下垂、掌指关节不能背伸、手背桡侧皮肤感觉障碍等。

4）脊髓损伤 脊柱骨折可合并脊髓损伤,引起损伤平面以下的躯体瘫痪(图 2-21)。

5）内脏损伤 如骨盆骨折可合并膀胱或后尿道损伤,出现排尿异常。

6）脂肪栓塞 长管骨(如股骨干)骨折脂肪可进入破裂的静脉窦内引起脂肪栓塞。肺栓塞表现为呼吸困难、发绀、心率增快、血压降低等;脑栓塞表现为意识障碍、烦躁、谵妄、抽搐等。

7）感染 骨折可并发化脓性感染和有芽胞厌氧菌感染,以开放性骨折多见。

8）骨筋膜室综合征 是四肢骨筋膜室内的肌肉和神经组织因急性严重缺血而发生的一系列病理改变。好发于前臂或小腿骨折。表现为伤肢持续性剧烈疼痛且进行性加剧、麻木、指(趾)呈屈曲状态、肌力减退、被动牵伸产生剧痛等,当肌肉广泛坏死时可有发热、脉快、血压下降等休克表现,严重者可出现肾衰竭。

(2)晚期并发症

1)长期卧床并发症　包括压疮、坠积性肺炎、尿路感染等。

2)缺血性肌挛缩　是由于骨折后重要动脉损伤、肢体肿胀或包扎过紧等,引起相关肌群的缺血、坏死、机化而发生的挛缩畸形,是骨折晚期最严重的并发症。多见于前臂和小腿骨折。如肱骨髁上骨折和桡骨骨折可造成前臂缺血性肌挛缩,形成特有的爪形手畸形(图2-22)。

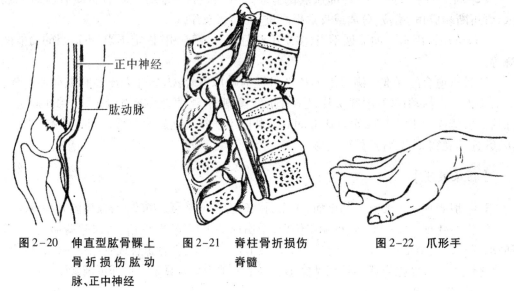

图2-20　伸直型肱骨髁上　　图2-21　脊柱骨折损伤　　图2-22　爪形手
　　　　　骨折损伤肱动　　　　　　脊髓
　　　　　脉、正中神经

3)骨化性肌炎　是因骨折后骨膜掀起形成骨膜下血肿,较大血肿发生机化和骨化后,可在附近的软组织内形成较广泛的异位骨化,故又称损伤性骨化。多见于关节附近骨折,影响关节的活动功能。

4)关节僵硬　是由于伤肢长时间固定,关节囊和周围肌肉挛缩,关节内、外发生纤维粘连而造成的关节活动障碍,是骨折晚期最常见的并发症。

5)创伤性关节炎　是由于骨折累及关节面,骨折复位后关节面未能准确复位,愈合后关节可出现疼痛、肿胀,活动后加重等症状,称为创伤性关节炎。

6)缺血性骨坏死　是指骨折后骨折段的血液供应遭到破坏而使该段骨组织发生的缺血性坏死改变,常见于股骨颈骨折。

【辅助检查】

X射线摄片可发现骨折的部位、类型、移位程度等;血常规检查可发现有无血红细胞、血红蛋白及血细胞比容降低等贫血表现,有无血白细胞计数和中性粒细胞比例增高等感染征象。

【治疗原则】

骨折治疗原则是复位、固定和功能锻炼。①复位:是通过手法或手术使骨折部位恢复到正常或接近正常的解剖关系。若复位后对位对线良好,称为解剖复位;若对线良好对位稍差,但愈合后不影响功能,称为功能复位;复位的方法有手法复位、牵引复位、手术切开复位等。②固定:是利用外固定方法或内固定器材将骨折稳定在复位后的位置,使其在此位置下达到牢固愈合;常用的外固定方法有小夹板固定、石膏固定和牵引固定等;常用的内固定器材有钢板螺丝钉、钢针、髓内钉、不锈钢丝等。③功能锻炼:是在骨折愈合的不同时期指导病人循序渐进地进行功能锻炼,以促进骨折的愈合,利于患肢肌肉和关节功能的恢复。骨折的治疗方法主要有以下4类:

1.手法复位外固定　为临床上最常用的治疗方法。手法复位是在麻醉下沿肢体纵轴对骨折处进行牵引,同时配合手法整复使骨折断端的移位得到矫正。复位达到要求后再采用下列方法进行外固定:

(1)小夹板固定　小夹板是用柳木、竹板或塑料板等制成的与四肢各部位相适应的外固定器材。临床上主要用于四肢长骨的较稳定性骨折,使用时将其置于骨折处肢体的四周,必要时在适当的部位加垫,外用绷带捆扎(图2-23)。优点是固定范围不包括骨折处的上下关节,利于早期功能锻炼;缺点是捆绑太松骨折容易移位,导致畸形愈合,捆绑太紧可影响肢体血运,引起严重并发症。

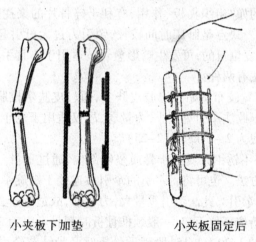

小夹板下加垫　　　　　　小夹板固定后

图2-23　肱骨干骨折小夹板固定

(2)石膏绷带固定　石膏绷带是将脱水硫酸钙(熟石膏)细粉末撒布于特制的粗孔纱布绷带上制作而成,使用时先将其浸入40℃水中,捞出后挤出水分,再制成石膏托、石膏夹或石膏管型(图2-24)。临床上主要用于骨折、关节脱位及畸形的预防和矫正等。优点是可按肢体的形状塑形,固定可靠;缺点是无弹性,固定范围较大,不能适应肢体肿胀的变化,也不利于肢体功能锻炼。

(3)其他固定　如高分子聚酯热塑板,具有轻便、坚固、透气性好、可洗浴等优点,是

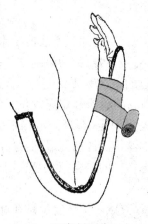
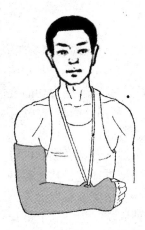

石膏托固定　　　　　　　石膏管型固定

图 2-24　石膏绷带固定

小夹板、石膏绷带的良好替代品;薄铝板具有小巧、固定可靠等优点,可用于指(趾)固定;各种上肢外展支架、脊柱支架、颈托等也为临床所常用。

2.持续牵引复位固定　是通过机械装置,利用牵引力和反牵引力对骨折部位施加外力,达到复位和维持固定的一种方法。持续牵引的优点是能解除肌肉痉挛,并可因肌肉的紧张而形成骨折四周的如"组织夹板"作用,有利于碎骨片的聚拢复位,骨牵引可方便伤口换药,便于功能锻炼。缺点是卧床时间较长,牵引力过大可引起骨端分离导致愈合障碍,牵引力过小达不到复位目的,可发生畸形愈合。适用于不宜手法复位、小夹板固定或石膏固定者。常用方法有两种:

(1)皮牵引　即将宽胶布粘贴于患肢皮肤上,通过皮肤牵拉肌肉带动骨骼对骨折进行复位和固定的方法。此法牵引重量小,力量弱,故仅适用于老年、小儿等肌肉不发达的患者。皮牵引重量一般为 2 ~ 5 kg(图 2-25)。

(2)骨牵引　即将不锈钢针贯穿于骨质坚硬部位,通过重量牵引钢针带动骨骼对骨折进行复位和固定的方法。也可将骨牵引的牵引弓连接于螺旋牵引架的牵引杆上,转动螺旋进行牵引,称螺旋牵引。此法牵引重量大,力量强,故适用于青壮年等肌肉发达的患者。骨牵引的重量骨折依部位而定,一般颈椎骨折时颅骨牵引为 2 ~ 4 kg,肱骨干骨折时尺骨鹰嘴牵引为体重的 1/20 ~ 1/15,股骨干骨折时胫骨结节牵引为体重的 1/10 ~ 1/7,胫、腓骨骨折时跟骨结节牵引为体重的 1/15 ~ 1/10(图 2-26)。

(3)兜带牵引　即用特制的兜或带对骨折部位进行牵引。常用的有颌枕带、骨盆牵引带、骨盆吊兜、踝带等(图 2-27)。

3.手术复位内固定　即通过手术切开的方法,在直视下对骨折进行复位和固定。优点是复位准确,固定可靠;缺点是手术损伤骨折周围软组织和骨膜,使局部血液循环破坏可影响骨折的愈合,手术使骨折开放,可能发生感染,多需二次手术去除内固定物。适用于开放性骨折、骨折断端有软组织嵌入、手法复位失败、合并重要血管或神经损伤、陈旧性骨折者。手术切开复位后,一般采用内固定器材进行固定(图 2-28)。

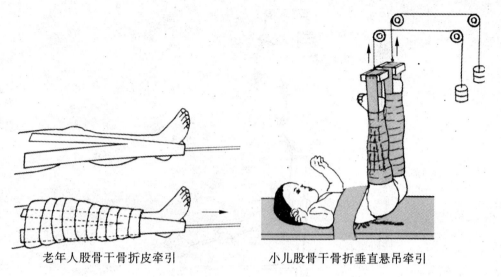

老年人股骨干骨折皮牵引　　　　　小儿股骨干骨折垂直悬吊牵引

图 2-25　皮牵引

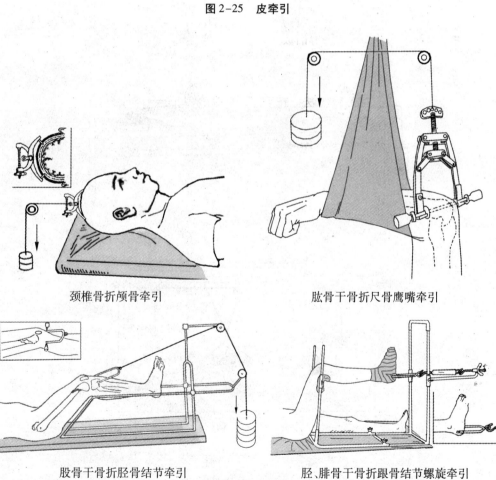

颈椎骨折颅骨牵引　　　　　　　　肱骨干骨折尺骨鹰嘴牵引

股骨干骨折胫骨结节牵引　　　　　胫、腓骨干骨折跟骨结节螺旋牵引

图 2-26　骨牵引

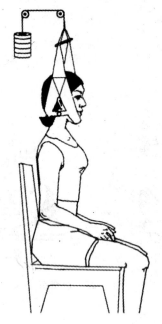

颌枕带牵引

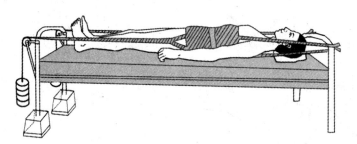

骨盆牵引带

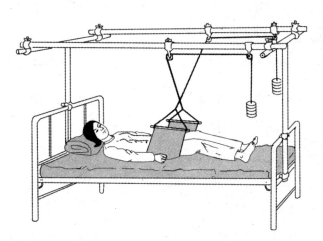

骨盆吊兜牵引

图 2-27　兜带牵引

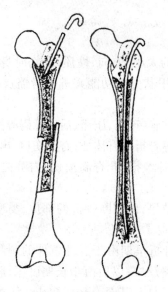
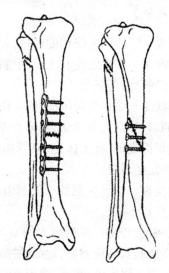
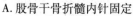

A. 股骨干骨折髓内针固定　　　B. 胫骨干骨折钢板、螺丝钉固定

图 2-28　手术复位内固定

4. 其他方法

（1）手法复位与内固定　即在手法复位后再经皮肤穿入内固定器材进行固定（图 2-29）。

（2）经皮穿针外固定器固定　即经皮肤将多根钢针穿入骨骼，再接外在装置对钢针进行固定，可通过调节外在装置控制内固定器材的作用（图 2-30）。

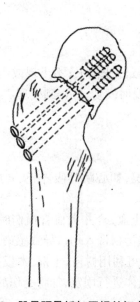
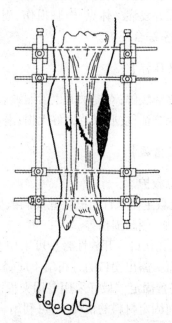

图 2-29　股骨颈骨折加压螺丝钉内固定　　图 2-30　胫、腓骨干骨折经皮穿针外固定器固定

【护理评估】

1. 健康史 了解病人受伤的经过，包括暴力的大小、方向、性质，受伤时身体的姿势，伤后处理情况等。了解既往有无代谢性疾病(如甲状旁腺功能亢进)、骨骼疾病(如骨髓炎、骨结核、骨肿瘤)等病史。

2. 身体状况 测量生命体征；检查伤处有无肿胀、疼痛、压痛、活动障碍等损伤的一般表现；有无畸形、异常关节活动、骨擦音或骨擦感等骨折专有体征；有无伤口、出血、骨端外露等开放性骨折表现；有无休克、血管损伤、周围神经损伤、脊髓损伤、内脏损伤、脂肪栓塞、感染等并发症表现。

3. 辅助检查 了解 X 射线、CT、MRI 检查的结果，以判断骨折的部位、类型及有无并发症等。

4. 心理-社会评估 观察病人的心理反应，骨折早期由于意外事件的刺激及治疗带来的痛苦，常使病人出现恐惧、烦躁、易激惹的情绪反应；以后由于长期卧床、肢体功能障碍或残疾等，可产生焦虑、悲观、绝望、厌世等心理反应，甚至有轻生念头。了解病人的家庭经济状况及家庭对病人的支持程度，有无可利用的社会资源等。

【主要护理诊断/问题】

1. 疼痛 与软组织损伤、骨折等有关。
2. 自理缺陷 与躯体活动功能障碍、治疗限制等有关。
3. 焦虑 与骨折影响正常学习、生活和工作及对预后的担忧等有关。
4. 有废用综合征的危险 与长期卧床、治疗制动、畸形等有关。
5. 有皮肤完整性受损的危险 与长期卧床和使用外固定有关。
6. 潜在并发症 休克、内脏损伤、周围神经损伤、脊髓损伤、血管损伤、脂肪栓塞、感染、骨筋膜室综合征等。

【护理目标】

病人疼痛缓解；对提供的生活照顾表示满意；焦虑减轻或消失；不出现或出现最低限度的废用综合征；皮肤保持完好无损；潜在并发症能被及时发现，并得到处理。

【护理措施】

1. 紧急救护

(1)抢救生命 首先抢救危及病人生命的紧急情况，如心跳呼吸停止、开放性气胸、休克、大出血、颅脑损伤等。

(2)包扎伤口 开放性骨折可采用绷带加压包扎止血，合并大血管损伤时也可结扎止血带止血。露出伤口的骨折端不应轻易回纳，以免将污物带入伤口导致感染。

(3)妥善固定 最好采用专用夹板固定，无条件时可利用树枝、木棍、木板等代替；在找不到任何固定材料的情况下，可利用病人的躯干或肢体进行固定，如将受伤的上肢绑在胸部，将受伤的下肢与健侧捆绑在一起。

（4）安全转运　搬运时,应妥善保护病人,避免加重或引起新的损伤。对脊柱骨折者,应多人联合将病人平放于硬板上,并保持脊柱伸直,若为颈椎骨折,还应安排专人扶持头部。四肢骨折经固定后,可用普通担架运送。运送途中应观察病人全身和受伤局部情况,若发现危及生命的征象,应及时处理。

2.心理护理　应主动关心病人,鼓励病人表达内心感受和最关心的问题。根据具体情况采取适当而有效的护理措施,如给予心理安慰、讲解有关知识、给予精神鼓励、提供有关帮助等,也可安排治疗成功的病人介绍经验,帮助病人树立战胜疾病的信心。

3.生活护理　保持病室空气新鲜、床单整洁,以增加病人的舒适感。提供各方面的生活照顾,如洗漱、更衣、饮食、翻身、擦澡、大小便等,满足病人的基本生活需求。

4.观察病情　骨折早期应密切观察生命体征、意识、尿量及伤肢肿胀、颜色、温度、感觉、运动、动脉搏动等情况,若发现休克、内脏损伤、周围神经损伤、脊髓损伤、血管损伤、脂肪栓塞、感染、骨筋膜室综合征等症状和体征,及时通知医生,并协助处理。

5.小夹板固定病人的护理

（1）配合固定　根据骨折的部位选择相应规格的小夹板,准备衬垫物、固定垫和捆绑绷带等;复位后保持病人肢体于固定位,便于医生固定。

（2）固定后护理

1）抬高患肢　以利于肢体静脉、淋巴回流,减轻肿胀和疼痛。

2）固定后观察　注意捆绑绷带的松紧,以绷带结能向近、远端方向各移动1 cm为宜。观察患肢远端的颜色、感觉、运动、肿胀、温度及动脉搏动等,以判断有无神经、血管受压或骨筋膜室综合征。

3）教育的病人　告知病人若出现患肢远端肿胀、发凉、疼痛、麻木、青紫、活动障碍、脉搏减弱或消失,应及时通知医生;小夹板的松紧可随着肢体的肿胀程度而变化,若发现过松或过紧,应请医生调整;遵医嘱定期拍摄X射线片复查,骨折愈合后拆除小夹板;固定期间及拆除小夹板后,按要求进行功能锻炼。

6.石膏固定病人的护理

（1）配合固定　清洗患肢皮肤,如有伤口先更换敷料;准备石膏绷带、温水(40 ℃左右)、棉织套等衬垫物;用手掌扶托或固定肢体于所需位置。

（2）固定后护理

1）加快干固　石膏从硬固到干涸需要24~72 h,可通过提高室温、灯泡烤照、红外线照射等促其干固。但应注意局部加温,温度不宜过高,以防石膏传热导致灼伤。

2）安置体位　石膏干燥之前应维持在要求体位,不要过早搬动病人,必须搬动时应用手掌平托石膏固定的肢体,以防石膏变形或折断。石膏干燥后应抬高患肢,以利于肢体静脉、淋巴回流,减轻肿胀和疼痛。

3）固定后观察　①固定局部有无疼痛或压迫感,肢体远端有无肿胀、发凉、疼痛、麻木、苍白或青紫、活动障碍、脉搏减弱或消失等血运障碍表现,必要时协助拆除石膏固定或行石膏管型"开窗";②石膏型有无污染、松脱、折断等,若有污染可用毛巾蘸少许肥皂液轻轻擦拭,若有松脱或折断,应协助重新固定;有无血液或渗液渗出石膏外,并定时观察渗出范围有无扩大,必要时协助做局部"开窗"检查;③躯体石膏包扎后有无持续恶心、反复呕吐、腹胀及腹痛等石膏综合征表现。

4)预防并发症 石膏包扎固定病人可发生骨筋膜室综合征、化脓性皮炎、压疮、坠积性肺炎、失用性骨质疏松等并发症。应仔细观察肢体有无血管、神经功能障碍症状,石膏缘处皮肤有无红肿、糜烂或渗出等表现,定时为病人翻身、叩背,鼓励深呼吸、有效咳嗽、咳痰,指导功能锻炼等,防止发生并发症。

5)教育病人 告知病人妥善保护石膏型,防止污染、受潮或折断;若固定局部出现瘙痒、疼痛或固定肢体远端出现肿胀、苍白、青紫、发凉、疼痛、麻木、活动障碍、脉搏减弱或消失等,应及时报告,不可擅自处理;皮肤出现瘙痒时不可用指甲或锐利物搔痒;石膏松脱或局部压迫感时,不可自行填塞物品;按照护士的指导进行功能锻炼;遵照医嘱按期拆除石膏固定。

6)拆除石膏 骨折愈合后,准备拆除石膏用物,配合医生拆除石膏。石膏拆除后,用温水清洁皮肤,涂擦皮肤保护剂,并指导病人继续进行功能锻炼,尽快恢复患肢各关节的功能。

7. 牵引治疗病人的护理

(1)配合牵引 清洗患肢皮肤,必要时剃除较长的毫毛。准备牵引用物,如牵引架、牵引绳、牵引弓、滑轮装置、牵引砝码等。此外,皮牵引还应准备纱布垫、胶布、绷带、扩展板、苯甲丁酸;骨牵引还应准备消毒用品、不锈钢针、骨钻、骨锤等。摆好并扶持肢体于要求体位,配合牵引。骨牵引装置连接成功后,钢针的两端穿套胶盖小瓶,以防钢针刺伤对侧肢体或划破被服。

(2)牵引后护理

1)安置体位 将床头或床尾抬高 15～30 cm,利用病人体重形成与牵引力方向相反的对抗牵引。按照牵引复位和固定要求安置体位,并维持该治疗体位。

2)保持有效牵引 牵引绳应始终在滑轮的滑槽内且中途无阻力(如被服阻挡或压迫等);牵引砝码重量适宜且处于悬空状态,不受阻力或限制(如触地或中途搁置);牵引肢体远端离开床栏且不受枕褥等阻挡;皮牵引者应确保胶布贴敷和固定牢靠。

3)牵引后观察 ①观察牵引肢体远端的感觉、运动和血液循环情况,皮牵引尤应注意有无血管、神经受压、皮肤水疱或皮炎等症状;②定期测量患肢长度并与健侧比较,以防过度牵引;③颅骨骨牵引应每日检查和旋紧牵引弓螺母,防止牵引脱落;④肢体骨牵引,应注意钢针有无左右移位,若有移位应通知医生处理。

4)预防感染 骨牵引时穿针处皮肤应保持清洁,用无菌敷料覆盖。针孔处滴 70% 乙醇每日 1～2 次,若有血痂不可随意清除,以防发生感染。

5)预防并发症 牵引复位和固定病人可发生皮炎、足下垂、压疮、坠积性肺炎、便秘等并发症。胶布牵引时,注意胶布边缘皮肤有无水疱或炎症改变,若有上述情况,根据情况抽吸水疱或换药处理,必要时改用其他牵引。下肢牵引时,应在膝外侧加棉垫,防止腓总神经受压,应用足底托板固定踝关节,防止足下垂。骨突部位应用棉垫、气圈、气垫等加以保护。

(3)功能锻炼 指导病人进行非固定部位的功能锻炼,如下肢牵引可利用悬挂拉手或支撑双上肢进行起卧锻炼(图 2-31)。

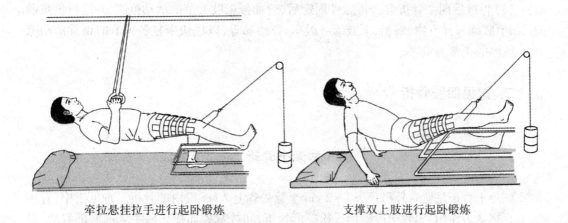

牵拉悬挂拉手进行起卧锻炼　　　　支撑双上肢进行起卧锻炼

图 2-31　牵引病人功能锻炼的方法

8.手术切开内固定病人的护理

（1）手术前护理　开放性骨折者，应按急症手术做好术前准备，并遵医嘱给予抗菌药物和 TAT 预防感染，有休克者，应先抗休克，休克纠正后再行手术。限期或择期手术者，按手术前常规准备，尤应注意严格皮肤准备。

（2）手术后护理　卧硬板床，四肢骨折手术后，肢体置于抬高位或根据治疗要求安置合适的体位；脊柱手术后取俯卧位或仰卧位。骨折复位内固定术后，常配合石膏外固定，按石膏包扎后护理。对病人卧床时间较长、生活不能自理者，应做好皮肤护理，提供生活照顾。指导病人进行功能锻炼。

【健康教育】

功能锻炼是骨折治疗和康复的重要措施之一，也是健康教育的重点内容。

1.功能锻炼的目的　功能锻炼能促进局部和全身血液循环，防止肌肉萎缩和关节周围软组织粘连，有利于功能恢复。

2.功能锻炼的注意事项　应主动锻炼与被动锻炼结合，不受治疗限制的肌肉和关节均应坚持锻炼；功能锻炼应循序渐进，强度从弱到强，时间从短到长，以不感到疲劳和明显疼痛为宜；锻炼后患肢轻度肿胀，经晚间休息后能够消肿的可以坚持锻炼，若肿胀较重并伴有疼痛，则应减少活动，抬高患肢，待肿胀疼痛消失后再恢复锻炼；若锻炼时突然出现骨折部位疼痛，应暂停锻炼并做进一步检查，以确定有无新发生的损伤。

3.功能锻炼的方法

（1）骨折早期　骨折 2 周内，进行固定部位肌肉等长收缩，骨折部位上、下关节暂不锻炼。

（2）骨折中期　骨折 2 周后，继续进行固定部位肌肉等长收缩，骨折部位上、下关节开始锻炼，并逐步增加活动范围和锻炼时间，病情允许或骨折 5～6 周时，可每日进行 2～3 次关节全范围活动。

（3）骨折后期 骨折愈合拆除外固定后,应加强患肢关节的活动范围,并进行负重锻炼,如上肢练习提重物、划船,下肢练习蹬车、登楼梯等,以尽快恢复各关节的正常活动范围和肢体的正常力量。

二、常见四肢骨折

肱骨干骨折

肱骨干骨折是肱骨外科颈下 1~2 cm 至肱骨髁上 2 cm 段内的骨折。常见于中、青年人。直接暴力作用,多致中段横形或粉碎形骨折;间接暴力如摔伤后手掌或肘部着地,暴力向上传导,可致中下 1/3 段斜形和螺旋形骨折,此段骨折易损伤桡神经。

【临床表现】

表现为伤侧上臂肿胀、疼痛、压痛,可出现假关节活动、骨擦感,成角、缩短和旋转畸形等骨折专有体征;合并桡神经损伤者,可出现垂腕,各手指掌指关节不能背伸,手背桡侧皮肤感觉减退或消失。X 射线摄片可确定骨折的类型和移位方向。

【治疗原则】

多采用手法复位小夹板或石膏外固定。手法复位困难或合并桡神经损伤者,可采用切开复位钢板螺钉或交锁髓内钉内固定。

【护理措施】

复位固定后用悬吊带悬吊前臂于胸前 6~8 周。观察有无患侧腕下垂、掌指关节不能伸直、手背桡侧皮肤感觉减退或消失等桡神经损伤表现。早期进行手指、腕关节的运动及上臂肌肉的主动舒缩运动;2~3 周后进行肘关节伸屈和肩关节收展、伸屈活动;4~6 周进行肩关节的旋转活动。

肱骨髁上骨折

肱骨髁上骨折指肱骨远端内外髁上方的骨折,以 5~12 岁儿童多见。多由间接暴力所致,根据暴力来源和移位方向,可分为伸直型和屈曲型骨折。若受伤时肘关节伸直手掌着地,暴力传导可致伸直型骨折,临床上常见;骨折近端向前移位,可压迫或刺伤肱动、静脉和损伤正中神经,引起前臂缺血性肌挛缩造成爪形手畸形;合并骨骺损伤者,以后可出现肘内翻畸形。若受伤时肘关节屈曲,肘后着地,暴力传导可致屈曲型骨折,临床上较少见。

【临床表现】

伤处疼痛、肿胀、压痛,伤侧肘关节功能丧失,出现畸形,但肘后三角关系正常;若合并血管、神经损伤,则出现桡动脉搏动减弱或消失,手部的感觉减弱和运动功能障碍。X 射线检查可明确骨折的类型和移位方向。

【处理原则】

多采用手法复位小夹板或石膏外固定;局部肿胀严重者,宜先行尺骨鹰嘴牵引,待肿胀消失后再行手法整复和固定。对手法复位失败或合并神经、血管损伤者,宜行切开复位用加压螺钉或交叉钢针作内固定。

【护理措施】

复位固定后,保持屈肘 90°~60°用悬吊带悬吊前臂于胸前 4~5 周。尺骨鹰嘴牵引者,牵引重量应维持为体重的 1/20~1/15,并保证牵引系统的有效性。观察有无患侧桡动脉搏动减弱或消失,手部皮肤苍白、发凉、麻木,被动伸指疼痛等前臂缺血表现。2 周内进行手指和腕关节的活动,2 周后进行肩关节的活动,解除固定后进行肘关节的伸屈功能锻炼。晚期应观察有无骨化性肌炎、肘内翻畸形或缺血性肌挛缩等并发症。

尺、桡骨干双骨折

尺、桡骨干骨折临床上较为多见,以青少年居多。多数为直接暴力引起,二骨骨折线在同一平面,呈横行、粉碎性或多段骨折,整复后不稳定;少数为跌倒时手掌着地间接暴力向上传导所致,二骨骨折不在同一平面,多为桡骨中 1/3 和尺骨低位骨折,复位困难。因前臂肌肉丰富,可合并骨筋膜室综合征。

【临床表现】

伤侧前臂疼痛、肿胀、压痛、功能障碍,可有明显畸形、骨擦音和反常活动;合并骨筋膜室综合征时,可表现出急性神经、肌肉缺血的症状和体征。X 射线摄片可明确骨折的部位、类型和移位方向。

【处理原则】

可试行手法复位石膏托或特制小夹板固定。手法复位困难者,应行切开复位钢板螺丝钉或髓内针内固定。

【护理措施】

复位固定后,屈肘、前臂置于功能位,用悬吊带悬吊于胸前 5~6 周。观察患肢有无剧烈疼痛,手部皮肤苍白、发凉、麻木,被动伸指疼痛,桡动脉搏动减弱或消失等前臂缺血及骨筋膜室综合征表现。2 周内做用力握拳和伸直动作,以加强前臂肌肉舒缩运动;2 周后开始肘、腕及肩关节的活动,但禁止前臂旋转运动;4 周后开始前臂旋转运动;解除外固定后,进行上肢各关节全活动范围锻炼。

桡骨下端骨折

桡骨下端骨折系指距桡骨下端关节面 3 cm 范围内的骨折,以中年和老年人多见。多由间接暴力所致。受伤时腕部背伸手掌着地而引起的桡骨下端骨折,称为伸直型骨折,又称科利斯骨折(Colles fracture),临床上多见,骨折远端向背侧及桡侧移位(图 2-32)。受伤时腕部屈曲位手背着地而发生的桡骨下端骨折,称为屈曲型骨折,又称史密斯骨折(Smith fracture),骨折远端向掌侧及桡侧移位。

【临床表现】

伤侧腕关节疼痛、肿胀、活动障碍,典型畸形为侧面观呈"餐叉"畸形,正面观呈"枪刺形"畸形。X 射线摄片可明确骨折的部位、类型和移位方向。

【处理原则】

多采用手法复位小夹板或石膏绷带固定。

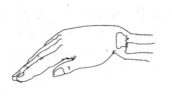 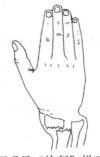

侧面观呈"餐叉"样畸形　　　　　正面观呈"枪刺"样畸形

图 2-32　伸直型桡骨远端骨折畸形

【护理措施】

复位固定后,屈肘、前臂置于功能位,用悬吊带悬吊于胸前 3~4 周。固定期间观察手部血液循环情况。2 周内进行手指伸屈活动,2 周后可进行腕关节的背伸和桡侧偏斜活动及前臂旋转活动,解除固定后加强腕关节全活动范围锻炼。

股骨颈骨折

股骨颈骨折常发生于老年人,以女性多见。主要因摔倒时扭转伤肢,暴力传导至股骨颈而引起骨折。根据发生的部位可为头下型骨折、经颈型骨折和基底型骨折。头下型骨折时局部血供遭到破坏,容易发生股骨头缺血性坏死和骨折不愈合。

【临床表现】

伤侧髋部疼痛,除嵌插骨折外,均有移动患肢时疼痛重,不敢站立或行走;伤侧髋部有压痛,叩击足跟髋部疼痛,大转子明显突出,下肢呈缩短、外旋畸形(图2-33)。X射线检查可明确骨折的部位、类型和移位方向。

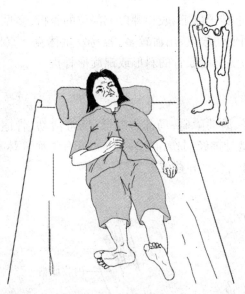

图 2-33 股骨颈骨折伤肢呈短缩和外旋畸形

【处理原则】

嵌插或无移位的稳定性骨折,可行持续皮牵引;有移位或不稳定的骨折,可在X射线监测下行经皮或切开加压螺纹钉固定术;并发股骨头坏死或不愈合的骨折,应行人工股骨头置换或全髋关节置换术。

【护理措施】

1. 维持肢位 持续牵引、内固定或人工股骨头换术后均应穿丁字鞋,保持患肢外展中立位。变动体位时,应保持肢体伸直,避免出现内收、外展及髋部屈曲动作,以防骨折移位。卧床期间进行股四头肌等长收缩训练和踝、趾的伸屈活动,并注意观察有无压疮、坠积性肺炎、尿路感染等并发症。

2. 功能锻炼 牵引治疗8周后可在床上坐起,3个月后可扶拐下地不负重行走,6个月后逐渐弃拐行走。手术内固定治疗后3周后可坐起,活动髋、膝关节,6周后扶拐下地不负重行走,骨折愈合后可弃拐行走。人工股骨头置换术后,1周开始进行髋关节活动,2~3周可扶双拐下地不负重行走,3个月后弃拐行走;恢复期不可盘腿、不可坐矮板凳,以防发生髋关节脱位。

3.预防并发症 股骨颈骨折卧床时间较长,可出现压疮、坠积性肺炎、泌尿系感染等并发症,应做好皮肤护理,帮助病人定时翻身;定时叩背、指导深呼吸和有效咳嗽,促进排痰;鼓励病人多饮水,以增加尿量,冲刷尿路,预防泌尿系感染。

股骨干骨折

股骨干骨折指股骨小转子以下、股骨髁以上部位的骨折,多见于青壮年。多由强大的直接或间接暴力造成,因创伤较重、出血较多,容易发生休克。直接暴力常引起股骨横断或粉碎性骨折,间接暴力多引起股骨的斜形或螺旋形骨折。

【临床表现】

伤侧大腿疼痛、肿胀、活动障碍,局部有畸形、反常活动、骨擦音或骨擦感,股骨干下1/3骨折可伴腘血管和坐骨神经损伤(图2-34)。可有失血性休克的症状和体征。X射线摄片可明确骨折的部位、类型和移位方向。

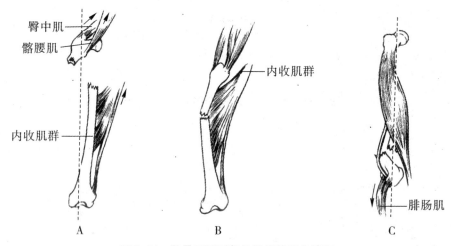

图2-34 股骨干不同部位骨折的移位情况

A.上1/3骨折,骨折近段屈曲、外旋、外展

B.中1/3骨折,骨折移位与暴力方向有关

C.下1/3骨折,骨折远段向后移位,损伤腘动、静脉和坐骨神经

【处理原则】

3岁以内儿童可采用垂直悬吊皮牵引;成人宜使用骨牵引复位和固定,也可采用切开复位髓内针、钢板螺丝钉或角状钢板内固定。

【护理措施】

肢体放置并保持固定所要求的位置。观察有无坐骨神经损伤和腘动脉损伤的症状和体征,有无压疮、坠积性肺炎、尿路感染等卧床并发症。2周内进行股四头肌等长收缩训练和踝、趾伸屈活动,2周后开始膝关节伸直活动,5~6周后可扶拐下地不负重行走,去除外固定后进行膝关节和髋关节全活动范围锻炼,并逐渐进行负重行走。小儿行双下肢垂直悬吊皮肤牵引时,应保持臀部悬离床面,并注意观察双侧下肢末梢血运、感觉和运动情况。

胫腓骨干骨折

胫腓骨干骨折指发生于胫骨平台以下至踝上部分的骨折。以青壮年和儿童多见,为长骨骨折中最为多见的一种。大多由直接暴力造成,因胫骨前内侧及腓骨下段都处于皮下表浅部位,故常呈开放性骨折。小腿肌肉丰富,骨折后可并发骨筋膜室综合征。

【临床表现】

伤侧小腿疼痛、肿胀、压痛、功能障碍,局部有畸形、反常活动、骨擦音或骨擦感,开放性骨折时可见刺破皮肤的骨折端;合并骨筋膜室综合征时,可出现急性神经、肌肉缺血的症状和体征。X射线摄片可明确骨折的部位、类型和移位方向。

【处理原则】

对横骨折和短斜骨折,采用手法复位小夹板固定或石膏固定;不稳定的长斜和螺旋骨折,可采用切开复位螺丝钉、交锁髓内钉或钢板内固定;较为严重的开放性或粉碎性骨折,可用外固定支架复位和固定。

【护理措施】

保持患肢于固定所需要的位置。观察有无伤肢剧烈疼痛,足趾皮肤苍白、发凉、麻木,被动伸趾疼痛,足背动脉搏动减弱或消失等小腿缺血及骨筋膜室综合征表现;有无足下垂、小腿外侧及足背感觉障碍等坐骨神经或腓总神经损伤症状。2周内进行足趾伸屈活动,2周后进行踝关节和膝关节的伸屈活动,禁止在膝关节伸直状态下旋转大腿,以免影响骨折固定;6周后进行扶拐下地不负重行走,解除外固定后进行患侧下肢全活动范围锻炼,并逐渐进行负重活动。

三、脊椎骨折与脊髓损伤

【病因】

脊椎骨折又称脊柱骨折,占全身骨折的5%~6%。脊椎骨折往往病情严重而复杂,常合并脊髓损伤,或马尾神经损伤,特别是颈椎骨折-脱位合并脊髓损伤时,可严重致残,甚至危害生命。绝大多数由间接暴力引起,如自高处坠落时,头、肩或足、臀部着地,地面对身体的阻挡使身体猛烈屈曲所产生的垂直分力可导致椎体压缩性骨折,若水平分力较大则可同时发生脊椎脱位;弯腰时重物落下打击头、肩或背部,也可发生同样的损伤。少数由直接暴力所致,如撞击、锐器、火器、爆炸物等可直接作用于脊椎而引起脊椎骨折。

【临床表现】

(1)脊椎损伤　表现为受伤局部疼痛、肿胀,脊柱活动受限,骨折处棘突明显压痛和叩痛;胸、腰段损伤时,常有局部后突畸形。由于腹膜后血肿刺激自主神经,可出现腹胀、肠蠕动减弱等症状。

(2)脊髓损伤　是脊椎骨折最常见的并发症。胸、腰段骨折合并脊髓损伤,可出现受伤平面以下的感觉、运动、反射及括约肌功能完全或部分丧失,临床上称为截瘫。完全丧失时称完全截瘫,部分丧失时称不完全截瘫。颈椎骨折合并颈髓损伤,可出现四肢瘫,因肋间肌瘫而出现呼吸困难,第4颈椎骨折以上时可出现呼吸停止。

【辅助检查】

X射线片可确定损伤的部位、类型和移位情况;CT扫描可显示骨折情况及椎管内有无出血及碎骨片;MRI能显示脊髓损伤的程度及范围;动脉血气分析可判断脊髓损伤病人的通气功能。

【处理原则】

1.抢救生命　脊椎骨折伴有颅脑损伤、胸部或腹部脏器损伤及休克时,应优先处理,以挽救生命。

2.颈椎骨折　轻者可用颌枕带卧位牵引复位;有明显压缩脱位者,采用持续颅骨牵引复位,牵引重量3~5 kg,牵引4~6周后改用头颈胸石膏固定3个月。

3.胸、腰椎骨折　单纯压缩性骨折,椎体压缩不到1/3者,应平卧硬板床,骨折部位垫厚枕使脊柱过伸,伤后1~2日逐渐进行腰背肌后伸锻炼,6~8周后带腰围下床活动。椎体压缩超过1/3和后突畸形明显的青少年和中年受伤者,可采用两桌法或双踝悬吊法复位(图2-35,图2-36),随后行石膏背心固定3个月。对复位后不稳定或关节交锁者,可行手术治疗,做植骨和内固定术。

4.合并脊髓损伤　尽早解除脊髓压迫和稳定脊柱功能尽可能恢复的首要问题。对脊椎合并损伤者,应及早实施手术治疗,术中切除椎板、去除突入椎管的骨折片及椎间盘组织,解除脊髓压迫,再行植骨和内固定术。

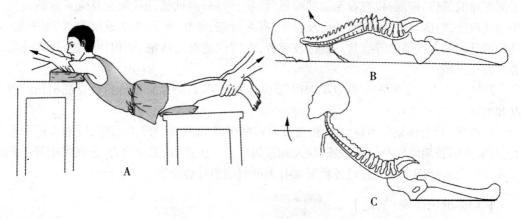

图 2-35　两桌复位法

A.两桌一高一低,病人悬于两桌之间,牵引上臂和小腿进行复位

B.示意第 1 腰椎压缩骨折形成后突畸形

C.示意复位时使脊柱过伸,后突畸形消失,压缩成楔形的椎体已复位

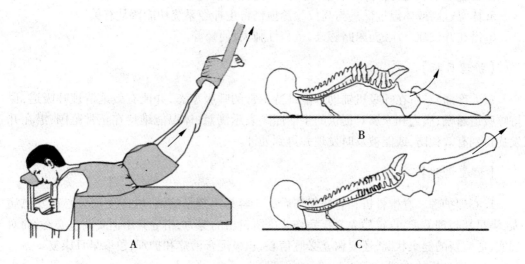

图 2-36　双踝悬吊复位法

A.病人双手把持固定物,双踝悬吊复位

B.示意第 1 腰椎压缩骨折形成后突畸形

C.示意复位时使脊柱过伸,后突畸形消失,压缩成楔形的椎体已复位

【护理评估】

1.健康史　了解受伤的时间、原因和部位,受伤时的体位,伤后急救、搬运和运送方式等。以往有无脊椎疾病史,如结核、肿瘤、腰椎间盘突出、腰椎管狭窄、颈椎病、腰椎骨折等。

2.身体状况　测量生命体征,尤其注意有无呼吸困难、中枢性高热等颈髓损伤症状。

了解疼痛的部位、程度;检查有无局部畸形、压痛、叩痛;测试痛、温、触觉及位置觉的丧失平面及程度,躯体、肢体瘫痪的平面及程度;有无腹胀、便秘、肛门失禁或尿潴留、尿失禁、括约肌反射减退或消失等症状。就诊较晚者,尚需注意有无压疮、坠积性肺炎、尿路感染等并发症表现。

3. 辅助检查 了解 X 射线、CT、MRI 等检查的结果,以判断脊椎骨折及脊髓损伤的程度和类型。

4. 心理-社会评估 了解病人和家属对疾病的认识及对治疗的态度,脊椎骨折和脊髓损伤,多需长期卧床和依赖照顾,病人和家属容易产生焦虑、无能为力、悲观失望等心理反应。还应了解病人的家庭经济状况及有无可利用的社会资源等。

【主要护理诊断/问题】

1. 疼痛 与脊椎骨折、软组织损伤等有关。
2. 低效性呼吸型态 与颈髓损伤肋间肌、腹肌瘫痪有关。
3. 清理呼吸道无效 与肌肉瘫痪、无力咳嗽、痰液黏稠等有关。
4. 自理缺陷 与脊柱骨折后治疗限制、脊髓损伤后躯干或肢体瘫痪等有关。
5. 体温过高或体温过低 与高位颈髓损伤自主神经系统功能紊乱有关。
6. 潜在并发症 压疮、尿路感染、坠积性肺炎、便秘等。

【护理目标】

病人疼痛减轻;在呼吸机辅助下能维持正常的呼吸型态,并能有效地清理呼吸道,保持呼吸道通畅;病人和家属对提供的生活照顾表示满意;体温能维持在正常范围;潜在并发症得到有效预防,或能被及时发现并得到处理。

【护理措施】

1. 心理护理 脊椎骨折和脊髓损伤后病人容易出现情绪波动,应主动关心和安慰病人,满足其心理需求;肯定病人与疾病作斗争所付出的努力,指导其不但要调整心态,面对现实,适应新的健康状况,还要树立必胜信心,积极配合治疗和护理,争取早日康复。

2. 脊柱骨折的护理

(1)卧位 安置病人卧硬板床,取仰卧位或俯卧位。

(2)预防压疮 每 2～3 h 进行一次轴式翻身,并保持床单清洁干燥、无皱褶,使用气垫、气圈等使骨突部悬空,对受压部位进行按摩。

(3)康复训练 指导病人进行腰背肌训练和日常生活能力训练。

3. 脊髓损伤

(1)生活护理 提供全面周到地生活照顾,做到"四到床边",即饭、药、水、便器到床边;指导病人摄取营养丰富、易于消化的饮食,多食新鲜水果和蔬菜、多饮水,以保持大便通畅;根据病情做好口腔、头发、皮肤、会阴的清洁护理和晨晚间护理。

(2)遵医嘱用药 脊髓损伤者,遵医嘱给予地塞米松、20% 甘露醇静脉滴注,以减轻脊髓水肿和继发损伤。

（3）胃肠减压 做好胃肠减压护理,以减轻腹胀。

（4）维持正常体温 高热者采取降温措施,如降低室内温度、采用物理降温等,因脊髓受损后交感神经功能抑制,发汗功能障碍,故药物降温效果不佳。对体温过低者采取保温措施,如提高室内温度、加盖棉被,或使用热水袋或电热毯等,但应注意预防烫伤。

（5）观察病情 注意观察体温、呼吸、脉搏、血压、感觉、肌力、肢体活动等变化,观察有无压疮、肺部感染、尿路感染、便秘等并发症,发现异常及时通知医生,并协助处理。

（6）预防并发症

1）压疮 参见压疮的预防和护理。

2）坠积性肺炎 ①翻身叩背,每 2 h 为病人翻身、叩背 1 次,促进痰液的松动与排出;②辅助咳嗽排痰,若病人呼吸肌有功能,应指导其进行深呼吸、用力咳嗽和排痰,促进肺膨胀和排痰,必要时辅助排痰;③雾化吸入,痰液黏稠者,给予雾化吸入(溶液中加入抗生素、地塞米松、糜蛋白酶等),以稀释分泌物,使之易于排出;④吸痰,不能自行咳嗽排痰或有肺不张时,应行鼻导管吸痰,必要时协助医生采用气管镜吸痰;⑤气管切开,对呼吸肌无功能或有肺不张、呼吸困难者,应配合气管切开和(或)人工呼吸,这是预防肺部并发症的重要措施,同时做好气管切开的护理。

3）尿路感染 ①导尿,截瘫早期常规留置导尿管持续引流膀胱,2 周后改为间隔 4 ~ 6 h 放尿一次,以训练膀胱反射或自律性收缩功能;做好导尿管和会阴部护理,并遵医嘱实施膀胱冲洗,以冲出膀胱内积存的沉渣;②人工排尿,4 周后拔出尿管,改为挤压排尿;③多饮水,鼓励病人多饮水,保证尿量每日在 1500 mL 以上,以冲刷尿路;④尿培养,每周 1 次尿培养,以及时发现感染;⑤遵医嘱使用抗菌药物。

4）便秘 ①饮食,鼓励病人多食富含膳食纤维的食物、新鲜水果和蔬菜,多饮水;②训练排便,指导或协助病人在饭后 30 min 从右至左沿大肠行走方向做腹部按摩,以刺激肠蠕动;③药物通便,顽固性便秘者,遵医嘱给予灌肠或缓泻药物。

5）废用综合征 对完全瘫痪的病人,应保持髋、膝伸直位,用枕头托垫于腋下、用防垂足板固定踝关节,并定时进行肌肉和关节的被动锻炼,以预防关节畸形,促进康复。对不全瘫痪的病人,应鼓励其加强功能锻炼,预防废用综合征,提高生活自理能力。

【健康教育】

重点是做好家庭护理,预防并发症。脊椎损伤和脊髓损伤病情稳定后,可离院在家中康复,应教会家属为病人安置卧位、翻身、喂饭、喂水、喂药、使用便器的方法;口腔、皮肤、头发、外阴护理的方法;挤压排尿的方法;关节和肌肉功能锻炼的方法;使用轮椅或其他助行器具的方法等。若发现皮肤受压发红和肿胀、体温过高、呼吸困难、痰液黏稠不易咳出、尿液混浊或大便排出困难等情况,应及时与医院取得联系,以利及早诊治。

思考与练习

A1/A2 型题

1.几乎所有骨折都会有的临床表现是(   )

　　A. 畸形　　　　　　　　　B. 疼痛　　　　　　　　C. 骨擦感

　　D. 骨擦音　　　　　　　　E. 反常活动

2. 以爪形手为典型表现的骨折并发症为(　　)

　　A. 关节僵硬　　　　　　　B. 愈合障碍　　　　　　C. 损伤性骨化

　　D. 缺血性肌挛缩　　　　　E. 缺血性骨坏死

3. 影响骨折愈合最主要的因素是(　　)

　　A. 高龄　　　　　　　　　B. 伤口感染　　　　　　C. 粉碎性骨折

　　D. 血液供应不良　　　　　E. 复位时过度牵引

4. 骨折病人现场急救方法正确的是(　　)

　　A. 就地取材妥善固定　　　B. 对骨折断端应现场整复　　C. 止血带持续扎紧不能放松

　　D. 先处理四肢骨折,再处理进行性血胸

　　E. 疑有颈椎骨折的病人需要两人同时搬运

5. 脊柱骨折病人急救运送方法正确的是(　　)

　　A. 一人背负搬运　　　　　B. 一人抱持搬运　　　　C. 二人抱持于硬板上搬运

　　D. 二人平托于软担架上搬运　　E. 三人平托于硬板上搬运

6. 关于骨折复位的叙述正确的是(　　)

　　A. 所有复位都必须达到解剖复位

　　B. 切开复位是最常用的复位方法

　　C. 切开复位内固定有利于病人早期离床活动

　　D. 手法复位对骨折断端周围组织和血管的损伤大

　　E. 对怀疑有神经血管软组织损伤的骨折应采用手法复位

7. 关于骨折病人固定的叙述正确的是(　　)

　　A. 皮牵引力量较大　　　　B. 骨牵引时间持续较短

　　C. 切开复位内固定复位准确,但不牢固

　　D. 小夹板固定牢固,不易移位　　E. 石膏绷带能够按照需要塑形

8. 关于伸直型肱骨髁上骨折的叙述正确的是(　　)

　　A. 跌倒时肘后着地致伤　　B. 青壮年人多见　　　　C. 较屈曲型损伤多见

　　D. 骨折近端向后下方移位　　E. 属于直接暴力损伤

9. 肱骨髁上骨折病人中适合进行尺骨鹰嘴牵引的是(　　)

　　A. 手法复位失败者　　　　B. 怀疑有正中神经损伤者　　C. 怀疑有肱动脉严重受压者

　　D. 伤后时间较长,肘部肿胀严重者

　　E. 肘部肿胀轻且桡动脉搏动正常者

10. Colles 骨折发生在桡骨下端(　　)

　　A. 1 cm 范围内　　　　　　B. 2 cm 范围内　　　　C. 3 cm 范围内

　　D. 4 cm 范围内　　　　　　E. 5 cm 范围内

11. Smith 骨折病人的典型表现是(　　)

　　A. 方肩畸形　　　　　　　B. 垂腕畸形　　　　　　C. 爪形手畸形

　　D. 杜加试验阳性　　　　　E. "餐叉"样畸形

12. Colles 骨折病人行石膏固定时腕关节应处于旋前和(　　)

　　A. 尺侧偏斜位　　　　　　B. 桡侧偏斜位　　　　　C. 屈腕尺偏位

　　D. 屈腕桡偏位　　　　　　E. 背伸尺偏位

13. 股骨干骨折行垂直悬吊皮牵引治疗的患儿应不大于(　　)

A. 1 岁　　　　　　　B. 2 岁　　　　　　　C. 3 岁

D. 4 岁　　　　　　　E. 5 岁

第八节　关节脱位

一、关节脱位概述

关节脱位俗称脱臼,指关节面失去正常的对合关系。部分失去正常对合关系者称关节半脱位。本病多见于青壮年和儿童。常见发生脱位的关节有肩关节、肘关节及髋关节,临床上最常见的是肩关节脱位,其次是肘关节脱位。

【病因和分类】

1. 根据脱位的原因分类

(1)创伤性脱位　因暴力作用于正常关节而发生脱位。如外伤性肩关节脱位。

(2)先天性脱位　因胚胎发育异常或胎儿在母体内受到外界因素影响,使关节发育不良,出生后即可出现脱位。如髋臼或股骨头发育不良引起的先天性髋脱位。

(3)病理性脱位　因关节结构遭受病变破坏而发生脱位。如关节结核或类风湿性关节炎所致的脱位。

(4)习惯性脱位　某个关节反复出现脱位达 3 次或 3 次以上,即为习惯性脱位。因创伤性关节脱位时,关节囊及韧带在骨性附着处被撕脱,使关节存在不稳定因素,以至于轻微的外力作用即可引起脱位。如习惯性肩关节、习惯性颞下颌关节。

2. 根据脱位的时间分类

(1)新鲜脱位　脱位时间在 3 周以内。

(2)陈旧性脱位　脱位时间超过 3 周。

【临床表现】

1. 一般表现　主要有局部疼痛、压痛、肿胀及功能障碍等。

2. 专有体征　①畸形,脱位的关节处明显畸形,移位的关节端可在异常位置摸到,肢体可出现旋转、内收或外展、变长或缩短;②弹性固定,脱位后由于关节囊周围韧带及肌肉的牵拉,使患侧肢体处于异常位置,被动活动时感到有弹性阻力;③关节盂空虚,原在体表能摸到的关节,脱位后局部有空虚感。

X 射线检查可确定脱位的方向、程度及有无合并骨折等。

【治疗原则】

1.复位　包括手法复位和切开复位,以手法复位为主。手法复位时间越早就越容易,效果也越好,复位后若关节被动活动、骨性标志及 X 射线摄片显示结构恢复正常,表示复位成功。对于合并关节内骨折、有软组织嵌入、手法复位失败或陈旧性脱位难以手法复位者,可行手术切开复位。

2.固定　复位后将关节固定于稳定位置2~3周,使损伤的关节囊、韧带、肌肉等软组织得以修复。固定的时间根据脱位情况而定,太长易发生关节僵硬,太短损伤的关节囊未能得到很好的修复,容易形成习惯性脱位。陈旧性脱位手法复位后,固定时间应适当延长。

3.功能锻炼　固定期间应进行关节周围肌肉的伸缩活动和固定以外关节的主动活动。固定解除后,逐步进行固定关节的主动功能锻炼,也可用配合理疗、按摩等手段,促使关节功能早日恢复。

【护理评估】

1.健康史　了解有无受伤史,暴力的大小、方向,受伤时身体的状态或姿势,伤后处理情况。以往有无关节脱位史,有无关节结核、化脓性关节炎、类风湿等关节疾病史。对婴幼儿还应了解母亲妊娠期情况和出生史等。

2.身体状况　检查受伤局部肿胀、疼痛、压痛的程度;有无畸形、弹性固定和关节盂空虚等脱位专有体征;有无合并骨折的症状和体征。

3.辅助检查　了解 X 射线检查的结果,判断脱位的程度、类型及有无合并骨折等。

4.心理-社会评估　了解病人对关节脱位的认知程度及发生脱位后的心理反应,对手法复位和手术治疗的承受能力等。

【主要护理诊断/问题】

1.疼痛　与软组织损伤和关节脱位有关。
2.躯体移动障碍　与脱位后患肢功能丧失、治疗限制等有关。

【护理目标】

病人疼痛减轻,并逐渐消失;受伤肢体的活动功能逐渐恢复。

【护理措施】

1.减轻疼痛　移动病人时,应帮助病人托扶固定患肢,动作轻柔,以免加重疼痛;对疼痛严重者,遵医嘱应用镇痛剂。

2.生活和心理护理　安慰病人,提供周到的生活照顾,满足病人心理和基本生活需求。对能自我照顾的病人,应将日常生活用物放置于病人可自行取用的地方,以减轻由于活动受限而带来焦虑、烦躁等不良心理反应。在病情允许时,鼓励病人参与家庭及社会活动,以放松心情,减轻心理压力。

3.协助复位和固定

（1）手法复位与外固定　复位前向病人说明复位的方法,已取得病人的合作;安置病人于复位所需体位,较大关节脱位应先协助麻醉,以使肌肉松弛便于复位。复位时应配合固定躯干或牵引肢体,以利于复位操作。复位后协助固定关节于功能位,并做好固定后的有关护理。

（2）手术复位与内固定　手术前按骨科手术做好准备。手术后固定关节于治疗所需位置;用牵引或石膏固定的病人,按牵引或石膏固定后护理。观察术侧肢体末端的温度、颜色、肿胀、感觉、运动、动脉搏动等情况;观察切口敷料有无松脱、渗血,切口有无红肿热痛等感染征象。若发现异常情况,应及时通知医生,并协助处理。

4.指导功能锻炼　向病人及家属讲解功能锻炼的重要性,根据病人具体情况指导功能锻炼,并告知不可用强力拉伸关节,以防加重局部损伤。

二、常见关节脱位

肩关节脱位

肩关节脱位最常见。肩关节活动范围大,关节盂面积小而浅,肱骨头相对大而圆,周围的韧带较薄弱,关节囊松弛,使关节结构不稳定,容易发生脱位。肩关节脱位好发于青壮年,男性居多。多由间接暴力所致,如跌倒时手掌撑地肩关节外展、外旋,是造成脱位主要原因。肩关节脱位分为前脱位、后脱位、盂下脱位和盂上脱位,以前脱位多见。脱位时可合并肱骨大结节撕脱骨折,严重者可合并肱骨外科颈骨折及臂丛神经损伤。

【临床表现】

伤侧肩部疼痛、肿胀、不敢活动;肩部失去正常轮廓,呈方肩畸形(图2-37),关节盂空虚,在关节盂外可触及肱骨头;杜加征（Dugas sign）阳性,即患侧手掌搭于健侧肩部时肘部不能紧贴胸壁,反之若患侧肘部紧贴胸壁,手掌无法搭于健侧肩部。X射线检查显示肱骨头与关节盂关系失常。

【处理原则】

绝大部分用手法复位可获成功。常用复位方法为手牵足蹬复位法(图2-38)和牵引回旋复位法。复位后,对单纯肩关节脱位者腋窝处垫棉垫,曲肘90°用三角巾将前臂悬吊于胸前固定。对关节囊破损明显或仍有肩关节半脱位者,应将患侧手置于对侧肩上,上肢紧靠胸壁,腋下垫棉垫,用绷带将患肢固定于胸

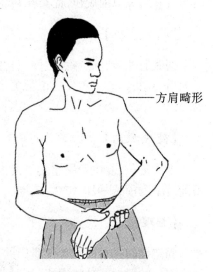

———方肩畸形

图2-37　方肩畸形

壁前,以防外旋和外展。固定时间一般为 3 周,以保证关节囊修复,预防习惯性脱位,合并肱骨大结节撕脱骨折者应延长固定时间。

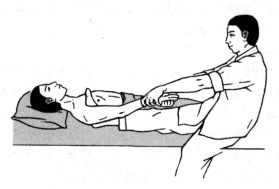

图 2-38　肩关节脱位的手牵足蹬复位法

【护理措施】

固定期间指导病人进行腕部与手指活动;解除固定后,进行肩关节各方向的锻炼,如作手指爬墙外展、爬墙上举、滑车带臂上举、举手摸顶锻炼等,使肩关节功能完全恢复。

肘关节脱位

肘关节脱位较常见,发生率仅次于肩关节脱位。根据脱位后关节头所在的位置分为前脱位和后脱位,以后脱位多见。多由间接暴力所致,如跌倒时肘关节伸直,手掌着地,暴力传递至尺、桡骨上端,可引起后脱位;若暴力直接从后方作用于肘关节,则可产生尺骨鹰嘴骨折和肘关节前脱位,此类相对少见。

【临床表现】

伤侧肘关节肿胀、疼痛、伸屈功能障碍,呈半屈曲状弹性固定,上肢较短,尺骨鹰嘴明显向后突出,肘后三角失去正常关系。X 射线检查显示尺骨鹰嘴离开鹰嘴窝而向前或向后突出。

【处理原则】

手法复位,复位后用超关节夹板或长臂石膏托固定肘关节于屈肘 90°位,用三角巾悬吊前臂于胸前,一般固定 2~3 周。

【护理措施】

固定期间进行固定部位肌肉的等长性收缩锻炼及腕、指和肩关节活动;解除固定后进行全方位的肘关节功能锻炼,如肘部屈伸、前臂旋转、提物、推墙等。

髋关节脱位

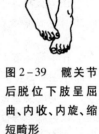

髋关节脱位较少见,大部分髋关节脱位发生于交通事故。髋关节为杵臼关节,髋臼为半球形,深而大,周围有坚强韧带与肌群,结构相当稳定,一般不容易发生脱位。只有遭受强大暴力才可引起,如交通事故发生时,病人髋、膝关节屈曲内收,则股骨有轻度内旋,当强大的暴力从膝部向髋部冲击时,可使股骨头穿出后关节囊后下部薄弱区而造成后脱位,常伴关节囊撕裂、髋臼后缘或股骨头骨折,有时合并坐骨神经损伤。也可发生前脱位、中心脱位,以后脱位最常见(占85%~90%)。

【临床表现】

伤侧髋部疼痛、肿胀、下肢活动和站立功能障碍,后脱位时髋关节呈屈曲、内收、内旋、缩短畸形(图2-39),臀部可触及脱位的股骨头,大转子上移。X射线检查显示髋关节结构失常或伴有髋臼骨折等。

图2-39　髋关节后脱位下肢呈屈曲、内收、内旋、缩短畸形

【处理原则】

一般需在腰麻或全麻下行手法复位。常用复位方法为提拉(Allis)法(图2-40),对于闭合复位失败者,应做好手术切开复位准备。复位后用持续皮牵引固定患肢3~4周。

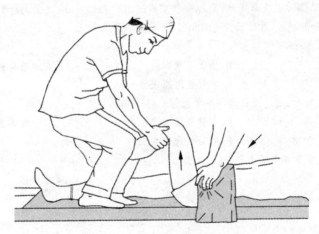

图2-40　髋关节脱位的复位方法

【护理措施】

固定期间患肢置于伸直、外展、中立位,避免髋关节屈曲、内收、内旋,禁止坐起。指导病人进行固定部位肌肉的等长收缩锻炼、患侧趾和踝关节及身体其他部位的锻炼。拆除皮牵引后,先卧床活动髋关节数日,再逐渐扶双拐下地活动,但3个月内患肢不可负重,以

免发生股骨头缺血性坏死;3 个月后经 X 射线检查证实股骨头血液供良好时,可尝试弃拐步行。

(李国荣)

思考与练习

一、A1/A2 型题

1. 下列属于关节脱位特有体征的是( )

  A. 弹性固定   B. 疼痛   C. 肿胀

  D. 功能障碍   E. 以上都不对

2. 肩关节脱位特有的体征是( )

  A. 肩部肿胀   B. 肩部外展障碍   C. 方肩畸形

  D. 肩部内收障碍   E. 肩部压痛

3. 肘关节脱位的特点是( )

  A. 肘部伸直位固定   B. 肘部屈曲位固定

  C. 肘部半伸位,弹性固定,肘后三点关系正常

  D. 肘部半屈位,弹性固定,肘后三点关系异常

  E. 以上都不对

二、A3/A4 型题

(1~3 题共用题干)

女性,7 岁,不慎跌倒时以手掌撑地,倒地后自觉右肘上部剧烈疼痛,大哭,被立即送往医院。体检可见上臂成角畸形,轻度肿胀,肘后三角关系正常,不敢用右手取物。

1. 该病人最可能出现( )

  A. 肘关节脱位   B. 桡骨上端骨折   C. 尺骨上端骨折

  D. 肱骨髁上骨折   E. 肘部软组织挫伤

2. 除了 X 射线表现外,支持该诊断的主要依据是( )

  A. 局部剧烈疼痛   B. 上臂成角畸形   C. 肘部轻度肿胀

  D. 不敢用右手取物   E. 肘后三角关系正常

3. 对该患儿的观察重点为是否合并( )

  A. 伤口感染   B. 皮肤划伤   C. 脊髓损伤

  D. 肘部软组织损伤   E. 肱动脉损伤

第三章
神经系统疾病病人的护理

神经系统疾病是指神经系统和骨骼肌由于感染、血管病变、变性、肿瘤、外伤、中毒、免疫障碍、遗传、先天发育异常、营养缺陷、代谢障碍等引起的疾病。大多数都有明确的病理变化。神经细胞死亡后不能再生，严重威胁人的生存和生命质量，因此预防神经系统疾病的发生就显得特别重要。神经系统病变时可出现意识、认知、运动、感觉、反射等神经功能异常，也可出现其他器官的症状，病情复杂，死亡率高，致残率高。病人常因丧失生活自理能力，易发生多种并发症，且病程长，行动不便而与社会隔绝。此种精神上的创伤使病人易产生依赖心理，心情抑郁。故除了及时正确诊断及治疗外，体贴关怀、精神鼓舞及科学细致的专科护理十分重要，它不仅能协同医师挽救病人生命，预防并发症，减轻病人痛苦，并能促进康复，大大降低病残率。

第一节　概　述

一、神经系统解剖生理

神经系统分为中枢神经系统和周围神经系统。中枢神经系统由脑及脊髓组成，分别位于颅腔和椎管内。周围神经系统由脑神经、脊神经和内脏神经组成，根据周围神经的分布可分为躯体神经和内脏神经，躯体神经分布于体表、骨关节和骨骼肌，内脏神经分布于内脏、心血管、平滑肌和腺体。

脑位于颅腔内，分为端脑、间脑、小脑和脑干四部分，脑干自上而下依次为中脑、脑桥和延髓。在大脑皮质的不同部位，有不同的功能定位。骨性颅腔被小脑幕分成幕上腔和幕下腔。幕上腔又被大脑镰分割成左右两分腔，分别容纳左右大脑半球。中脑在小脑幕切迹裂孔中通过。其外侧与大脑颞叶的钩回、海马回相邻。动眼神经从中脑腹侧的大脑脚内侧发出，通过小脑幕切迹走行在海绵窦的外侧壁直至眶上裂。幕下腔容纳脑桥、延髓和小脑。颅腔与脊髓腔相连处的出口称为枕骨大孔,延髓下端通过此孔与脊髓相连,小脑扁桃体位于延髓下端的背面,其下缘与枕骨大孔的后缘相对。

脊髓位于椎管内,下端在成人平第一腰椎,新生儿约平第三腰椎下缘。脊髓两侧连有由神经纤维组成的神经根,前根由运动纤维组成,后根由感觉纤维组成,前根和后根由椎间孔处合成脊神经,脊神经共有 31 对,与每一对脊神经相连的一段脊髓称为一个脊椎节段。

脑和脊髓的表面有三层膜,由外向内依次为硬膜、蛛网膜和软膜。脊髓蛛网膜与软脊膜间的腔隙称蛛网膜下隙,内含脑脊液。脑脊液由脑室的脉络丛产生,流动于脑室及蛛网膜下隙内,它处于不断产生和回流的相对平衡状态。具有运输营养物质、带走代谢产物、调节颅腔内的压力及减缓外力对脑的冲击等作用。

神经调节的基本方式是反射,反射是指在中枢神经系统参与下,机体对内外环境刺激的规律性应答。反射的结构基础为反射弧,包括感受器、传入神经、神经中枢、传出神经和效应器五部分。反馈调节分为负反馈和正反馈,负反馈指调节结果反过来使调节原因及调节过程减弱的调节方式,如内环境稳态的维持,降压反射等。正反馈指调节结果反过来使调节原因及调节过程加强的调节方式。

神经系统在人体功能调节中起主导作用,它联络和调节体内各器官、系统的功能,使之互相联系、互相配合成为统一的有机整体,以保持内环境稳定及与外环境的相适应。

二、神经系统常见症状体征的护理

神经系统疾病病人的症状与体征和病变部位的相应功能紧密相关。认识神经系统疾病的常见症状体征,加强其护理,对病人早日康复尤为重要。神经系统疾病常见的症状有头痛、感觉障碍、运动障碍、意识障碍等。

(一)头痛

头痛是指额、顶、颞及枕部的疼痛,为临床常见症状之一。颅内的血管、神经、脑膜以及颅外的骨膜、血管、头皮、颈肌、韧带等均为疼痛的敏感结构,凡这些敏感结构受挤压、牵拉、移位、炎症、血管的扩张或痉挛、肌肉的紧张性收缩等均可引起头痛。

【分类】

1.偏头痛　由颅内外血管舒缩功能障碍引起,常为一侧或双侧颞部搏动性头痛,反复发作,伴恶心呕吐,典型偏头痛在头痛前可有视物模糊、眼前闪光等视觉先兆,服止痛药或经休息、睡眠后头痛缓解,常有家族史。

2.颅内高压性头痛　颅内肿瘤、血肿、囊肿、脓肿等占位性病变使颅内压增高,常为持续性整个头部的胀痛,阵发性加剧,并伴有喷射性呕吐及视力障碍。

3.颅外局部因素所致头痛　此种头痛可以是急性发作,也可以是慢性持续性头痛。

(1)眼源性头痛　因青光眼、虹膜炎、视神经炎、眶内肿瘤等眼部疾患以及屈光不正而引起头痛,常位于眼眶周围及前额,一旦眼部疾患治愈,头痛也将缓解。

（2）耳源性头痛　因急性中耳炎、外耳道疖肿、乳突炎等引起,表现为单侧颞部持续性或搏动性头痛,常伴有乳突压痛。

（3）鼻源性头痛　鼻窦炎症常引起前额部头痛,可伴有发热、鼻腔脓性分泌物等。

（4）神经性头痛　亦称精神性头痛,其部位不固定,表现为持续性闷痛,常伴有心悸、多梦、多虑、紧张、失眠等症状。

【护理评估】

1.健康史　询问病人头痛起始时间、部位、性质、频率、诱发因素以及伴随症状,了解病人有无高血压、头部外伤、发热史及家族史等。有些头痛可能是严重疾病信号,如突发剧烈头痛伴恶心呕吐,可能为颅内出血,发热伴剧烈头痛,可能为颅内炎症。女性病人在经前期或经期情绪紧张、饥饿、睡眠不足、噪声、强光、气候变化等也可诱发头痛。

2.身体评估　观察头部是否有伤疤,测血压、体温,检查是否有颈项强直、Kernig征等。

3.实验室及其他检查　评估病人脑电图、脑脊液等检查有无异常。

4.心理-社会评估　长期反复发作性头痛的病人可能会存在焦虑、紧张,对于典型的偏头痛病人,头痛常达数小时至数天,病人可能有恐惧、绝望的心理。

【主要护理诊断/问题】

疼痛:头痛　与颅内外疾患导致头部痛觉纤维受刺激有关。

【护理目标】

病人能说出引起或加重头痛的因素,并设法避免。能运用有效的方法缓解疼痛,疼痛发作次数减少或程度减轻。

【护理措施】

1.观察病人头痛的性质、部位、持续时间、频率、程度,了解病人头痛的原因或加重疼痛的因素。

2.注意休息,保持环境安静、舒适,光线柔和,避免各种刺激,避免食用可诱发头痛的食物如奶酪、熏鱼、酒类、巧克力等,女性病人避免服用避孕药。

3.与病人讨论减轻头痛的方法如精神放松、听轻音乐或者指导式想象,即利用一个人对某特定事物的想象,如回忆一些有趣的事情,达到特定的正向效果,可引起松弛,减轻疼痛。气功疗法,通过自我意识,集中精力使全身各部分的肌肉放松,从而达到增强病人对疼痛的耐受性。还可用皮肤刺激疗法减轻头痛,如冷敷或热敷。另外理疗、按摩、加压等方法均可减轻头痛,如偏头痛可用手指压迫颈总动脉或单侧头部动脉等,可短暂性地控制血管的扩张而缓解头痛。

4.用药护理　遵医嘱给病人药物,护士应了解药物作用、用药方法,让病人了解药物的依赖性或成瘾性的特点,及长期用药的副作用。鼓励病人用松弛、理疗等方法配合药物来缓解疼痛。

长期反复发作的头痛,可使病人有焦虑紧张心理,应帮助病人找出诱因或减少诱因,安慰病人,消除紧张情绪,以减少发作次数。器质性病变所致的头痛,应积极检查,尽早治疗。

(二)感觉障碍

感觉是作用于各种感受器的各种形式的刺激在人脑中的直接反映。人体感觉通常分为浅感觉(痛、温、触觉)、深感觉(运动觉、位置觉和振动觉)和复合感觉(实体觉、图形觉、两点辨别觉)等。感觉障碍是指机体对各种形式(痛、温、触、压、位置、震动等)刺激的无感知、感知减退或异常的综合征。

【护理评估】

1.感觉障碍的性质　根据病变的性质,临床上将感觉障碍分为抑制性症状和刺激性症状两大类。

(1)抑制性症状　感觉传导径路被破坏或功能受抑制时,出现感觉缺失或感觉减退。在同一部位各种感觉均缺失,称为完全性感觉缺失。如果在同一部位只有某种感觉障碍而其他感觉保存者,称为分离性感觉障碍。

(2)刺激性症状　感觉传导径路受到刺激或兴奋性增高时出现刺激性症状。有以下几种表现:

1)感觉过敏　指轻微刺激引起强烈的感觉,如一个轻的疼痛刺激引起较强的疼痛感受。

2)感觉过度　一个轻微的刺激而引起强烈难以耐受的感觉。

3)感觉倒错　指非疼痛性刺激而诱发出疼痛感觉,如轻划皮肤而又痛感,冷觉刺激当做热觉刺激。

4)感觉异常　没有外界任何刺激而发生的感觉,常见的感觉异常有:麻感、痒感、发重感、针刺感、冷热感、蚁行感、肿胀感、电击感、紧束感等。感觉异常出现的范围也有定位价值。

5)疼痛　临床上疼痛可分为局部疼痛、放射性疼痛、灼性神经痛、扩散性疼痛、牵涉性疼痛等。

2.感觉障碍的类型　不同解剖部位的损伤产生不同类型的感觉障碍,而典型的感觉障碍具有特殊的定位诊断的价值(图3-1)。

(1)末梢型感觉障碍　表现为袜子或手套型痛、温触觉减退,见于各种原因引起的多发性周围神经病(图3-1a,b)。

(2)节段性感觉障碍　脊髓某些节段的病变产生受累节段的感觉缺失或感觉分离,如脊髓空洞症时的痛觉消失,触觉存在(图3-1 c)。

(3)传导束型感觉障碍　感觉传导束损害引起病损以下部位的感觉障碍,其性质可为感觉缺乏(内囊病变的偏身感觉缺失或减退和脊髓横贯性损害的截瘫型或面瘫型感觉缺失),感觉分离(脊髓半切综合征,图3-1d)。

(4)交叉型感觉障碍　延髓外侧和脑桥病变时,常产生病变同侧的面部和对侧身体的感觉缺乏,为交叉性感觉障碍(图3-1f)。

(5)皮质型感觉障碍　病变损害大脑皮质的感觉中枢某一部分,常常产生对侧的一个上肢或一个下肢分布的感觉障碍,称为单肢感觉缺乏。皮质型感觉障碍的特点为精细性感觉(形体觉、两点区别觉、定位觉、图形觉等)障碍(图3-1h)。

3.心理评估　评估病人有无因自己的感觉异常而感到烦闷、忧虑,甚至烦躁不安等。

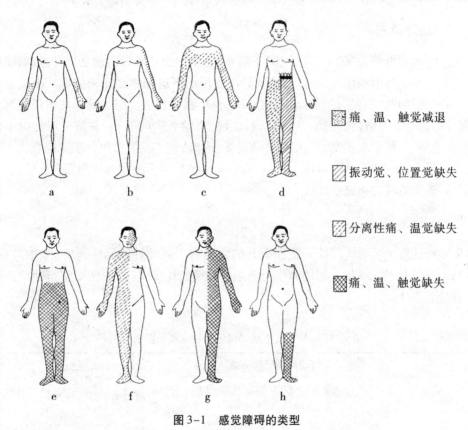

痛、温、触觉减退

振动觉、位置觉缺失

分离性痛、温觉缺失

痛、温、触觉缺失

图3-1　感觉障碍的类型

【主要护理诊断/问题】

感知觉紊乱　与脑、脊髓病变及周围神经受损有关。

【护理目标】

病人感觉障碍减轻,学会使用其他方法感知事物。感觉障碍的部位不发生损伤。

【护理措施】

针对病人感觉障碍的程度、类型给病人详细讲清其病情变化。安慰病人嘱其不必紧张,消除不安感。给病人家属讲解病情让家属了解此病注意事项。

感觉减退的病人注意避免温度过高或过低的物体,避免烫伤、冻伤;对感觉过敏的病人,尽量减少不必要的刺激。每天用温水擦洗感觉障碍的身体部位,以促进血液循环和感觉恢复。

给病人做知觉训练,用砂纸、毛线刺激触觉;用冷水、温水刺激温觉;用针尖刺激痛觉等。

教会病人放松的技巧,积极配合医生的药物治疗,督促病人按时服药。

(三)运动障碍

人体的运动可分为"随意"运动和"不随意"运动两类。随意运动是指有意识,能随着自己的意志而执行的动作,由锥体系统及其所支配的下运动神经元来完成。不随意运动是不受意志控制而"自发"的动作,由锥体外系及小脑所控制。当运动系统中任何部位受损,都可引起运动障碍(如瘫痪、共济失调、僵硬、不随意运动等)。共济失调是由本体感觉、前庭迷路、小脑系统病变引起的肌体维持平衡和协调不良所产生的临床综合征。肢体因肌力下降而出现的运动障碍称为瘫痪,肌力完全丧失而不能运动者为完全性瘫痪,而保存部分运动功能者为不完全瘫痪。

【护理评估】

1.瘫痪性质　上运动神经元受损引起的瘫痪为上运动神经元性瘫痪(中枢性瘫痪、硬瘫);下运动神经元受损引起的瘫痪为下运动神经元性瘫痪(周围性瘫痪、软瘫)。两者的区别见表3-1。

表3-1　上、下运动神经元性瘫痪的区别

体征	上运动神经元性瘫痪	下运动神经元性瘫痪
瘫痪分布	以整个肢体为主(如单瘫、偏瘫、截瘫等)	以肌群为主
肌张力	增高	减低
腱反射	增强	减低或消失
病理反射	有	无
肌萎缩	无或轻度失用性萎缩	明显
肌束颤动	无	有
皮肤营养障碍	多无	常有
肌电图	神经传导正常,无失神经电位	神经传导异常,有失神经电位

2.瘫痪程度　肌力下降的程度按0～5级的分级法进行评价。

0级:完全瘫痪,肌肉无收缩。

1级:肌肉可轻微收缩,但不能产生动作。

2级:肢体能在床面上移动,但不能抬起。

3级:肢体能抗地心引力而抬离床面,但不能抗阻力。

4级:能做抗阻力的运动,但未达正常。

5级:正常肌力。

3.瘫痪类型 按瘫痪的临床表现可分为偏瘫、交叉性瘫痪、四肢瘫痪、截瘫、单瘫、局限性瘫痪等(图3-2)。

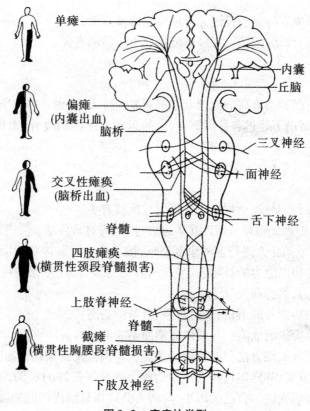

单瘫

偏瘫
(内囊出血)

交叉性瘫痪
(脑桥出血)

脊髓

四肢瘫痪
(横贯性颈段脊髓损害)

上肢脊神经

截瘫
(横贯性胸腰段脊髓损害)

下肢及神经

内囊
丘脑

脑桥

三叉神经

面神经

舌下神经

脊髓

图3-2 瘫痪的类型

(1)单瘫 单个肢体的运动不能或运动无力,可表现为一个上肢或一个下肢受累。病变部位为大脑半球、脊髓前角细胞、周围神经和肌肉等。

(2)偏瘫 一侧面部和肢体瘫痪,常伴瘫痪侧肌张力增高、腱反射亢进和锥体束征阳性等体征。常见于一侧大脑半球病变,如内囊出血、半球肿瘤、脑梗死等。

(3)交叉性瘫痪 为病变侧颅神经麻痹和对侧肢体的瘫痪。中脑病变时出现病侧动眼神经麻痹,对侧肢体瘫痪;脑桥病变时出现病侧外展、面神经麻痹和对侧肢体瘫痪;延脑病变时出现病侧舌下神经麻痹和对侧肢体瘫痪。此种交叉性瘫痪常见于脑干肿瘤、炎症和血管性病变。

(4)截瘫 双下肢瘫痪称为截瘫,常见于脊髓胸腰段的炎症、外伤、肿瘤等引起的脊髓横贯性损害。

(5)四肢瘫痪 四肢不能运动或肌力减退。见于高颈段脊髓病变和周围神经病变

（格林-巴利综合征）等。

（6）局限性瘫痪　指某一神经根支配区或某些肌群的无力。如单神经病变、局限性肌病、肌炎等。

4.心理评估　评估病人有无因瘫痪、生活不能自理而产生烦恼、自卑、悲观等情绪。

【主要护理诊断/问题】

1.躯体移动障碍　与运动神经元受损引起瘫痪有关。
2.有患废用综合征的危险　与肢体瘫痪而不能活动有关。

【护理目标】

病人能说出自己运动障碍的原因及掌握康复训练方法，做一些力所能及的事情，恢复最佳活动功能；在帮助下通过各种训练，病人的运动功能得到改善，无失用性萎缩等情况的发生。

【护理措施】

1.躯体移动障碍　与运动神经元受损引起瘫痪有关。
（1）协助生活护理　指导或帮助病人进食、洗漱等日常生活。
（2）教会病人或陪住人进行多种康复训练，被动或主动肢体功能训练，每日 3 ~ 4 次。锻炼和提高平衡和协调能力的技巧（如坐位时着力为臀部，注意保护病人安全；站立时为双足部，集中注意力，保持病人处于平衡）。
鼓励病人做力所能及的事情，获得自强、自尊的心态。
2.有患废用综合征的危险　与肢体瘫痪而不能活动有关。
病人了解病情及锻炼方法以改善运动功能。与病人及其家属详细讲解功能锻炼的重要性，制定出训练方案，共同促进病人运动功能。列举恢复好的病例，帮助病人克服生活失望的感觉。鼓励病人讲出自己的困难，与病人共同商量解决问题的最佳方法。
对单侧下肢不能行走的可以用拐杖慢慢地练习行走，双下肢不能行走的可以用手摇式轮椅。对四肢瘫痪病人协助翻身，每 2 h 一次，并做到勤按摩、勤更换、勤整理、勤擦洗，防止压疮发生。对病人的残肢进行被动运动，可由医务人员、家属或病人自己来进行。恢复期病人练习行走时，应搀扶病人，并清除活动范围内的障碍物。在无陪住人或看护的情况下，不要自行起立和移动身体，以免发生跌倒及意外。
常与病人交谈生活中出现的问题，并鼓励病人树立与疾病做斗争的勇气。

（四）意识障碍

意识是对外界环境及自身状态的识别和观察能力。意识障碍是对外界环境刺激缺乏反应的一种精神状态。临床上可通过病人的言语反应、对疼痛的刺激反应、瞳孔对光反射、吞咽反射、角膜反射等来判断意识障碍的程度。

【护理评估】

1. 意识障碍程度　按照意识障碍的程度一般分为嗜睡、意识模糊、昏睡、昏迷。昏迷又分为浅昏迷和深昏迷,是最严重的意识障碍,也是病情危重的信号。

2. 心理-社会评估　急性意识障碍病人常常给家属带来不安及恐惧,慢性意识障碍病人行为意识紊乱,给家属增添负担,可能产生厌烦心态和不耐心的言行。

【主要护理诊断/问题】

意识障碍　与脑部病变、受损有关。

【护理目标】

意识障碍无加重或神志清楚;未发生压疮、感染等并发症。

【护理措施】

判断意识障碍程度,严密观察生命体征、瞳孔的变化、角膜反射等。

保护病人以防防止可能的损伤,如癫痫发作时引起气道梗阻或误吸。如需约束病人应使病人处于侧卧位,病床安装床护栏,防止坠伤,制定必要的保护措施。

根据不同的意识障碍程度,进行相应的意识恢复训练。如意识模糊病人,纠正其错误概念或定向错误,变色错误,计算错误,提供他所熟悉的物品(如照片等),帮助病人恢复记忆力;对嗜睡病人避免各种精神刺激,协助、指导病人完成各种日常生活料理。

对于昏迷病人应保证营养的供给,必要时给予鼻饲流质。保持床单清洁干燥,每2～3 h 翻身一次,防止压疮及坠积性肺炎的形成。协助做好日常生活的护理,保持大便的通畅必要时遵医嘱服通便药,小便失禁病人防止尿路感染。

第二节　脑血管疾病

一、概述

脑血管疾病(cerebral vascular disease,CVD)是指在脑血管病变或血流障碍的基础上发生的局限性或弥漫性脑功能障碍。脑卒中是指急性起病、由于脑局部血液循环障碍所导致的神经功能缺损综合征,症状持续时间至少24 h 以上,包括脑梗死、脑出血、蛛网膜下隙出血等。如脑缺血的症状持续数分钟至数小时,最多不超过24 h,且无 CT 或 MRI 显示的结构性改变,则称为短暂性脑缺血发作(transient ischemic attacks,TIA)。脑卒中所引起的神经系统局灶性症状和体征与受累脑血管的血供区域一致。

脑血管疾病是神经系统的常见病和多发病,是导致人类死亡的三大主要疾病之一。近年来我国的流行病学资料表明,脑血管疾病分别列于城市和农村人口死因顺序的第一、二位。我国每年新发脑卒中病人约为200万人,死于脑卒中病人约为150万人,幸存者中50%~70%留有残障,给社会和家庭带来极大负担。

（一）脑血管疾病的分类

脑血管疾病有不同的分类方法:①依据神经功能缺失症状持续时间分短暂性脑缺血发作(TIA)和脑卒中;②依据病理性质分为缺血性卒中和出血性卒中,前者又称为脑梗死,包括脑血栓形成和脑栓塞,后者包括脑出血和蛛网膜下隙出血;③依据发病急缓,分为急性脑血管疾病和慢性脑血管疾病,前者包括脑梗死、脑出血、蛛网膜下隙出血,后者包括脑动脉硬化症和血管性痴呆。

（二）脑血管疾病的病因

1. 血管壁病变　以高血压动脉硬化和动脉粥样硬化所致的血管损害最常见,其次是动脉炎(风湿、结核、梅毒等)、发育异常(先天性脑动脉瘤、脑动静脉畸形)、外伤等。

2. 血液成分改变及血液流变学异常　①血液黏稠度增高:如高脂血症、高血糖症、高蛋白血症、白血病、红细胞增多症等。②凝血机制异常:如血小板减少性紫癜、血友病、应用抗凝剂、DIC等。此外妊娠、产后、术后引起的高凝状态。

3. 血流动力学改变　如高血压、低血压、心脏功能障碍等。

4. 其他病因　包括颈椎病、肿瘤等压迫邻近大血管,影响供血;颅外形成的各种栓子(如空气、脂肪、肿瘤等)引起脑栓塞。

（三）脑血管疾病的危险因素

脑血管疾病的危险因素与脑血管病的发生发展有密切关系。一个或多个危险因素存在,将增加脑血管病发病概率。脑血管疾病的危险因素分为可干预和不可干预两类。针对可干预危险因素采取措施,可减少脑血管疾病的发生。

1. 不可干预因素　年龄、性别、性格、种族、遗传等。55岁以后发病率明显增加,年龄每增加10岁,发病率约增加1倍;男性卒中发病率高于女性;父母双方有脑卒中史的子女卒中风险增加。

2. 可干预因素　高血压、高血脂、心脏病、糖尿病、高同型半胱氨酸血症、吸烟、酗酒、体力活动少、高盐饮食、超重、感染等。

在可干预因素中高血压是最重要和独立的危险因素。无论收缩压或(和)舒张压增高都会增加脑卒中的发病率。血压和脑出血或脑梗死的发病危险性呈正相关。糖尿病、吸烟、酗酒均为重要的危险因素。

（四）脑血管疾病的预防

循证医学证据表明,对脑卒中的危险因素进行早期干预,可显著降低脑卒中的发病风险。可干预因素是脑卒中一级预防主要针对的目标。

1.一级预防 指发病前的预防,是对有脑卒中倾向但尚无 CVD 病史个体的预防,是三级预防中最关键的一环。对社区人群进行筛选,找出高危人群,对已经存在的各种危险因素进行医疗和护理干预,如积极治疗高血压、高血脂、心脏病、糖尿病等相关疾病、改变不良生活方式、合理饮食、戒烟限酒、适当运动等。

2.二级预防 是对已有过脑卒中或 TIA 病史的个体再发的预防。如对短暂性脑缺血发作早期诊断、早期治疗,防止发展为完全性脑卒中。

3.三级预防 是指脑卒中后积极治疗,以促进康复、防止并发症、减少病残,提高患者的生活质量

在脑卒中的预防中,除了对危险因素进行非药物性调整外,预防缺血性卒中的主要药物有阿司匹林、双嘧达莫和氯吡格雷等。其中联合应用阿司匹林与双嘧达莫,较单独应用其中任何一种药物更为有效,且不增加如出血之类的不良反应。

二、短暂性脑缺血发作

短暂性脑缺血发作(transient ischemic attacks,TIA)是指颅内动脉病变致脑动脉一过性供血不足引起的短暂性、局灶性脑或视网膜功能障碍,表现为供血区神经功能缺失的症状和体征。症状一般持续 10~15 min,多在 1 h 内恢复,最长不超过 24 h。不遗留神经功能缺损症状,且无 CT 或 MRI 显示的结构性改变,但可反复发作。频繁的 TIA 发作是脑梗死的特级警报。我国 TIA 的年人群患病率为 180/10 万,男女之比为 3:1,发病率随年龄的增长而增高。

【病因及发病机制】

本病的病因与发病机制尚不完全清楚。多数认为与动脉粥样硬化、动脉狭窄、心脏病、血液成分的改变及血流动力学等多种病因及多种途径有关。

1.微栓子学说 目前大多数支持这一学说。颈动脉的颅外段及颈内动脉起始部的动脉粥样硬化斑块的内容物及其发生溃疡时附壁血栓凝块的碎屑,可散落在血流中成为微栓子。这种由血小板、纤维蛋白、胆固醇结晶所组成的微栓子,循血流进入视网膜或脑的小动脉,可造成微栓塞,引起局部缺血症状。由于栓子微小,阻塞后易于溶解或被血流击碎,故脑血流和功能可重新恢复,此时患者症状消失。

2.血流动力学障碍学说 脑动脉粥样硬化患者,已有某一脑动脉严重狭窄或完全闭塞,平时侧支循环尚能勉强维持该部位脑组织的血供。一旦一过性血压降低,即可出现脑血流量减少,此时该部位侧支循环供血亦减少而发生缺血症状;血压回升后,血流恢复正常,症状随之消失。

3.脑血管痉挛学说 动脉硬化后的狭窄可引起血流漩涡,刺激血管壁发生痉挛。

4.血液成分改变 遗传性球形红细胞增多症、白血病、高脂血症等,血液有形成分增多,可在脑微血管中堆集,易出现短暂性脑供血不足。

5.其他 尚有颈部动脉受压、盗血、心功能障碍、高凝状态等。

【临床表现】

1.临床特点 ①以50～70岁中老年人多见,男性多于女性。②起病突然,迅速出现脑部局限性神经功能缺失,持续时间短暂,多在1 h内恢复,最长不超过24 h,不遗留神经功能缺损症状。③可反复发作,每次发作的表现相似。④多数患者伴有高血压、动脉粥样硬化、高血脂和心脏病等脑血管疾病的危险因素。

2.不同动脉系统TIA表现

(1)颈动脉系统TIA 常见症状为对侧单肢无力或不完全性偏瘫;对侧感觉异常或减退;短暂的单眼失明,此为颈内动脉分支眼动脉缺血的特征性症状;也可出现失语,以运动性失语和感觉性失语常见。

(2)椎-基底动脉系统TIA 以阵发性眩晕最常见,一般不伴有明显的耳鸣。可发生复视、眼震、构音障碍、吞咽困难、共济失调及交叉瘫和交叉性感觉障碍。

【辅助检查】

1.影像学 脑电图、CT、MRI检查大多正常;磁共振血管成像(MRA)可见颅内动脉狭窄;数字减影血管造影(DSA)可明确颅内外动脉的狭窄程度;发作时弥散加权MRI和正电子发射体层显像(PET)可见片状缺血区。

2.彩色经颅多普勒超声(TCD) 可见血管狭窄、粥样硬化斑等。

3.其他 血常规、血流变、血脂、血糖和同型半胱氨酸等,有助于发现病因。

【诊断要点】

诊断主要根据病史。中年以上突发局部脑缺血征象,持续时间短暂,在24 h内完全恢复;间歇期正常,可反复发作。

【治疗要点】

1.病因治疗 是预防TIA复发的关键。应积极查找病因,针对病因进行治疗,如积极控制血压、降低血脂和血糖、治疗心律失常、心肌病变、稳定心脏功能、治疗脑动脉炎,纠正血液成分的异常、防止颈部活动过度等。

2.药物治疗 对于偶发或只发一次的TIA,不论由何种因素所致,都应看成是永久性卒中的重要危险因素,均应进行适当的药物治疗。对于繁发作者应按神经科急诊处理,迅速控制其发作。

(1)抗血小板聚集剂 常用药物有阿司匹林、双嘧达莫、噻氯吡啶(抵克力得)、氯吡格雷和奥扎格雷等。噻氯吡啶作用优于阿司匹林,氯吡格雷不良反应少于阿司匹林。

(2)抗凝治疗 适用于短期内频繁发作或发作持续时间长、症状逐渐加重的TIA,且无禁忌证。常用药物有肝素、低分子肝素和华法林。

(3)脑保护剂治疗 可扩张血管,防止脑动脉痉挛,如尼莫地平、盐酸氟桂利嗪等。

(4)中药 常用药物有川芎、丹参、红花、三七等。

3.手术和介入治疗 经血管造影证实有颈部血管动脉硬化斑块引起明显狭窄(>

70%)或闭塞者,可考虑动脉血管成形术(PTA)和颈动脉内膜切除术(CEA)治疗。

【护理评估】

1.健康史 询问病人本次发作的主要症状及持续时间,既往有无类似发作史及发作次数,详细询问是否有动脉粥样硬化、高血压、心脏病、高脂血症、糖尿病、红细胞增多症等病史。平日饮食习惯及有无烟酒嗜好等。

2.身体评估 评估病人有无瘫痪、感觉障碍、失明、失语、共济失调等。

3.实验室及其他检查 阅读影像学检查结果及 TCD 是否有血管狭窄;阅读血常规、血脂、血糖等结果以发现病因。

4.心理-社会评估 评估病人及其家属有无焦虑、恐惧等心理。

【主要护理诊断/问题】

1.恐惧 与突发眩晕和单侧肢体活动障碍有关。

2.有受伤的危险 与眩晕、复视、共济失调有关。

3.潜在并发症 脑卒中。

【护理目标】

恐惧感减轻;未发生外伤;脑卒中的发生率降低,一旦发生能及时发现并配合医生处理。

【护理措施】

1.安全护理 患者由于一过性黑矇、眩晕,容易跌倒和受伤,应指导患者采取适当的防护措施。发作时卧床休息,注意枕头不宜过高,以 15°～20°为宜,以免影响头部血液供应;指导患者仰头或转头动作缓慢、幅度不宜过大,以防诱发急性发作而跌伤;频繁发作者应避免重体力活动,必要时入厕、淋浴、外出由家人陪伴。

2.饮食护理 给予低脂、低盐、适量碳水化合物、丰富维生素的食物,忌烟、酒及辛辣食物,切忌暴饮暴食或过分饥饿。

3.用药护理 抗血小板聚集药主要不良反应有消化道症状,偶可发生中性粒细胞减少症、消化性溃疡。阿司匹林宜饭后服用,以防胃肠道刺激症状,并注意观察上消化道出血征象;噻氯吡啶可致白细胞和血小板减少,应定期检查凝血功能,发现异常及时报告医生。抗凝药物在有出血倾向、严重高血压、肝肾疾病、消化性溃疡等禁忌证时避免使用,用药期间注意密切观察有无出血倾向,定时监测出凝血时间及凝血酶原时间,出现皮肤黏膜出血、消化道出血等表现,即时报告医生,并给予积极治疗。

4.病情观察 对频繁发作的病人,应注意观察和记录每次发作的持续时间、间隔时间和伴随症状,警惕完全性缺血性脑卒中的发生。

【健康教育】

1.疾病预防指导 指导病人积极治疗高血压、动脉硬化、心脏病、糖尿病、高脂血症和肥胖症等危险因素,生活起居规律,情绪稳定,饮食合理,戒烟限酒,坚持适当的锻炼和活动,改变不良生活方式,建立良好的生活习惯。

2.用药指导 遵医嘱坚持服药,不可随意停药或换药,注意药物不良反应。

3.复查指导 指导患者定期门诊复查,发现肢体麻木、无力、眩晕、复视或突然跌倒等症状,应及时就医。

三、脑梗死

脑梗死(cerebral infarction,CI)又称缺血性脑卒中(CIS),是指局部脑组织因血液循环障碍,缺血、缺氧而致的软化、坏死。引起脑梗死的主要原因是供应脑部血液的颅外或颅内动脉中发生闭塞性病变而未能获得及时、充分的侧支循环,使局部脑组织缺血、缺氧所致。脑梗死占全部脑卒中的 60% ~ 80% ,临床上最常见的脑梗死类型有脑血栓形成和脑栓塞。

脑血栓形成

脑血栓形成(cerebral thrombosis,CT)即动脉粥样硬化性血栓性脑梗死。指脑动脉血管因各种原因导致管腔狭窄或闭塞,进而血栓形成,造成脑局部血流中断,供血范围内的脑组织缺血、缺氧、软化、坏死,出现相应的神经系统症状和体征。脑血栓形成是临床最常见的脑血管疾病,也是脑梗死最常见的临床类型,约占全部脑梗死的 60% 。

【病因及发病机制】

最常见的病因为脑动脉粥样硬化,常伴有高血压病。少见的病因有各种动脉炎、先天性血管狭窄、血高凝状态等。

在颅内血管病变的基础上,如动脉内膜损害破裂或形成溃疡,当处于睡眠、失水、心力衰竭、心律失常、红细胞增多症等情况时,引起血压下降、血流缓慢,胆固醇易沉积于内膜下层,引起血管壁脂肪透明变性,进一步纤维增生,动脉变硬、迂曲、管壁厚薄不匀,血小板及纤维素等血中有形的成分黏附、聚集、沉着,形成血栓。血栓逐渐增大,使动脉管腔变狭窄,最终使动脉完全闭塞。受累血管供应区的脑组织则缺血、水肿软化、坏死。任何血管均可发生血栓形成,但以颈内动脉、大脑中动脉为多见,基底动脉和椎动脉分支次之。

【临床表现】

本病好发于中年以后,多见于 50 ~ 60 岁以上患有动脉粥样硬化者,多伴有高血压、冠心病或糖尿病。病前可有头昏、头痛前驱症状;约有 1/4 的病人病前曾有 TIA 史。常在睡眠或安静休息时发病。典型病例在 1 ~ 2 d 内达到高峰。病人通常意识清楚,少数病人可有不同程度的意识障碍,持续时间较短,生命体征一般无明显改变。神经系统体征视脑血管闭塞的部位及梗死的范围而定:

1.颈内动脉系血栓形成的共同点 三偏征(病变对侧偏瘫、偏身感觉障碍和对侧同向偏盲)、失语(优势半球受累)等。

2.椎-基底动脉系血栓形成的共同点 多有眩晕、复视、眼震、交叉瘫,共济失调,吞咽及发音困难等。

【辅助检查】

1.CT 和 MRI CT 检查在发病 24 h 内可正常,24~48 h 后梗死区出现低密度灶,脑干和小脑梗死 CT 常显示不佳。MRI 可在数小时内确定梗死血管的具体位置,并可显示动脉管壁病变。

2.超声 彩色多普勒超声检查可发现大血管的狭窄、闭塞,动脉粥样硬化斑或血栓形成。

3.脑血管造影 可显示血栓形成部位、程度及侧支循环。

4.脑脊液检查 多正常,大面积梗死时压力可增高。

5.其他检查 应进行血、尿常规检查和血糖、血脂、血液流变学、心电图等检查。

【诊断要点】

高龄病人,有高血压、动脉硬化等病史;病前有 TIA,在安静休息时发病;症状逐渐加重,无明显意识障碍,有相应的脑动脉供血区的脑功能缺失体征;脑脊液正常,CT 检查有助诊断。

【治疗要点】

1.急性期治疗

(1)早期溶栓 早期溶栓治疗是脑血栓形成"超早期"(发病 6 h 以内)的主要处理原则。尿激酶在我国应用最多,剂量为 100 万~150 万 IU,溶于生理盐水 100~200 mL 中,持续静脉滴注 30 min。重组织型纤溶酶原激活剂(rt-PA)是选择性纤维蛋白溶解剂,其纤溶作用局限于血栓形成部位,宜在发病后 3 h 内进行。

(2)抗凝治疗 目的在于预防脑血栓扩展和新血栓形成,常用的药物有肝素、低分子肝素和华法林,出血性脑梗死或有高血压者禁用。

(3)脑保护剂 如应用胞二磷胆碱、钙离子拮抗剂尼莫地平、自由基清除剂依达拉奉、脑蛋白水解物等药物和采用头部或全身亚低温治疗,可通过降低脑代谢,干预缺血引发细胞毒性机制而减轻缺血性脑损伤。

(4)降纤治疗 通过降解血中的纤维蛋白原,增强纤溶系统的活性,抑制血栓形成。可供选择的药物有降纤酶、巴曲酶、安克洛酶等。

(5)抗血小板聚集剂 未行溶栓治疗的病人应在发病后 48 h 内服用阿司匹林 100~325 mg/d,但不主张在溶栓后 24 h 内使用,以免增加出血风险。急性期过后可改为预防剂量(100~300 mg/d)。不能耐受阿司匹林者可口服氯吡格雷 75 mg/d。

(6)控制脑水肿 脑水肿常于发病后 3~5 d 达高峰,多见于大面积梗死。是急性重症脑梗死的常见并发症和主要死亡原因。当病人出现剧烈头痛、喷射性呕吐、意识障碍等高颅压征象时,常用体积分数 20% 甘露醇 125~250 mL,1 次/6~8 h,快速静脉滴注,亦可用地塞米松、呋塞米、质量分数10%复方甘油、白蛋白等治疗。

（7）调节血压　脑血栓形成患者血压应维持在比病前稍高的水平。除非血压过高，否则急性期一般不使用降压药，以免血压过低而导致脑血流量不足，加重脑梗死。血压过低者可补液或给予适当药物以升高血压。

（8）高压氧治疗　脑血栓形成患者若呼吸道没有明显分泌物，呼吸正常，无抽搐且血压正常，宜尽早配合高压氧治疗，以促进神经功能恢复。

（9）中医中药治疗　丹参、川芎嗪、红花、三七、葛根素、银杏叶等活血化淤、通经活络。

2.恢复期治疗　恢复期治疗的主要目的是促进神经功能的恢复。原则是综合各种康复手段如物理疗法、针灸、言语训练、认知训练、吞咽功能训练、合理使用各种支具，促进患肢随意运动的出现，强化日常生活活动能力训练，为病人早日回归家庭和社会做好必要的准备。

【护理评估】

1.健康史　询问病人的患病时间，有无明显诱因，主要症状的特点，有无伴随症状及并发症等。多数脑血栓形成病人来就诊时，常有头晕、头痛等，也有部分病人有短暂性脑缺血发作病史。常有各种类型的失语、偏瘫。询问病人有无脑动脉硬化、高血压、高脂血症及糖尿病等。目前治疗及用药情况。

2.身体评估　评估生命体征，注意有无体温、血压升高，脉搏、呼吸减慢等高颅压导致的生命体征异常。评估病人的意识状态及意识障碍的严重程度，如发病后很快出现意识障碍，应考虑大面积脑梗死。评估双侧瞳孔大小及对光反射是否正常，做神经系统、肌力、肌张力等检查。

3.实验室及其他检查　有无血糖、血脂增高。CT、TCD检查结果。

4.心理-社会评估　评估病人对平时的头痛、头昏、高血压、糖尿病和冠心病是否予以重视。对突发失语、偏瘫有无自卑、恐惧感。

【主要护理诊断/问题】

1.躯体移动障碍　与脑脑血栓形成导致肢体瘫痪有关。
2.生活自理缺陷　与偏瘫、认知障碍有关。
3.语言沟通障碍　与语言中枢受损有关。
4.吞咽困难　与意识障碍或延髓麻痹有关。

【护理目标】

病人恢复最佳活动功能，躯体活动能力增强，学会摆放瘫痪肢体的位置保持身体平衡；生活能逐步自理，或恢复原来日常生活自理水平；能用简短文字或其他方式有效地表达基本需要，保持沟通能力；进食时无吞咽困难、饮水咳呛等情况。

【护理措施】

1.生活护理

(1)体位、日常生活护理 急性期绝对卧床休息,取平卧位,避免搬动,以增加脑部的血液供应。将患者使用的用物放在易拿取的地方,以方便患者随时取用。信号灯(家里也可安装)放在患者手边,听到铃声立即予以答复及帮助解决。协助患者洗漱、进食、入厕、翻身、穿脱衣服及个人卫生,指导患者学会使用便器,尽可能满足患者的基本生活需要。恢复期鼓励患者尽可能自己完成日常生活,以增进患者自我照顾的能力和信心。

(2)饮食护理 能吞咽者鼓励自行进食,少量多餐,选择高蛋白、低盐、低脂、低热量、高维生素的软饭、半流或糊状、胶状黏稠食物,避免摄入粗糙、干硬、刺激的食物,为患者提供充足的进餐时间以利咀嚼,进食后取坐位 30~60 min 以防食物反流。有吞咽障碍者鼻饲营养物质,教会患者及照顾者鼻饲饮食的原则、内容和注意事项。

(3)安全护理 偏瘫患者安置床边护栏,防止坠床;肢体轻瘫的患者防止摔伤,走廊、厕所安装扶手,地面防潮、防滑,去除门槛和障碍物,避免突然呼唤行走的患者。

2.病情观察 密切观察生命体征及瞳孔及意识等变化,及时发现有无脑水肿、颅内高压表现。观察肢体的瘫痪情况、感觉障碍情况。

3.对症护理 对瘫痪病人应每 2~3 h 翻身一次,教会病人保持关节功能位置,翻身时做一些主动或被动活动锻炼,逐渐增加肢体活动量。指导失语病人简单而有效的交流技巧,加强其语言功能训练。

4.用药护理 ①钙通道阻滞剂:可有头部胀痛、颜面发红、血压降低等不良反应,静脉滴速宜慢,每分钟30滴左右,并注意血压的变化。②低分子右旋糖酐:可有过敏反应,如发热、皮疹等,应注意观察。③溶栓、抗凝药:治疗前应检查凝血机制,用药过程中定期复查血象,监测凝血时间和凝血酶原时间,观察有无出血倾向。如果用药过程中患者再次出现偏瘫或原有症状加重等,应考虑为梗死灶扩大或并发颅内出血等,需及时停药。④阿司匹林:有不同程度的胃肠道反应,应餐后服用,久服可诱发、加重消化性溃疡和消化道出血,在用药期间应注意有无腹痛、黑便。

5.心理护理 因偏瘫常常使病人产生自卑、消极的心理。因偏瘫失语生活不能自理,病人可变的性情急躁,甚至发脾气,这样常常会使血压升高、病情加重。护士应主动关心病人,教会病人简单的哑语,从思想上开导病人。嘱家属要给予病人物质和精神上的支持,鼓励或组织病友之间养身经验的交流树立病人战胜疾病的信心。

【健康教育】

1.危险因素预防指导 向患者及家属介绍脑血栓形成的病因、临床表现和自护方法。指导患者积极治疗脑血栓形成的危险因素,如高血压、高脂血症、糖尿病、TIA 等。高血压治疗做到平稳降压,不宜使血压下降过低或波动过大。

2.生活指导 生活规律,心情愉快,进行适量体力活动,摄入低盐、低脂、低胆固醇、低热量、高维生素饮食,多食蔬菜水果,保持大便通畅,忌烟忌酒。

3.用药指导 遵医嘱服药,坚持长期服用抗血小板聚集的药物,出现药物不良反应及时就医。

4.康复训练指导　指导患者及家属学会肢体康复、语言康复训练的基本方法,鼓励患者长期坚持进行功能锻炼。

5.复查就诊指导　指导患者定期复查血压、血糖、血脂等,如出现头晕、肢体麻木、短暂脑缺血发作等先兆表现时,应及时就诊。

脑栓塞

由于各种栓子(血流中异常的固体、液体、气体)沿血液循环进入脑动脉,造成血流中断而引起相应供血区的脑功能障碍,称为脑栓塞。据我国六城市调查,脑栓塞的患病率为13/10万,年发病率为6/10万。只要产生栓子的病因不消除,脑栓塞就有复发可能。2/3的复发均发生在第一次发病后的一年之内。

【病因及发病机制】

1.心源性栓子　最常见。在发生脑栓塞的病人中约一半以上为风湿性心脏病二尖瓣狭窄合并心房颤动。

2.非心源性栓子　如主动脉弓及其发出的大血管的动脉粥样硬化斑块和附着物脱落,肺部感染性脓栓,癌性栓子,寄生虫虫卵栓子,脂肪栓子,气体栓子,异物栓子等。

3.来源不明　有些脑栓塞虽经仔细检查也未能找到栓子来源。

【临床表现】

在活动中急骤起病是主要特征,通常在数秒或很短的时间内症状发展到高峰,是发病最急的脑卒中。常出现局限性抽搐、偏盲、偏瘫、偏身感觉障碍、失语等临床症状,如有意识障碍亦轻且很快恢复。栓子若进入基底动脉主干可突然昏迷、全身抽搐,因脑水肿或发生脑疝而死亡。

【辅助检查】

1.头颅 CT 和 MRI 检查　可显示缺血性梗死或出血性梗死的改变,出现出血性梗死更支持脑栓塞的诊断。

2.脑脊液(CSF)检查　CSF 压力正常,大面积栓塞时压力可增高,出血性梗死者 CSF 呈血性或镜下可见红细胞。

【诊断要点】

既往有风湿性心脏病、心房颤动等病史,急骤发病,一过性意识障碍,有颈内动脉系或椎-基底动脉系的局灶体征,结合头颅 CT 和 MRI 检查结果可明确诊断。

【治疗要点】

包括脑栓塞及原发病的治疗。脑栓塞的治疗与脑血栓形成相同。由于心源性脑栓塞的充血性梗死区极易出血,故抗凝治疗必须慎用。原发病的治疗在于根除栓子来源,防止脑栓塞复发。防治心脏病等各种原发病是预防脑栓塞发生的一个重要环节。

【护理】

参见"脑血栓形成"部分。

四、脑出血

脑出血(intracerebral hemorrhage,ICH)是指原发性非外伤性脑实质内出血。占全部脑卒中的20%~30%。据我国六城市调查,年发病率为(60~80)/10万人。急性期病死率为30%~40%,是病死率最高的脑卒中类型,常发生于50~70岁的老年人,但随着高血压发病的年轻化,脑出血的发病年龄也更趋年轻化,男性略多于女性,冬春季易发。

【病因及发病机制】

脑出血最常见的病因是高血压伴发脑内小动脉硬化,其他病因有颅内动脉瘤、脑血管畸形、脑小动脉痉挛、脑底异常血管网症、脑淀粉样血管病、动脉炎、血液病、梗死性出血、抗凝和溶栓治疗等。当激动、排便、用力等诱因致血压骤然升高时,高血压和脑血管疾病基础上形成的小动脉瘤或微夹层动脉瘤突然破裂引起出血,血液进入脑组织形成血肿。

脑出血80%发生于大脑半球,20%发生于小脑及脑干。豆纹动脉自大脑中动脉近端呈直角分出,受高压血流冲击最大,是脑出血的好发部位,故出血多在基底节的壳核、内囊和丘脑附近。

【临床表现】

起病突然,多于白天情绪激动、过分兴奋、劳累、用力排便或脑力紧张活动时发病,数分钟至数小时内病情发展到高峰。主要表现为头痛、呕吐、意识障碍、偏瘫、失语、大小便失禁等。严重者出现呈潮式呼吸或不规则呼吸、深昏迷、四肢呈弛缓状态,此时局灶性神经体征不易确定,需与其他原因引起的昏迷相鉴别。若昏迷不深,体查时可能发现轻度脑膜刺激症状以及局灶性神经受损体征。局灶性神经受损体征因出血部位和出血量不同而不同。

1. 基底节出血　占全部脑出血的70%,壳核出血最常见,其次是丘脑出血,占10%。由于出血常累及内囊,且以内囊损害的体征为突出表现,故也称内囊区出血。按其出血与内囊的关系可分为外侧型出血、内侧型出血和混合型出血。其典型表现为"三偏征",即偏瘫、偏身感觉障碍和偏盲,优势半球出血有失语,患者的头和眼常转向出血(病灶)侧,呈"凝视病灶"状。轻症多属于外侧型出血,多突然头痛、呕吐、意识清楚或轻度障碍,病灶对侧出现中枢性偏瘫或不全偏瘫,患肢多可引出病理反射,亦可出现感觉减退。重症多属于内侧型或混合型,其临床特点为发病急,昏迷快而深,呼吸有鼾声,反复呕吐。如呕吐咖啡渣样液体,多系丘脑下部障碍产生的急性胃黏膜损伤引起的出血。两侧瞳孔不等大,出血侧瞳孔散大,或先缩小后散大,是小脑幕裂孔疝的表现。

2. 脑桥出血　占脑出血的 10%，多由基底动脉桥脑支破裂所致。出血往往先从一侧脑桥开始，表现为交叉性瘫痪，头和眼转向非出血侧，呈"凝视瘫肢"状。大量出血(血肿>5 mL)常破入第四脑室，患者迅速出现昏迷、双侧面瘫、四肢瘫、去大脑强直发作、双侧病理反射阳性、两侧瞳孔"针尖样"大小、中枢性高热等表现。由于呼吸中枢受影响，早期即出现不规则呼吸，病情常迅速恶化，多数在 48 h 内死亡。

3. 小脑出血　占脑出血的 10%。多由小脑齿状核动脉破裂引起，常发生在一侧小脑半球，发病初期大多意识清楚或有轻度的意识障碍，后枕部头痛、眩晕、呕吐、病侧肢体共济失调，可有颅神经麻痹、眼球震颤、两眼向病灶对侧同向凝视，但无肢体瘫痪。如出血量大，病情迅速进展，12～24 h 内出现昏迷、双眼凝视病灶对侧、四肢锥体束征、中枢性呼吸障碍，最后枕骨大孔疝死亡。

4. 脑室出血　占脑出血的 3%～5%，原发性脑室出血是脑室侧壁脉络丛或室管膜血管破裂出血流入脑室。多数为继发性脑室出血，是由于丘脑出血后破入到侧脑室，或小脑出血和脑桥出血破入到第四脑室。大量脑室出血发病急骤，突然头痛、呕吐，立即昏迷，迅速出现去大脑强直、高热、多汗、瞳孔极度缩小、呕吐咖啡色残渣样液体，脑脊液血性，病程短，预后不良，多迅速死亡。

【辅助检查】

1. 头颅 CT　是诊断脑出血的首选检查。可清晰、准确显示出血的部位、出血量大小、血肿形态、脑水肿情况及是否破入脑室等，有助于指导治疗、护理和判定预后。发病后即刻出现边界清楚的高密度影像。

2. 头颅 MRI　对比检出脑干、小脑的出血灶和监测脑出血的演进过程的 CT，比 CT 更易发现脑血管畸形、肿瘤及血管瘤样病变。

3. 脑脊液检查　压力一般均增高，多为洗肉水样均匀血性。重症脑出血根据临床表现可以确定诊断者，不宜腰穿，以免诱发脑疝。

4. 血液检查　常见白细胞增高，超过 $10×10^9/L$ 以上者占 60%～80%，重症脑出血急性期白细胞可增加到 $(15～20)×10^9/L$，并可出现蛋白尿、尿糖、尿素氮和血糖增加。

【诊断要点】

对于 50 岁以上有高血压史的病人，在情绪激动或体力活动时突然发病，迅速出现不同程度的意识障碍及头痛、呕吐等颅内压增高症状，伴偏瘫、失语等体征，应高度怀疑脑出血。头颅 CT 检查有助于明确诊断。

【治疗要点】

治疗原则为脱水降颅压、调整血压、防止再出血、减轻血肿所致继发性损害、促进神经功能恢复、加强护理防治并发症。

1. 一般治疗　卧床休息，密切观察生命体征、瞳孔和意识变化，保持呼吸道通畅，吸氧，鼻饲，保证水电解质平衡和营养供给，保持肢体功能位，预防感染。

2. 脱水降颅压　脑出血后 48 h 脑水肿达高峰，维持 3～5 d 后逐渐降低，可持续 2～3

周或更长。脑水肿可使颅内压增高,引起脑疝形成,是导致病人死亡的直接原因。因此,积极控制脑水肿、降低颅内压是脑出血急性期治疗的重要环节。①质量浓度为 200 g/L 甘露醇 125～250 mL,快速静脉滴注,1 次/6～8 h,疗程 7～10 d。②甘油果糖 500 mL 静脉滴注,3～6 h 滴完,1～2 次/d,脱水降颅压作用较甘露醇缓和,用于轻症病人、重症病人病情好转期和肾功能不全者。

3. 调控血压　脑出血患者的血压一般比平时高,这是颅内压增高时机体为保证脑组织供血发生的代偿反应,因而在颅内压下降时血压也会随之下降,一般不需使用降血压药物。当血压≥200/110 mmHg 时,可适当给予作用温和降压药物,使血压维持在略高于发病前的水平或 180/105 mmHg 左右。

4. 止血和凝血治疗　一般不用止血药,如合并消化道出血或有凝血障碍时,可用 6-氨基己酸(EACA)、对羧基苄胺(抗血纤溶芳酸,PAMBA)、氨甲环酸(止血环酸)、酚磺乙胺(止血敏)等药物。近年来用奥美拉唑(洛赛克)、巴曲酶(立止血)等治疗消化道出血效果较好。

5. 手术治疗　壳核出血在 30 mL 以上和小脑出血量在 10 mL 以上,或颅内压明显增高内科治疗无效者,可考虑开颅清除血肿、经皮钻孔血肿穿刺抽吸、脑室穿刺引流等手术治疗。

6. 亚低温疗法　亚低温疗法是在应用肌松剂和控制呼吸的基础上,采用降温毯、降温仪、降温头盔等进行全身和头部局部降温,将温度控制在 32～35 ℃,可减轻脑水肿,减少自由基生成,促进神经功能缺损恢复,改善病人预后,且无不良反应,安全有效。初步的基础与临床研究认为,脑出血发生后越早应用亚低温越好。

7. 康复治疗　早期将患肢置于功能位。病人生命体征稳定、病情不再进展,应尽早进行肢体、语言功能和心理的康复治疗,以恢复其神经功能,提高生存质量。

【护理评估】

1. 健康史　既往有无高血压、脑动脉硬化、颅内动脉瘤、脑血管畸形、血液病等病史,有否有家族脑卒中史;询问发病前有无剧烈活动、情绪激动、兴奋、饮酒、用力排便、劳累等诱因;病后主要症状的特点;目前的治疗和用药情况。

2. 身体评估　评估生命体征、瞳孔、意识状态;有无肢体瘫痪及其类型、性质、程度;有无脑膜刺激征及病理反射等。

3. 实验室及其他检查　血液一般检查有无白细胞增高,腰穿时脑脊液压力是否增高,是否为均匀血性。CT 检查有无高密度影及出血量大小等情况。

4. 心理-社会评估　脑出血病人如神志清楚,面对突然发生的感觉障碍、肢体瘫痪、失语、构音困难以及担心预后,评估病人是否表现出情绪沮丧、心情烦躁、悲观绝望。由于本病发病急,评估患者家属有无紧张、恐惧等情况。

【主要护理诊断/问题】

1. 意识障碍　与脑出血有关。
2. 生活自理缺陷　与偏瘫有关。

3. 有皮肤完整性受损的危险　与长期卧床、意识障碍、运动功能受损有关。

4. 潜在并发症　脑疝、消化道出血、坠积性肺炎、泌尿系感染。

【护理目标】

病人意识障碍无进一步加重,神志渐恢复;生活自理能力提高或恢复;能保持皮肤的完整,不发生压疮;未发生脑疝、消化道出血、坠积性肺炎、泌尿系感染等并发症,一旦出现能及时发现和配合处理。

【护理措施】

1. 生活护理

(1)病室环境　病室保持安静,避免声、光刺激,限制亲友探视,以保证患者得到充分的休息。

(2)休息与体位　发病后 24 ~ 48 h 内避免搬动,急性期绝对卧床休息 2 ~ 4 周;床头抬高 15°~ 30°以利静脉回流,减轻脑水肿。昏迷患者头偏向一侧或取侧卧位,以利于唾液和呼吸道分泌物流出。各项护理操作如翻身、吸痰、鼻饲等动作轻柔,避免情绪激动、剧烈咳嗽、打喷嚏等,以防止颅内压和血压增高而导致再次出血或出血加重。

(3)饮食护理　给予高热量、富含维生素、易消化的饮食,补充足够的水分,避免刺激性食物,进食(喂食)速度不宜过快,遇呕吐或反流呛咳时应暂停进食,以防窒息和吸入性肺炎。有消化道出血者禁食 24 ~ 48 h。发病 3 d 后,神志仍不清楚,不能进食者,应鼻饲流质,以保证营养供给,病情稳定后逐渐恢复正常饮食。

2. 病情观察　严密观察病情变化,如血压、脉搏、呼吸、神志、瞳孔的变化,并做好详细记录。如病人出现剧烈头痛、频繁呕吐、极度烦躁、血压升高、脉搏变慢、呼吸不规则、瞳孔改变、意识障碍加重等,提示有脑疝的可能,应及时通知医生,配合抢救。注意观察病人有无呕血、便血、血压下降、脉搏增快、面色苍白、尿量减少等,每次鼻饲前要抽吸胃液,若病人有呃逆、腹部饱胀、胃液呈咖啡色或有黑便,应考虑发生消化道出血,立即通知医生处理。

3. 对症护理　中枢性高热者给予物理降温,对不宜降温者可行人工冬眠,高热惊厥者按医嘱给予抗惊厥药。昏迷者按昏迷的护理常规做好气道及皮肤等护理。便秘、大小便失禁及尿潴留者做好大小便的相应护理。

4. 用药护理　主要是应用甘露醇的护理。甘露醇遇冷易结晶,用药前应仔细检查,如有结晶,可置热水中或用力振荡待结晶完全溶解后再使用;一般质量浓度 200 g/L 甘露醇 250 mL 要求在 30 min 内输完;长期、大剂量应用可引起肾功能损害、心力衰竭,应据病情决定给药时间和剂量,并注意观察有无肾衰竭、心力衰竭的相应表现;甘露醇为渗透性利尿,常伴水、电解质的丢失,用药期间注意监测、补充电解质;用药期间观察尿液颜色、尿量,如用药后 4 h 尿量少于 200 mL 则应慎用或停用。

5. 心理护理　急性期尽量避免任何精神干扰,应减少病室声、光刺激,限制探视,医护人员动作要轻。对已恢复神志的脑出血病人应多关心体贴、精心护理、给予精神上的安慰,使病人安心配合治疗。

【健康教育】

1. 疾病知识指导　向患者和家属介绍本病的基本知识,指导积极治疗高血压、心脏病、糖尿病等;告知患者再出血的危险,应避免情绪激动、便秘、慢性咳嗽、饮酒过量等诱发因素;教会患者家属测量血压方法,每日定时监测血压,发现血压异常和(或)波动及时就诊;告知患者及家属脑出血的先兆症状,一旦出现头痛、眩晕、肢体麻木、活动不灵、口齿不清时,立即就诊。

2. 生活指导　指导患者生活规律,饮食清淡,摄取低盐、低胆固醇食物,避免刺激性食物及饱餐,多吃新鲜蔬菜和水果,戒除烟酒。自我控制情绪,保持乐观心态,进行适当的体育锻炼。

3. 康复指导　向患者和家人说明恢复的重要性,指导并鼓励患者积极进行肢体康复、语言康复、感觉康复训练,循序渐进,持之以恒。

五、蛛网膜下隙出血

蛛网膜下隙出血(subarachnoid hemorrhage,SAH)是指多种原因所致脑底部或脑与脊髓表面血管破裂、血液直接流入蛛网膜下隙,又称原发性蛛网膜下隙出血。由于脑实质出血,血液穿破脑组织而流入脑室及蛛网膜下隙者,称为继发性蛛网膜下隙出血。蛛网膜下隙出血占急性脑卒中的10%,占出血性卒中的20%。

【病因及发病机制】

最常见的病因是先天性颅内动脉瘤,其次是脑血管畸形、动脉硬化、血液病、脑基底异常血管网病、脑动脉炎等。在脑血管发生了上述病变的基础上,当重体力劳动、情绪激动以及饮酒、特别是酗酒时,脑表面及脑底部血管发生破裂,血液流入蛛网膜下隙。

【临床表现】

SAH发病前多有剧烈运动、劳累、激动、饮酒等诱因。突然发生剧烈头痛、恶心、呕吐、面色苍白、全身冷汗,在数分钟至数小时内发展至最严重的程度。半数患者有不同程度的意识障碍,有的患者可伴有局灶性或全身性癫痫发作。少数患者可有精神症状、头昏、眩晕,颈、背及下肢疼痛等。

SAH具有特征性的体征为脑膜刺激征,以颈项强直最明显,多在发病后半小时内出现,有时脑膜刺激征是SAH唯一的临床表现。最常见的脑神经损害为一侧动眼神经麻痹,提示该侧后交通支动脉瘤破裂。少数患者可有短暂或持久的局限性神经体征,如偏瘫、偏盲、失语等,这些症状常与出血引起的脑水肿、出血破入脑实质直接破坏和压迫脑组织以及合并脑血管痉挛导致脑梗死有关。眼底检查可见玻璃体下片状出血,约10%的病例可见视盘水肿。

老年患者SAH的临床表现常不典型,头痛、呕吐、脑膜刺激征都可不明显,而意识障碍及精神障碍较重。个别重症患者可很快进入深昏迷,出现去大脑强直,因脑疝形成而迅速死亡。

【辅助检查】

1.CT 检查　是确诊的首选诊断方法,可见蛛网膜下隙高密度出血征。小量蛛网膜下隙出血时,CT 检查常不能发现,仍需腰椎穿刺确诊。

2.脑脊液　是最有诊断价值和特征性的检查,其压力增高,超过 200 mmH₂O 以上,外观呈均匀血性,镜检可见大量红细胞,数日后白细胞增加(出血致无菌性化学性脑膜炎)。

3.数字减影全脑血管造影(DSA)　是确诊蛛网膜下隙出血病因特别是颅内动脉瘤最有价值的检查方法,可确定动脉瘤的位置,发现多发性动脉瘤。还可发现其他病因如动静脉畸形、烟雾病等。

【诊断要点】

对突然出现的剧烈头痛、呕吐、脑膜刺激征阳性,无局灶性神经体征,头颅 CT 显示蛛网膜下隙和脑池高密度影像,或腰椎穿刺脑脊液压力升高、呈均匀一致血性,可确定诊断。

【治疗要点】

治疗原则是:防治再出血、血管痉挛及脑积水等并发症,降低死亡率和致残率。

1.一般治疗　应严格绝对卧床休息 4～6 周,一切可能使病人的血压和颅内压增高的因素均应尽量避免,包括用力排便、情绪激动等。对头痛和躁动不安者应适当应用地西泮、苯巴比妥等止痛镇静剂。

2.止血药物的应用　为制止继续出血和预防再出血,一般主张在急性期使用大剂量止血药。常用的药物有 6-氨基己酸(EACA)、抗血纤溶芳酸(PAMBA)、氨甲环酸等,用 2～3 周。

3.降低颅内压与"脑出血"相同。

4.防止脑血管痉挛的药　用钙离子拮抗剂能降低细胞内 Ca^{2+} 水平,扩张血管,解除蛛网膜下隙出血引起的血管痉挛,常用尼莫地平片 40～60 mg,4～6 次/d,连用 21 d。必要时静脉应用。

5.防治脑积水　轻度的急、慢性脑积水可予乙酰唑胺口服,亦可用甘露醇、呋塞米等药物。药物治疗无效者可考虑脑室穿刺脑积液引流术。

6.手术治疗　对颅内动脉瘤、颅内动静脉畸形,可采用手术切除、血管内介入治疗等。

【护理评估】

1.健康史　询问患者既往有否动脉硬化、高血压病、颅内动脉瘤和脑血管畸形病史,了解有无家族史;发病前有否明显诱因,如剧烈运动、重体力劳动、情绪激动、用力排便等,有无头痛、头晕、视物模糊等前驱症状。有无剧烈头痛、呕吐等

2.身体评估　评估病人的生命体征、瞳孔及意识状态,有无脑膜刺激征、偏瘫、偏盲、失语。

3.辅助检查　应注意脑脊液的改变,如腰椎穿刺时脑脊液压力是否增高,外观是否呈

均匀血性。CT检查等是否符合本病的特征性改变。

4.心理-社会评估　因病情突然发生,产生剧烈的头痛、呕吐,患者会产生紧张、焦虑、恐惧等心理。因为担心肢体瘫痪、失语等生活不便,给家人和社会带来负担,患者容易出现自卑心理。

【主要护理诊断/问题】

1.疼痛:头痛　与脑水肿、颅内高压、血液刺激脑膜或继发性脑血管痉挛有关。
2.恐惧　与剧烈头痛、担心再出血和疾病预后有关。
3.潜在并发症　再出血、脑疝。

【护理目标】

头痛减轻或消失;恐惧感减轻;未发生再出血与脑疝,一旦出现时能及时发现和配合医生抢救。

【护理措施】

1.病情观察　严密观察血压、脉搏、呼吸、神志、瞳孔、头痛等,并做好详细记录。如病人出现脑疝的先兆,应及时通知医生,配合抢救。

2.生活护理　严格绝对卧床休息4~6周,限制探视,应减少病室声、光刺激,以保证充分的休息。避免剧烈活动和用力排便,多食水果蔬菜,保持大便通畅,以免诱发再出血。保持情绪稳定,避免精神刺激。

3.用药护理　按医嘱用药。在使用20%甘露醇脱水时,一定要注意快速滴入,切勿漏入组织中,以防组织坏死。在使用抗血纤溶芳酸时,静脉滴注速度应缓慢,以免导致血压下降。在尼莫地平治疗过程中可能出现头晕、头痛、胃肠不适、皮肤发红、多汗、心动过缓或过速等,少数病人可出现失眠、不安、激动、易激怒等中枢神经系统过敏反应,调节控制好输液速度,密切观察,如有异常及时报告医生处理。

4.对症护理　指导头痛病人使用放松术,如缓慢的深呼吸、全身肌肉放松、冥想等,必要时遵医嘱用止痛药物。

5.心理护理　耐心向病人解释头痛的原因,说明休息及避免各种诱因的重要性。说明心情平静、勿烦躁、少活动能减轻出血、减轻疼痛。应减少病室声、光刺激,如挂窗帘,室内灯光应较暗,医护人员动作轻、走路轻、关门轻等均可减轻病人烦躁情绪。

【健康教育】

1.生活指导　生活有规律,予高蛋白、富含维生素的食物,戒烟戒酒,养成良好的排便习惯,保持稳定的情绪。

2.并发症预防指导　再出血是主要并发症之一,其死亡率高,积极进行预防指导具有重要意义。告知患者在疾病痊愈后不宜从事重体力劳动和剧烈的体育活动,指导育龄期妇女在出血后1~2年内避免妊娠,督促患者必要时进行手术治疗,从根本上防止再出血。

第三节　周围神经疾病

周围神经系统由除嗅神经与视神经以外的 10 对脑神经和 31 对脊神经及周围自主神经系统所组成。周围神经疾病是指原发于周围神经系统结构或功能损害的疾病。

周围神经疾病的原因包括炎症、压迫、外伤、代谢、遗传、变性、免疫、中毒、肿瘤等。周围神经再生能力很强,不管何种原因引起的周围神经损害,只要保持神经元完好,均有可能再生而修复,但再生的速度极为缓慢。

周围神经疾病症状学特点为感觉障碍、运动障碍、自主神经障碍、腱反射减弱或消失等。

一、三叉神经痛

三叉神经痛是一种原因未明的三叉神经分布区内短暂的、反复发作的、难以忍受的阵发性剧痛。分为原发性三叉神经痛及继发性三叉神经痛,以原发性多见。

【病因及发病机制】

原发性三叉神经痛的病因目前仍不清楚,可能为三叉神经脱髓鞘而产生异位冲动或伪突触传递所致。继发性三叉神经痛常为脑桥小脑角占位性病变压迫三叉神经及多发性硬化等所致。

【临床表现】

本病多发生于 40 岁以上,女稍多于男,多为一侧发作。以面部三叉神经分布区内突发的短暂剧痛为特点,似触电、刀割、火烫样疼痛。可固定累及某一分支,尤以第二、三支多见,也可同时累及两支,三支同时受累少见。以面颊部、上下颌或舌疼痛最明显;口角、鼻翼、颊部和舌等处最敏感,轻触即可诱发,故有"触发点"或"扳机点"之称。严重者洗脸、刷牙、说话、咀嚼都可诱发,以致不敢做这些动作。每次发作时间数秒至 2 min,其发作来去突然,间歇期完全正常。重症病人常因疼痛难忍而以手掌用力按擦面部,企图减轻疼痛,常造成患侧面部粗糙。

原发性三叉神经痛者神经系统多无阳性体征。继发性三叉神经痛者,常伴有其他脑神经和脑干受损的症状和体征。

【辅助检查】

1. 颅脑 CT、MRI 检查　可发现颅脑肿瘤、炎症等,有助于查找继发性三叉神经痛的病因。

2.脑干三叉神经诱发电位(BTEP)　三叉神经病变者 BTEP 有异常变化,且周围神经病变和中枢神经病变 BTEP 表现各异,故可作为一种新的评价三叉神经功能的电生理检查方法。

【诊断要点】

根据疼痛发作的典型症状和分布范围,三叉神经痛的诊断不难,但应注意与牙痛、偏头痛等相鉴别。

【治疗要点】

原发性三叉神经痛以止痛为目的,首选药物治疗或辅以针刺治疗,无效时可用神经阻滞疗法或手术治疗。

1.药物治疗　卡马西平为三叉神经痛的首选药物,开始为 0.1 g,每天 2 次,以后每天增加 0.1 g,直到疼痛消失,最大剂量每天不超过 1.2 g,分 2 ~ 4 次服,然后再逐渐减量,最小有效维持量一般为 0.6 ~ 0.8 g/d。其次可选用苯妥英钠、氯硝西泮、氯丙嗪、氟哌啶醇等。轻者亦可服用解热镇痛药。

2.神经节射频电凝术治疗　采用射频电凝治疗对大多数病人有效,可缓解疼痛数月至数年。

3.封闭治疗　药物治疗无效者可行三叉神经纯乙醇或甘油封闭治疗。

4.手术治疗　以上治疗无效时可考虑三叉神经终末支或半月神经节内感觉支切断术,亦可行微血管减压术。

【护理评估】

1.健康史　询问患者有无脑血管病、多发性硬化症、颅内占位性病变等病史,有无牙痛及偏头痛,既往发作史及发作的诱因等。

2.身体评估　重点评估面部表现和神经系统体征。

3.心理-社会评估　由于面部剧烈疼痛或终日疼痛不止,评估病人有无烦躁、焦虑等情况。

【主要护理诊断/问题】

1.疼痛:面颊、上下颌及舌疼痛　与三叉神经损害有关。

2.焦虑　与疼痛反复、频繁发作有关。

【护理目标】

疼痛减轻或缓解;焦虑感减轻。

【护理措施】

1.病情观察　注意观察疼痛的部位、性质、程度、每次发作的持续时间及发作的诱因等。

2.生活护理 生活有规律,保证充分的休息,鼓励病人参加一些娱乐活动如看电影、看杂志、听音乐、跳交谊舞等,以减轻疼痛和消除紧张情绪。指导病人运用想象、分散注意力、放松、适当按摩疼痛部位等技巧减轻疼痛。尽可能减少刺激因素如洗脸、刷牙、刮胡子、咀嚼等。

3.用药护理 卡马西平开始副作用有头痛、头晕、共济失调、疲劳、嗜睡、口干、恶心、呕吐、皮疹、肝功能损害、智力和体力衰弱等,多数在数天后消失。偶有皮疹、肝功能损害和白细胞减少,需要停药。告知患者不要随意更换药物和停药,用药过程中应注意观察疗效和不良反应,指导患者遵医嘱定期查肝功和血常规。

4.心理护理 帮助病人树立与疾病作斗争的信心。应有同情心去关心理解和体谅病人,做好解释工作,向病人解释疾病过程、治疗及预后等。

【健康教育】

①宣传三叉神经痛疾病知识。②讲解诱因:不适当的洗脸、刷牙、剃须、咀嚼、吞咽、说话等可诱导发作。③保持乐观情绪。指导病人服用卡马西平期间不要独自外出,不能开车或高空作业。④遵医嘱用药,不可随意停、换药物。⑤每周查1次血象。

二、面神经炎

面神经炎又称特发性面神经麻痹或称贝耳(Bell)麻痹,是一种茎乳突孔内面神经的急性非化脓性炎症,其临床特点是一侧面部表情肌发生周围性瘫痪。在脑神经疾患中,本病较常见。

【病因及发病机制】

尚未完全阐明。可能由于一侧面部或耳后较长时间受寒或冷风的吹袭,而致面神经发生间质性神经炎。面神经管内的骨膜水肿,也可使面神经受压迫导致功能障碍。部分病例也可由病毒感染引起。

【临床表现】

任何年龄均可发病,20~40岁多见,男性略多。通常急性发病,于数小时或1~3 d内达高峰。常于起床后刷牙时,从病侧口角漏水而发现。病初可有麻痹侧下颌角或耳后疼痛。主要症状为一侧面部表情肌瘫痪,额纹消失,不能皱额蹙眉,眼裂闭合不能或闭合不完全,病侧鼻唇沟浅,口角歪向健侧,不能吹口哨,不能鼓腮等。少数病人可有乳突和茎乳孔附近压痛。如面神经味觉纤维受累,则舌前味觉发生障碍。

起病1~2周后开始恢复,1~2个月内明显好转。本病多数预后良好,罕有不能恢复者。

【辅助检查】

面神经传导检查是判断早期(起病后5~7 d)完全瘫痪者预后的一项有用的检查方

法。如受累侧诱发的肌电动作电位 M 波波幅为对侧正常 30% 或以上者,则在 2 个月内可望完全恢复;如为 10% ~29% 者则需 2 ~8 个月恢复,且可有一定程度的并发症;如仅为 10% 以下者则需 8 个月到 1 年才能恢复,且常伴有面肌痉挛等并发症;如病后 10 d 中出现失神经电位,恢复时间将延长。

【诊断要点】

临床根据急性起病的周围性面瘫即可诊断。本病需与中枢性面神经麻痹、其他原因引起的周围性面神经麻痹鉴别。

【治疗要点】

改善局部血液循环,减轻面神经水肿,促进功能恢复。

1.急性期　应尽早使用糖皮质激素,可用泼尼松 30 mg 口服,每日 1 次,或地塞米松静脉滴注 10 mg/d,疗程 7 d 左右。并用大剂量维生素 B_1、B_{12} 肌内注射及辅以茎乳孔附近红外线照射或超短波透热疗法。若为带状疱疹引起者,可口服阿昔洛韦 7 ~10 d。眼裂不能闭合者,可根据情况使用眼膏、眼罩,或缝合眼睑以保护角膜。

2.恢复期　可进行面肌的被动或主动运动锻炼,也可用碘离子透入理疗。针灸可有帮助。在病后 2 ~3 个月,自愈较差的高危病人可行面神经减压手术,以争取恢复的机会。发病后 1 年以上仍未恢复,可考虑整容手术或面—舌下神经或面—副神经吻合术。

【护理评估】

1.健康史　询问有无受凉、吹冷风、病毒感染病史。病前有无面部疼痛等表现。
2.身体评估　重点评估面部瘫痪的情况。
3.实验室及其他检查　评估面神经传导检查的结果。
4 心理-社会评估　病人因突然出现口角歪斜,可能出现烦躁、焦虑和自尊紊乱等不良的心理反应。

【主要护理诊断/问题】

1.自我形象紊乱　与面神经受损而致口角歪斜有关。
2.疼痛:下颌角后或麻痹侧耳后疼痛　与面神经病变累及膝状神经节有关。

【护理目标】

病人能正确认识现存的身体外表的改变;疼痛缓解。

【护理措施】

1.生活护理
(1)休息与活动　急性期注意休息,注意防风、防寒,尤其患侧耳后茎乳孔周围注意保护。外出时戴口罩、系围巾,或采用其他方式进行修饰。
(2)饮食护理　饮食清淡、易消化,避免粗糙、干硬、刺激性食物,味觉障碍者注意食物的温度,防止烫伤口腔黏膜。饭后及时漱口,清除口腔患侧滞留食物,保持口腔清洁。

2.病情观察　观察面部瘫痪的性质、范围及变化情况,观察有无并发症。

3.对症护理

(1)面肌锻炼　鼓励患者尽早进行面肌功能训练,指导患者对镜子练习皱眉、举额、闭眼、鼓腮、吹口哨等动作,并辅以按摩、推拿、理疗、针灸等治疗。

(2)眼部护理　患者因麻痹侧眼睑不能闭合或闭合不全,易受外界刺激导致角膜溃疡,故应以眼罩、眼镜遮挡患眼,并点眼药水、涂眼药膏,以防止角膜炎症与溃疡。

4.用药护理　应用糖皮质激素时,应指导患者遵医嘱用药,观察用药疗效,注意有无药物不良反应如低血钾、糖尿病、诱发和加重溃疡等。

5.心理护理　因病人口角歪斜,尤其是在说话时面神经抽搐加剧,造成心理负担重,应鼓励病人表达自身的感受,给予正确指导。护士在与病人接触时要表现出自信和平静,热情和耐心。鼓励病人尽早治疗,消除心理障碍,告诉病人疾病的过程、治疗手段及预后,以增强病人的信心。

【健康教育】

①防止受凉、感冒,注意保暖。②恢复期可进行面肌的被动或主动运动锻炼。③积极治疗疾病,树立信心,保持心情愉快,消除自尊紊乱心理。④按医生处方服药。

三、急性炎症性脱髓鞘性多发性神经病

急性炎症性脱髓鞘性多发性神经病(acute inflammatory demyelinating polyneuropathy,AIDP)又称吉兰-巴雷(Guillain-Barre,GBS)综合征。为急性或亚急性起病的大多可恢复的多发性脊神经根(可伴脑神经)受累的一组疾病。临床上以迅速出现两下肢或四肢弛缓性瘫痪及脑脊液蛋白-细胞分离现象为特点。本病可发生于任何年龄,以青壮年及儿童多见,男性略多于女性,一年四季均可发病,尤其夏秋季多发。

【病因及发病机制】

尚未完全阐明,多数患者起病前常有特异性或非特异性感染史,如上呼吸道感染、胃肠道感染、带状疱疹、水痘等,故怀疑此病与病毒感染有关,但至今未找到病毒感染的直接证据。现一般认为本病是一种迟发性自身免疫性疾病,妊娠、外科手术和疫苗接种可能为某些病例的诱发因素。支持自身免疫学说的论据有:①本病发生前多有上呼吸道、肠道病毒感染或疫苗接种史,患者中60%在病前有空肠弯曲菌感染史。②部分患者血清中有循环免疫复合物及抗周围神经髓鞘抗体等。③试验性变态反应性神经病(EAN)的临床症状与本病极为类似,其主要病变是周围神经广泛的炎症性阶段性脱髓鞘,部分病例伴有远端轴索性变性,主要影响脊神经根、脊神经及颅神经,但脊髓、脑干、大脑、小脑亦可有不同程度的病变。

【临床表现】

1. 早期　病前 1～4 周多有上呼吸道或消化道感染症状,少数有疫苗接种史。

2. 急性期　急性或亚急性起病,症状常于数日至 2 周达高峰。

3. 运动障碍　首发症状常为四肢对称性无力,可自远端发展或相反,或远近端同时受累,并可累及躯干,严重病例可因累及肋间肌及膈而致呼吸麻痹,急性呼吸衰竭是本病死亡的主要原因。瘫痪为弛缓性,腱反射减低或消失,病理反射阴性。早期肌肉萎缩可不明显,但病变严重者因继发性而可出现肌肉萎缩,一般以肢体远端较明显。

4. 感觉障碍　比运动障碍轻,表现为肢体远端感觉异常,如麻木、刺痛和不适感,感觉缺失或减退呈手套袜子型分布。

5. 自主神经功能障碍　可有多汗、皮肤潮红、手足肿胀及营养障碍;严重病例可有心动过速、直立性低血压,括约肌功能一般不受影响。

6. 脑神经损害　半数以上病人有脑神经损害,而且多为双侧,成人以双侧面神经麻痹多见;儿童以舌咽神经和迷走神经麻痹为多见。表现为吞咽困难、构音障碍、呛咳和不能咳痰,易并发肺炎、肺不张、窒息及营养不良等,其他脑神经也可受累。

【辅助检查】

1. 脑脊液检查　典型的脑脊液改变是蛋白升高而细胞数正常(为神经根的广泛炎症所致),称蛋白-细胞分离现象,此为本病的重要特点,蛋白含量增高在起病后第 3 周最明显。

2. 电生理检查　神经传导速度减慢,对 GBS 的诊断也有意义。

【诊断要点】

根据病前 1～4 周有感染史,急性或亚急性起病,四肢对称性弛缓性瘫痪,有脑神经损害,常有脑脊液蛋白-细胞分离现象等,可诊断本病。

【治疗要点】

1. 辅助呼吸　呼吸麻痹是患者的主要危险,呼吸机的早期使用是呼吸麻痹抢救成功的关键。因此,对呼吸困难的患者应及时行气管切开并使用呼吸机辅助呼吸。

2. 病因治疗

(1)血浆置换疗法　在发病后 2 周内进行,可直接清除血液中与发病有关的抗体、补体及细胞因子,减轻临床症状、缩短使用呼吸机的时间,降低并发症发生率。一般每次交换以 40 mL/kg 体重或 1～1.5 倍血浆容量计算,每周做 2～4 次。

(2)免疫球蛋白　应用大剂量的免疫球蛋白治疗急性期病例,可获得与血浆置换治疗相接近的效果,而且安全。成人剂量 0.4 g/(kg·d),连用 5 d。

(3)糖皮质激素　近年来的临床研究发现其效果不佳,目前已不主张应用,但慢性 GBS 对激素仍有良好的反应。一般用用地塞米松 10 mg/d,静脉滴注,1 个疗程为 7～10 d。

3. 抗生素　考虑有胃肠道空肠弯曲菌感染者,可用大环内酯类药物治疗。

【护理评估】

1. 健康史　询问患者病前有无上呼吸道感染或肠道感染史、外科手术史和疫苗接种史,发病后主要表现等。

2. 身体评估　观察病人的生命体征、吞咽情况及营养状况。重点评估运动障碍和感觉障碍的程度及分布范围,以及自主神经功能紊乱的情况。

3. 辅助检查　评估脑脊液检查有无蛋白-细胞分离现象。

4. 心理-社会评估　因病情凶险、突发且进展迅速、肢体运动障碍和皮肤感觉异常等使病人情绪紧张、焦虑不安。当病情加重,由于呼吸困难、吞咽障碍,可导致病人极度恐惧、悲观失望。

【主要护理诊断/问题】

1. 低效性呼吸型态　与呼吸肌麻痹有关。
2. 躯体移动障碍　与四肢肌肉瘫痪有关。
3. 恐惧　与呼吸困难、濒死感或害怕气管切开有关。
4. 清理呼吸道无效　与呼吸肌麻痹、咳嗽无力及肺部感染致分泌物增多有关。
5. 吞咽障碍　与延髓麻痹致舌咽神经损害有关。

【护理目标】

病人能够保持良好的呼吸状况,表现为没有呼吸困难和发绀,动脉血气分析值正常;能进行良好的躯体运动,表现为无肌肉萎缩、活动好;焦虑缓解;病人能吞咽食物,不发生误吸;病人呼吸道保持通畅。

【护理措施】

1. 生活护理

(1)一般环境　保持病室通风良好,环境温度适宜,定时、定期用紫外线消毒。

(2)饮食护理　给予高热量、高蛋白、高维生素、易消化的食物,多食蔬菜、水果。重症患者、吞咽困难和进食呛咳者,尽早鼻饲流质饮食或静脉高营养,并注意水、电解质平衡,待吞咽功能恢复后逐步经口进食,保证机体摄入足够营养,维持正氮平衡。

(3)保持呼吸道通畅　协助病人选择最佳的呼吸姿势和体位,及时排除呼吸道分泌物,保持呼吸道通畅,必要时给予吸氧,防止机体缺氧。

2. 病情观察　观察病人呼吸频率、节律和深度,呼吸音及肺部啰音,痰的性状及排痰情况;观察心率、心律、脉搏、血压;躯体活动能力及皮肤受压情况及吞咽功能。

3. 用药护理　熟悉患者所用药物的名称、作用原理、用药方法、副作用及注意事项,主要观察药物的疗效和毒副作用。在使用激素时,需观察低血钾、高血压、糖尿病、精神异常等不良反应,注意防止应激性溃疡、消化道出血。不轻易使用安眠、镇静药,以防呼吸抑制,掩盖或加重病情。

4.对症护理

(1)呼吸麻痹护理 ①给氧:持续低流量给氧,保持呼吸道和输氧管道的通畅,观察氧疗的效果。②准备抢救物品:急救药品、床边备吸引器、气管切开包及机械通气设备,有利及时抢救。③尽早使用呼吸机:当出现呼吸困难、烦躁、出汗、指(趾)甲发绀、口唇发绀等缺氧症状,肺活量降至 20~25 mL/kg 体重以下,血氧饱和度降低,动脉血氧分压低于70 mmmHg(9.3 kPa),宜遵医嘱及早使用呼吸机。使用呼吸机期间护士应观察病情变化、血气分析结果,随时调整呼吸机各种指标(通气量、通气压力等);定时检查呼吸机各连接部位有无漏气或阻塞,管道有无受压或扭曲;定时气管内滴药和气道雾化,定时翻身、拍背和及时吸痰,保持呼吸道通畅。

(2)瘫痪护理 ①肢体瘫痪:定时翻身、按摩、被动和主动运动,保持瘫痪肢体功能位等,病情稳定后,及时进行肢体的被动和主动运动,加强功能锻炼,促进瘫痪肢体功能恢复。②咽肌瘫痪:做好进食护理,选择适合吞咽且营养丰富的食物,保持营养状况良好,发现误吸时立即急救,若病人不能经口进食,应安排鼻饲。注意进行吞咽功能训练,促进吞咽功能恢复。

5.心理护理 本病发病急,病情进展快,恢复期较长,加之长期活动受限,病人常产生焦虑、恐惧、失望等情绪。长期情绪低落给疾病的康复带来不利。护士应及时了解病人的心理状况,积极主动地关心病人,认真倾听病人的诉说,了解其苦闷、烦恼并加以分析和解释,取得病人的信任,告诉病人本病经积极治疗和康复锻炼,绝大多数可以恢复,以增强病人与疾病斗争的信心。

【健康教育】

①向病人及家属介绍简明病情。②出院后要均衡饮食,选择含高蛋白、丰富维生素的食物。多吃新鲜蔬菜、水果、豆及谷类、蛋、肝及瘦肉等。③注意保暖,避免受凉、雨淋、疲劳等,以防感冒。

第四节 帕金森病

帕金森病(Parkinson disease,PD)又称震颤麻痹,是中老年较为常见的黑质和黑质纹状体通路变性的慢性疾病。以静止性震颤、肌强直、运动减少和体位不稳为临床特征。

【病因及发病机制】

本病病因未明,发病机制复杂。应为多因素共同参与所致,可能与以下因素有关。

1.年龄老化 本病多见于中老年人,60 岁以上人口的患病率约为 1%,而 40 岁以前发病者甚少,提示年龄老化与本病有关。老化能加速黑质多巴胺能神经元和纹状体中多巴胺递质减少。导致本病的发生。

2.环境因素 流行病资料显示,长期接触杀虫剂、除草剂或某些工业化学品等是 PD 的危险因素。1-甲基-4-苯基-1,2,3,6-四氢吡啶(MPTP)可导致多巴胺能神经元变性死亡,故环境中与 MPTP 结构类似的工业或农业毒素可能是本病的病因之一。

3.遗传因素 本病有家族聚集现象,10%左右的患者有家族史。

4.其他因素 脑炎、中毒(如一氧化碳、锰、氰化物、利血平、噻嗪类药物等)、脑血管病、颅脑损伤、脑肿瘤等可引起震颤、强直等症状,此称为帕金森综合征。

【临床表现】

多数病人为 60 岁以后发病,男性稍多于女性。起病缓慢,呈进行性加重。典型表现为震颤、肌强直、运动迟缓、姿势步态异常。

1.震颤 多为首发症状。常从一侧手指开始,后可波及整个上肢、下肢、下颌、口唇和头部,表现为有规律的拇指对掌和手指屈曲的不自主震颤,类似“搓丸”样动作。典型的震颤为静止性震颤,即在静止时明显,动作时减轻,睡眠时消失,情绪激动时加重。少数病人可无震颤,尤其是 70 岁以上老年人。

2.肌强直 多从一侧上肢或下肢近端开始,渐蔓延至远端、对侧和全身。肌强直表现为伸肌和屈肌的张力同时增高,因而被动运动关节时伸肌和屈肌的阻力始终保持增高,出现类似弯曲软铅管的感觉,故称“铅管样肌强直”;如果伴有震颤,则在伸屈肢体时感到均匀的阻力中有断续的停顿,有如齿轮转动一样的感觉,此称为“齿轮样肌强直”;手部肌肉强直时,患者书写字迹不正,字越写越小,称为“写字过小征”;面部肌肉强直时出现表情僵硬、双眼凝视、瞬目动作减少、笑容出现和消失减慢,形成“面具脸”。

3.运动迟缓 表现为随意动作减少、运动幅度减小、运动徐缓,尤以开始动作为甚,如坐下后不能起立、行走时起动困难。难以完成精细动作,如穿鞋、系带、扣纽扣等动作困难,严重者穿衣、翻身、起床困难;语声单调、低沉,声音变小,音域变窄,语言表达困难;吞咽困难,进食、饮水时出现呛咳。

4.姿势步态异常 由于四肢、躯干、颈部肌肉僵直,病人出现头部前倾、躯干俯屈、肘关节屈曲、腕关节伸直、前臂内收、髋及膝关节弯曲等特殊姿势,此为本病的特有体征“屈曲体姿”。由于姿势平衡障碍,患者行走时重心不稳、步距缩短、呈碎步、前冲动作,越走越快,不能立即止步,称为“慌张步态”。

5.其他 自主神经功能紊乱,如油脂脸、多汗、垂涎、大小便困难和直立性低血压,也可出现忧郁和痴呆症状。

【辅助检查】

1.CT 检查 头颅 CT 可显示不同程度的脑萎缩表现。

2.生化检测 采用高效液相色谱可检测到脑脊液和尿中多巴胺的主要代谢产物高香草酸(HVA)含量明显减低。

3.基因检测 少数家族中可能发现基因突变。

【诊断要点】

根据中年以后发病,进行性加重的震颤,运动减少、强直和体位不稳等典型神经症状和体征,通常诊断并不困难。由于本病为逐步进展,若不及时治疗,可因严重肌强直和继发性关节强硬等,致使病者长期卧床并发肺炎、压疮而危及生命,故应早期诊断,及时治疗。

【治疗要点】

1.药物治疗　早期无需药物治疗,当疾病影响病人日常生活和工作能力时,适当的药物治疗可不同程度的减轻症状,并减少并发症。

(1)抗胆碱能药物　可以协助维持纹状体的递质平衡,适用于震颤明显的年轻人。常用药有苯海索(安坦),1~2 mg 口服,3 次/d;或东莨菪碱、甲磺酸苯扎托品等。

(2)金刚烷胺　促进神经末梢释放多巴胺,并阻止其再吸收,从而使症状减轻,可以和左旋多巴等药合用,100 mg 口服,2 次/d。

(3)复方左旋多巴　由于多巴胺不能透过血脑屏障进入脑内,对脑部多巴胺缺乏的替代疗法需应用其前体左旋多巴。复方多巴制剂可增强左旋多巴的疗效和减少其外周不良反应,是治疗 PD 最基本、最有效的药物。临床常用药为美多巴(复方左旋多巴、多巴丝肼),口服治疗自62.5 mg 开始,2~3 次/d,视症状控制情况,缓慢增加其剂量和服药次数,最大剂量不应超过250 mg,3~4 次/d。

(4)多巴胺受体激动剂　直接作用于纹状体突触后膜多巴胺受体,起到类似多巴胺一样的作用。常用药物有溴隐亭、培高利特、普拉克索和吡贝地尔。

(5)儿茶酚-氧位-甲基转移酶抑制剂　通过抑制左旋多巴在外周的代谢,使血浆左旋多巴浓度保持稳定,并能增加其入脑量。一般与复方左旋多巴制剂合用,可改善其疗效,改善症状波动。常用药物为恩他卡朋。

(6)单胺氧化酶 B 抑制剂　通过抑制多巴胺分解代谢,增加脑内多巴胺含量,与复方左旋多巴制剂合用可增加疗效,同时对多巴胺能神经元有保护作用。常用药物有司来吉兰。

2.外科治疗　适应于震颤、强直或运动障碍以一侧肢体为重,且药物治疗效果不佳或副作用严重者。手术方法有立体定向神经核毁损术和脑深部电刺激术。

3.康复治疗　如进行肢体运动、语言、进食等训练和指导,可改善病人生活质量,减少并发症。心理疏导和疾病教育也是 PD 的重要综合治疗措施。

【护理评估】

1.健康史　询问患者有无有害毒物接触史,有无高血压和动脉硬化等病史,以及家族中有无类似疾病病史。

2.身体评估　重点评估震颤、运动减少、强直和体位不稳等典型神经症状和体征的情况。

3.心理-社会评估　由于患者身体形象的改变以及生活不能自理需依赖别人,可能会出现烦躁、恐惧和自尊紊乱等心理反应。

【主要护理诊断/问题】

1. 生活自理缺陷　与震颤、肌肉强直、运动减少有关。
2. 营养失调:低于机体需要量　与吞咽困难有关。
3. 躯体移动障碍　与神经、肌肉受损,运动减少,随意运动减弱有关。
4. 语言沟通障碍　与喉肌及面部肌肉强直、运动减少、减慢有关。
5. 自尊紊乱　与身体形象改变有关。
6. 知识缺乏　缺乏本病相关知识和药物治疗知识。

【护理目标】

自理能力提高或恢复;能保持良好的营养状态,表现为入量充足、体重增加;病人的运动功能能够达到良好水平;能表达自己的需要;能够认识到自己不要自我贬低,并开始积极表达自我的价值;能说出本病相关知识和药物治疗知识。

【护理措施】

1. 病情观察　观察进行性加重的震颤、运动减少、强直和体位不稳等典型神经症状和体征等,也应注意观察有无因长期卧床并发肺炎、压疮等情况。

2. 生活护理　①主动了解病人的需要,指导和鼓励病人自我护理。②做好皮肤护理。③对如厕有困难者注意安全,方便如厕。④注意病人穿着、修饰的护理;⑤运动护理:运动能避免肌肉萎缩及保持关节活动度,运动技巧能改善行走能力及减轻颤抖。

3. 饮食护理　指导病人合理饮食和正确进食,有助于改善营养状况。①饮食以高热量、高维生素、低脂、适量优质蛋白饮食为主,并及时补充水分,蛋白不宜盲目给予过多,以免降低左旋多巴类药物的疗效。②给予有粗大把手的叉子或汤匙,使患者易于进食;如患者手指颤抖厉害时,可协助其进食。③给予患者充分的时间进食。④将食物事先切成小块、磨碎或给予半流质,易于咀嚼和吞咽。

4. 用药护理　遵医嘱使用药物并观察药物的疗效及副作用。①左旋多巴及混合制剂:副作用有恶心、呕吐、厌食、不自主运动、直立性低血压,幻觉、妄想等精神症状。用法:在进食时服药,以减轻消化道症状,不应同时服维生素 B_6,以免影响左旋多巴的疗效。②抗胆碱能药:副作用有口干、眼花、少汗或无汗、面红、恶心、便秘、失眠和不安,严重者有谵妄、不自主运动等。注意:合并有前列腺肥大及青光眼者禁用此类药物。③多巴胺受体激动剂:副作用有恶心、呕吐、低血压和昏厥、红斑性肢痛、便秘、幻觉等。注意:从小剂量开始,逐渐缓慢增加剂量直至有效维持。

5. 心理护理　①建立信任的护患关系。②促进病人与社会的交往,为病人创造良好的亲情和人际关系氛围。③指导病人保持衣着整洁和自我形象的尽量完美。

【健康教育】

①指导病人在病程中遇事要冷静、沉着应对,避免情绪紧张、激动,以免加重病情。

②适时调整心态以保持心理平衡。坚持参加适量的力所能及的活动和体育锻炼。③告诉病人按医嘱正确用药和坚持用药,以及药物的主要副作用和处理方法。④嘱病人定期复查肝、肾功能,监测血压变化。⑤指导病人病情相对稳定时,尽量参与一些有益身心健康的活动,但在外出时要注意安全,防止意外伤害事故的发生。⑥告知病人要注意病情变化和并发症的表现,发现异常及时就诊。

第五节　癫　痫

癫痫是一组反复发作的神经元异常放电所致暂时性中枢神经系统功能障碍的临床综合征。根据有关神经元的部位和放电扩散的范围,临床上可表现为运动、感觉、意识、行为、自主神经等不同程度的障碍,或兼有之。每次发作或每种发作称为痫性发作。我国癫痫的患病率为5‰。

【病因及发病机制】

按病因可分为两类:

1.原发性(特发性)癫痫　病因未明,可能与遗传因素有关。

2.症状性(继发性)癫痫　较常见,常继发于脑部疾病或多种全身疾病,如颅内感染、脑血管病、颅脑外伤、颅内肿瘤、脑先天性畸形、中毒、肝性脑病和尿毒症等。

此外,睡眠不足、疲乏、饥饿、饮酒、便秘、情感冲动、各种一过性代谢紊乱及过敏反应都能诱发癫痫发作。

【临床表现】

癫痫发作形式多样,但均具有短暂性、刻板性、间歇性、反复发作的特征。

1.部分性发作　部分性发作为痫性发作最常见的类型。发作不伴意识障碍称单纯部分性发作,发作伴有意识障碍且发作后不能回忆者则称复杂部分性发作。

(1)单纯部分性发作　分为部分性运动性发作、部分性感觉性发作、自主神经性发作和精神性发作四种类型。

1)部分性运动性发作　为局部的抽搐,大多见于一侧口角、眼睑、手指或足趾,也可涉及一侧面部或一侧肢体远端。如果发作自一处开始后,按大脑皮质运动区的分布顺序缓慢地移动,如自一侧拇指沿手指、腕部、肘部、肩部扩展,称为Jackson癫痫。部分性运动性发作后,遗留暂时性肢体瘫痪称为Todd瘫痪;局部抽搐持续数小时或数日,则称为持续性部分性癫痫。

2)部分性感觉性发作　躯体感觉性发作表现为一侧肢体麻木感和针刺感,多数发生在口角、舌部、手指或足趾等部位;特殊感觉性发作可表现为视觉性(幻视,如感觉有闪光)、听觉性(幻听,如听到嗡嗡的声音)、嗅觉性(闻到难闻的气味如焦糊味)和眩晕性(眩晕感、漂浮感)发作。

3)自主神经发作 表现为多汗、呕吐、苍白、潮红、腹痛等,很少是痫性发作的唯一表现。

4)精神性发作 表现为各种类型的记忆障碍、情感障碍、错觉、复杂幻觉等。可单独发作,但常为复杂部分发作的先兆,有时为继发的全面性强直-阵挛发作的先兆。

(2)复杂部分性发作 常称精神运动性发作,其病灶多在颞叶,也称为颞叶癫痫。其主要特征是发作起始出现精神症状及特殊感觉症状,随后出现意识障碍、自动症和遗忘症,也可在开始发作时即有意识障碍。自动症为意识模糊状态下的不自主动作如吸吮、咀嚼、舔唇、清喉、抚面、搓手、解扣、脱衣、游走、奔跑等。

(3)部分性发作继发全面性强直-痉挛发作 先出现单纯部分性发作或复杂部分性发作,后继发强直-阵挛发作、强直性发作、阵挛性发作。

2. 全面性发作

(1)强直-阵挛发作 全面性强直-阵挛发作(GTCS)也称大发作,以全身抽搐和意识障碍为特征,最常见。发作前可先有瞬间疲乏、麻木、恐惧等感觉或出现无意识动作等先兆,其发作经过可分三期。①强直期,突发意识丧失,尖叫一声跌倒在地,全身骨骼肌持续收缩,头部后仰,上眼睑抬起,眼球上翻,上肢屈肘,下肢伸直,牙关紧闭,呼吸暂停,口唇青紫,瞳孔散大及对光反射消失。常持续 10～20 s 转入阵挛期。②阵挛期,不同肌群强直和松弛交替出现,由肢端延及全身。阵挛频率逐渐减慢,松弛期逐渐延长,此期持续30～60 s。最后一次强直痉挛后抽搐停止,进入惊厥后期。③惊厥后期,进入昏睡状态,有大小便失禁。约 10 min 至 3～4 h 后意识逐渐恢复。醒后觉头痛、疲乏,对抽搐过程不能回忆。

(2)失神发作 又称小发作,儿童多见。发作和停止突然,有短暂意识丧失,无先兆和局部症状,持续约 3～15 s,每天发作数次至数百次不等。表现为突然中断正在进行的某种活动或手中持物坠落,其表情呆滞、呼之不应、两眼瞪视不动,事后立即清醒,继续原先之活动,对发作无记忆。

(3)肌阵挛发作 多为遗传性疾病,表现为突然、快速、短暂的肌肉或肌群收缩,一般无意识障碍。可仅限于面部、肢体和躯干,也可累及全身。

(4)阵挛性发作 表现为全身重复性阵挛性抽搐,恢复较快。

(5)强直性发作 常在睡眠中发作,表现为全身强直性肌痉挛,头、眼偏向一侧,肢体伸直,躯干的强直性发作可造成角弓反张,常伴颜面青紫、呼吸暂停和瞳孔散大等自主神经功能异常症状。

3. 癫痫持续状态 是指一次癫痫发作持续 30 min 以上,或连续多次发作、发作间期意识或神经功能未恢复正常。任何类型的癫痫均可出现,但临床通常指全面强直-阵挛发作所致。多由于突然停用抗癫痫药、感染、孕产、饮酒、过度疲劳、精神因素所致,常伴高热、脱水、酸中毒和休克,致残率和死亡率高。

【辅助检查】

1. 脑电图　对本病诊断有重要价值,且有助于分型、估计预后及术前定位。约半数以上癫痫患者,在发作的间歇期亦可出现各种痫样放电,如棘波、尖波、棘-慢波等病理波。

2. 实验室检查　血常规、血糖、血寄生虫(如肺吸虫、血吸虫、囊虫)等检查,了解有无贫血、低血糖、寄生虫等。

3. CT、MRI 检查　可发现脑部器质性改变、占位性病变、脑萎缩等。

【诊断要点】

癫痫的诊断主要靠详细询问病史和发作时的情况,脑电图检查供参考。诊断原则应首先确定是否为癫痫,其次是判断癫痫的类型及病因。

【治疗要点】

1. 病因治疗　如对脑寄生虫病、低血糖、低血钙、脑瘤等应分别情况尽可能彻底治疗。

2. 发作时的治疗　应立即让病人就地平卧,解开衣领、衣扣,头侧向一侧保持呼吸道通畅,及时给氧。尽快地将压舌板或筷子、纱布、手帕、小布卷等置于病人口腔的一侧上、下臼齿之间,以防咬伤舌和颊部。对抽搐肢体不能用暴力按压,以免骨折、脱臼等。为预防再次发作,可选用地西泮、苯妥英钠、异戊巴比妥钠等药物。

3. 药物治疗

(1)常用抗癫痫药物　常用抗癫痫药物有苯妥英钠、卡马西平、丙戊酸钠、乙琥胺、扑痫酮、氯硝西泮等。

(2)药物的选择　药物的选择主要取决于痫性发作的类型,同时注意药物的毒性。特发性 GTCS 首选丙戊酸钠,次选苯妥英钠;特发性失神发作首选乙琥胺,次选丙戊酸钠;单纯部分性发作首选卡马西平,次选苯妥英钠;复杂部分性发作首选卡马西平,次选苯妥英钠;症状性或性质不明的 GTCS 首选卡马西平,次选苯巴比妥。

(3)药物治疗原则　①确定是否用药:半年内发作 2 次以上者,一经诊断即应用药。首次发作或半年内发作 1 次者,告知药物的不良反应和不治疗可能发生的后果,根据病人和家属的意愿,酌情选用或不用药。②尽可能单一用药:从单一药物开始治疗,剂量由小到大,逐步增加,一种药物达到最大有效血药浓度仍不能控制发作或该药出现不良反应时,才考虑换药或加用第二种药物。更换两种药物时约需 1 周重叠用药时间,原药逐渐减量至停,新药逐渐增加至有效剂量。③长期规律用药:切忌突然减药、停药、换药和漏服药物,间歇、不规则用药不利于癫痫控制,且易引起癫痫持续状态,一般在完全控制发作 4～5 年,且随访脑电图痫性活动消失后方可考虑停药;药物停用应缓慢,不能突然停药,减量时间须半年至 1 年,联合用药者在医生指导下改为单一用药,然后逐步减少剂量,减量后如果有复发趋势或脑电图明显恶化时应恢复原剂量治疗。

4. 癫痫持续状态的治疗

(1)迅速控制抽搐　①地西泮 10～20 mg,缓慢静脉注射,复发者可在 30 min 内重复应用,或予地西泮 100～200 mg 溶于质量浓度为 50 g/L 葡萄糖盐水 500 mL 中,于 12 h 内缓慢静脉滴注。儿童首次注射量为 0.25 ~ 0.5 mg/kg，一般不超过 10 mg。②其他药物，如异戊巴比妥钠、苯妥英钠、水合氯醛等。

（2）其他　保持呼吸道通畅，吸氧，经常吸引痰液，必要时气管切开。高热时采取物理降温，血酸碱度和电解质变化要及时纠正；发生脑水肿时采用注射甘露醇和呋塞米，预防和控制感染也很重要。

【护理评估】

1. 健康史　应询问家族中有无其他癫痫患者，既往有无脑部病变及外伤史等，每次发作前有无诱因。

2. 身体评估　评估病人发作时有无抽搐、意识障碍等，评估病人每次发作持续的时间、发作频率及发作前有无先兆。

3. 实验室及其他检查　评估病人脑电图及 CT 等检查的结果。

4. 心理-社会评估　由于癫痫反复发作影响正常生活与工作，评估病人有无终日焦虑、紧张、悲观，或某些发作有碍本人外观形象，给予病人自尊心以重大打击而自卑。评估病人有无避免发作诱因及安全用药等方面的知识。

【主要护理诊断/问题】

1. 有窒息的危险　与癫痫发作时喉头痉挛、气道分泌物增多、意识障碍有关。

2. 有受伤的危险　与癫痫发作时肌肉抽搐、意识障碍有关。

3. 潜在并发症　脑水肿、酸中毒及水电解质紊乱。

【护理目标】

发作时无受伤等意外发生；发作时呼吸道通畅；无并发症发生或一旦发生能及时发现并得到处理。

【护理措施】

1. 发作的护理

（1）发现发作先兆时保证安全　①一旦发作应迅速将患者就地平卧，解开领扣和裤带；②用软物垫在患者头下；③移走身边危险物体，以免抽搐时碰撞造成外伤。

（2）保持呼吸道通畅　①将病人的头部放低，偏向一侧，使唾液和呼吸道分泌物由口角流出；②床边备吸引器，并及时吸除痰液；③不可强行喂食，以保持呼吸道通畅。

（3）防止意外和受伤　①用牙垫或厚纱布垫在上下磨牙间，以防咬伤舌头及颊部，但不可强行硬塞；②抽搐肢体不可用力按压以免造成骨折、肌肉撕裂及关节脱位；③禁用口表测量体温。

（4）严密病情变化　观察生命体征及神志、瞳孔变化；注意发作的类型，记录发作持续时间与频率；发作过程有无心率加快、血压升高、呼吸减慢或暂停、瞳孔散大等；发作停止后意识恢复的时间，在意识恢复过程中有无自动症等。

2. 用药护理　严格遵医嘱按治疗原则用药，观察药物的不良反应，如苯妥英钠可出现胃肠道反应、牙龈增生、共济失调、粒细胞减少等；卡马西平可引起眩晕、共济失调、白细胞减少、骨髓抑制等；丙戊酸钠可引起食欲缺乏、恶心呕吐、血小板减少、肝损害等；抗癫痫药物有胃肠道反应，宜分次餐后口服。服药期间定期抽血做血象和生化检查，必要时做血药浓度的测定，以防药物毒副作用。

3.癫痫持续状态的护理　①迅速建立静脉通路，立即按医嘱缓慢静脉注射地西泮。②严密观察生命征、意识、瞳孔等变化，监测血清电解质和酸碱平衡情况。③保持病室环境安静、光线较暗，避免外界各种刺激。④连续抽搐者应控制入液量，按医嘱快速静脉滴注脱水剂。并给氧气吸入，以防缺氧所致脑水肿。⑤保持呼吸道通畅和口腔清洁，24 h以上不能经口进食的病人，应给予鼻饲流质，少量多次。

4.心理护理　向病人解释所患癫痫的类型，帮助病人正确面对现实，同情和理解病人，指导病人进行自我调节，以维持良好的心理状态；鼓励家属、亲友向病人表达不嫌弃和关心的情感，增强其自信心；指导病人承担力所能及的社会工作。

【健康教育】

①向病人及其家属介绍有关本病的基本知识及发作时家庭紧急护理方法。②指导病人养成良好的生活习惯。③食物应清淡且富营养，避免辛、辣、咸，不宜进食过饱，多吃蔬菜、水果，戒除烟酒。④指导病人承担力所能及的社会工作。⑤告知病人应按时服药。⑥定期做好血象、血药浓度和肝、肾功能的检测。⑦禁止从事带有危险的活动，如攀高、游泳、驾驶、带电作业等，以免发作时对生命有危险。⑧平时应随身携带简要的病情诊疗卡。

（徐宏平）

第六节　颅内压增高与脑疝

一、颅内压增高

颅内压（ICP）是指颅腔内容物对颅腔壁所产生的压力，在水平卧位、身体松弛的状态下可通过侧卧位腰椎穿刺或直接脑室穿刺测定。由于脑脊液介于颅腔壁和脑组织之间，所以脑脊液的静水压就代表颅内压力。脑脊液压力不仅受血压、呼吸因素的影响，而且受颈静脉压力的影响。正常颅内压成年人为 $70 \sim 200$ mmH$_2$O（$0.7 \sim 2.0$ kPa），儿童为 $50 \sim 100$ mmH$_2$O（$0.5 \sim 1.0$ kPa）。当颅内压持续升高，成人超过 200 mmH$_2$O（2.0 kPa）、儿童超过 100 mmH$_2$O（1.0 kPa），并出现相应的临床症状时，即为颅内压增高。成人颅内压 $200 \sim 270$ mmH$_2$O 为轻度增高，$270 \sim 530$ mmH$_2$O 为中度增高，530 mmH$_2$O 以上为重度增

177

高。颅内压增高根据病因分为弥漫性和局灶性两类,根据病变发展速度分为急性、亚急性和慢性三类。

【病因及发病机制】

成年人颅腔容积约为 1 400 ~ 1 500 mL。颅腔内容物包括脑组织(约 1200 mL)、脑脊液(约 150 mL)和脑血流(70 ~ 80 mL),三者与颅腔容积相适应,使颅内保持一定的压力。当颅内压发生改变时,主要依靠脑脊液量的增减、部分依靠颅内静脉血的多少来实现颅内压的调节。脑脊液的总量占颅腔容积的 10%,血液则依据血流量的不同占总容积的 2% ~ 11%。一般而言,允许颅内增加的临界容积约为 5%,超过此范围即会出现颅内压增高;当颅腔内容物体积增大或颅腔容量缩减超过 8% ~ 10% 时,则会产生严重的颅内压增高。

任何能使颅腔内容物体积增大、颅腔空间相对变小或颅腔容积缩小的因素,均可引起颅内压增高。常见的病因有:

1. 颅内占位性病变　颅内肿瘤、血肿、脓肿、囊肿、肉芽肿等,既可占据颅腔内一定的容积,又可阻塞脑脊液的循环通路,影响其循环及吸收。此外,上述病变均可造成继发性脑水肿,导致颅内压增高。

2. 颅内感染性疾病　各种脑膜炎、脑炎、脑寄生虫病,既可以刺激脉络丛分泌过多的脑脊液,又可以造成脑脊液循环受阻(梗阻性及交通性脑积水)及吸收不良;各种细菌真菌、病毒、寄生虫的毒素可以损伤脑细胞及脑血管,造成细胞毒性及血管源性脑水肿;炎症、寄生虫性肉芽肿还可起到占位作用,占据颅腔内的一定空间。

3. 颅脑损伤　可造成颅内血肿及水肿。

4. 脑缺氧　各种原因造成的脑缺氧如窒息、麻醉意外、CO 中毒,以及某些全身性疾病如肺性脑病、癫痫持续状态重度贫血等,均可造成脑缺氧,进一步引起血管源性及细胞毒性脑水肿。

5. 中毒　铅、锡、砷等中毒;某些药物中毒,如四环素、维生素 A 过量等;自身中毒如尿毒症、肝性脑病等,均可引起脑水肿,促进脉络丛分泌脑脊液,并可损伤脑血管的自动调节作用,而形成高颅压。

6. 内分泌功能紊乱　年轻女性、肥胖者,尤其是月经紊乱及妊娠时,易于发生良性颅内压增高可能与雌激素过多、肾上腺皮质激素分泌过少而产生的脑水肿有关。肥胖者可能与部分类固醇溶于脂肪组织中不能发挥作用而造成相对性肾上腺皮质激素过少有关。

颅内压持续增高可以引起一系列病理生理变化及临床综合征。

(1)脑血流量减少　正常成人进入颅内的血流量较大(每分钟约有 1200 mL),并可自主进行生理调节,脑血流量(CBF)=〔平均动脉压(MAP)-颅内压(ICP)〕÷脑血管阻力(CVR)=脑灌注压(CPP)÷脑血管阻力(CVR)。当脑灌注压低于 5.3 kPa(40 mmHg)时,脑血管的自动调节功能失效,可致脑血流量急剧下降,引起脑缺血。当颅内压接近平均动脉压时,脑灌注压几乎为零,脑组织处于严重缺血缺氧状态,最终可导致脑死亡。

(2)脑水肿　颅内压增高可直接影响脑的代谢和血流量从而产生脑水肿,使脑的体积增大,进而加重颅内压增高。

(3)脑疝　颅内压增高达到一定程度时,可推移脑组织,使部分脑组织被挤入颅内生理性空间或裂隙,形成脑疝。

(4)库欣(Cushing)反应 颅内压增高到接近动脉舒张压时,患者即出现血压升高(以收缩压增高为主,脉压增大)、呼吸减慢、脉搏减慢(即两慢一高),继之出现潮式呼吸、血压下降、脉搏细弱,最终呼吸停止、心脏停搏而死亡。这一急性颅内压增高病人出现的生命体征变化称为库欣反应。

(5)胃肠功能紊乱及消化道出血 颅内压增高可引起下丘脑自主神经中枢缺血,导致功能紊乱,也可使消化道黏膜血管收缩,造成黏膜缺血。故可引起胃肠道功能紊乱、胃肠溃疡及出血、穿孔等改变。

(6)神经源性肺水肿 颅内压增高时,下丘脑、延髓受压,导致 α-肾上腺素能神经活性增强,血压反应性增高,左心室负荷过重,左心房及肺静脉压增高,肺毛细血管压力增高,液体外渗,引起肺水肿。急性颅内压增高病人,有 5% ~ 10% 可出现神经源性肺水肿。

【临床表现】

1. 颅内压增高"三主征" 即头痛、呕吐和视盘水肿,是颅内压增高的典型表现,三者出现的早晚不一,常以其中一项为首发症状。

(1)头痛 是最常见的症状,系脑膜血管和神经受刺激所致,多为跳痛、胀痛或爆裂样疼痛。以清晨和晚间多见,多位于前额及颞部,可从颈枕部向前方放射至眼眶;头痛程度与颅内压增高程度成正相关,咳嗽、打喷嚏、用力、弯腰、低头时可加重。

(2)呕吐 与进食无直接关系,常出现在剧烈头痛时,可伴有恶心,系迷走神经受刺激所致,呈喷射状。

(3)视盘水肿 是颅内压增高最客观的重要体征,发生率为 60% ~ 70%。因视神经受压、静脉回流受阻所致,表现为视盘充血、水肿、边缘模糊不清、生理凹陷变浅或消失,视网膜静脉曲张等,严重者视盘周围可见火焰状出血。早期视力无明显障碍或仅有视野缩小,继而视力下降甚至失明。

2. 意识障碍 急性颅内压增高者,常有进行性意识障碍,甚至昏迷;慢性颅内压增高病人,可表现为神志淡漠,反应迟钝。

3. 生命体征改变 急性颅内压增高患者可出现典型的库欣反应,即血压升高,尤其是收缩压增高,脉压增大,脉搏缓慢而宏大有力,呼吸深慢等。严重者可因呼吸、循环衰竭而死亡。

4. 其他表现 如复视、头晕、猝倒等;婴幼儿可见头皮静脉怒张、囟门饱满、骨缝分离等。此外,还可有消化道出血、神经源性肺水肿等并发症的表现。

【辅助检查】

1. 影像学检查 CT 扫描、MRI 检查、头颅 X 射线摄片、脑血管造影或数字减影血管造影等,不但可以显示颅内压增高的征象,还有助于判断病因和确定病变的性质。

2. 腰椎穿刺 可测定颅内压,取脑脊液送检,但对已有明显颅内压增高症状和体征者应列为禁忌,以防引发急性脑疝。

【治疗要点】

对颅内压增高的病人,必须尽早明确诊断,确定致病原因,进行早期治疗。颅内压增高最根本的处理原则是去除病因,同时应选择最有效、简单的方法,尽快降低颅内压。

1.非手术治疗 适用于原因不明或一时不能解除病因者。

(1)脱水 通过脱水和利尿,使脑组织间的水分排出体外,减小脑体积和降低颅内压。常用药物有氢氯噻嗪、乙酰唑胺、氨苯蝶啶、呋塞米、质量浓度200 g/L甘露醇、山梨醇等,也可使用浓缩血浆或人体白蛋白等。

(2)激素治疗 肾上腺糖皮质激素能减轻脑水肿,有助于降低颅内压。常用地塞米松、氢化可的松、泼尼松等;其临床疗效出现较快,可维持6~48 h,甚至可达3~7 d,可使60%~80%病人的临床症状缓解。

(3)过度换气 $PaCO_2$每下降1 mmHg,可使脑血流量递减2%。过度换气即是通过排出体内的CO_2,降低$PaCO_2$,使脑血管收缩,脑血流量减少,达到降低颅内压的目的。

(4)冬眠低温治疗 体温降低后,能降低脑代谢率,减少脑组织耗氧量,防止脑水肿的发生和发展,因而有一定降低颅内压的作用。

2.手术治疗 目的是去除引起颅内压增高的原因。如颅内占位病变者行病变切除术、脑积水者行脑脊液分流术、颅内血肿者行血肿清除术等。

【护理评估】

1.健康史

(1)年龄 婴幼儿和儿童颅缝未闭或融合未牢固,颅内压增高可使颅缝裂开而相应地增加颅腔容积,从而延缓病情的进展;老年人由于脑组织萎缩,使颅腔内的代偿空间增多,故病程也较长。

(2)有无导致颅内压增高的病因 如脑损伤、颅内炎症、缺氧、中毒、脑积水、呼吸性酸中毒、颅内血肿、脑肿瘤、脑脓肿、狭颅症、颅底凹陷症等。

(3)有无引起颅内压突然增高的因素 如呼吸道梗阻、便秘、剧烈咳嗽、癫痫等。

(4)患病后情况 包括病情进展的情况、是否接受过治疗及治疗效果等。

2.身体状况 了解头痛的部位、性质、程度、持续时间、疼痛规律、疼痛加重的原因;呕吐的性质、严重程度、呕吐的诱因及伴随症状;有无呕血或黑便、呼吸困难等并发症的症状。观察有无意识障碍及意识障碍的程度;有无血压升高、脉压增大、脉搏徐缓、呼吸不规则、高热等;有无视盘水肿及复视、失明等;婴幼儿还应检查有无头皮静脉怒张、囟门饱满、颅缝分离、头颅叩诊呈"破罐音"等。

3.辅助检查 查看头颅X射线摄片、颅脑CT及MRI、脑血管造影或数字减影血管造影等检查结果,对有无颅内压增高及其原因的判断有重要意义。此外,还应查看实验室检查结果,了解是否合并水、电解质及酸碱平衡失调。

4.心理-社会评估 了解病人和家属的心理状态,颅内压增高的各种症状可使其产生紧张或焦躁等心理反应;还应了解对疾病的认知程度、经济承受能力及有无可利用的社会资源等。

【主要护理诊断/问题】

1. 疼痛:头痛　与颅内压增高有关。
2. (脑)组织灌流改变　与颅内压增高有关。
3. (有)体液不足(的危险)　与颅内压增高引起的呕吐及应用脱水剂有关。
4. 潜在并发症　脑疝。

【护理措施】

1. 非手术治疗病人的护理

(1)卧位　患者平卧,头偏向一侧或侧卧,病情允许时抬高床头 15°~30°,有利于颅内静脉回流,减轻脑水肿,降低颅内压。有脑脊液外漏的病人可借助重力的作用,使脑组织移向颅底,黏附在硬脑膜漏孔处,使局部粘连而封闭漏口。

(2)保持呼吸道通畅、给氧　安置适当卧位,防止颈部过屈、过伸或扭曲;及时清除呼吸道分泌物和呕吐物;有舌根后坠者可托起下颌或放置口咽通气道;必要时配合医师尽早行气管切开术,以保持呼吸道通畅。持续或间断给氧,以改善脑缺氧,使脑血管收缩,降低脑血流量,降低颅内压。

(3)饮食与补液　意识清楚者给予普通饮食,但应限制钠盐的摄入;不能进食者行静脉补液,成人每日补液总量不宜超过 2 000 mL,其中含钠液不超过 500 mL,保持 24 h 尿量不少于 600 mL 即可。

(4)防止颅内压骤然升高

1)休息与镇静　劝慰病人安心休养,保持安静,避免情绪激动,必要时给予镇静药物。

2)防止剧烈咳嗽　及时控制呼吸道感染,防止剧烈咳嗽。

3)防止便秘　鼓励病人多食蔬菜和水果,并给予缓泻剂,必要时用开塞露或行低压小剂量灌肠通便。

4)控制癫痫　遵医嘱定时、定量给予抗癫痫药物。

(5)应用脱水药物　遵医嘱定时、定量给予脱水剂,如质量浓度 200 g/L 甘露醇 250 mL,需在 15~20 min 内输完,每日 2~4 次;呋塞米 20~40 mg 口服、静脉或肌内注射,每日 2~4 次。用药后,应观察治疗效果,并注意有无水、电解质平衡失调等不良反应。

(6)应用糖皮质激素　遵医嘱给予糖皮质激素,如地塞米松 5~10 mg 或氢化可的松 100 mg 静脉注射。用药期间,应观察有无应激性溃疡、继发感染等不良反应表现。

(7)实施过度换气　根据需要调整呼吸机的参数,定时进行动脉血气分析,维持 PaO_2 于 12~13.33 kPa(90~100 mmHg)、$PaCO_2$ 于 3.33~4.0 kPa(25~30 mmHg)水平为宜。实施过度换气不宜超过 24 h,否则,可导致脑血流量减少,加重脑缺氧。

(8)实施冬眠低温疗法

1)环境和物品准备　安置病人于安静、遮挡光线的单人房间,室温控制在 22~24 ℃,相对湿度 50%~60%。室内备有氧气、吸引器、血压计、听诊器、水温计、冰袋或冰毯、导尿包、集尿袋、吸痰盘、冬眠药物、急救药品及器械、护理记录单等。

2)实施方法　遵医嘱给予冬眠药物,常用冬眠Ⅰ号(氯丙嗪和异丙嗪各 50 mg,哌替啶 100 mg)或冬眠Ⅱ号(哌替啶 100 mg、异丙嗪 50 mg、双氯麦角碱 0.3～0.9 mg)加入质量浓度 50 g/L 葡萄糖溶液或生理盐水 250 mL 中静脉滴注,待病人进入昏睡状态后,加用物理降温。常用的物理降温措施有头部戴冰帽,在颈动脉、腋动脉、肱动脉、股动脉等主干动脉表浅部放置冰袋,还可采用降低室温、减少被盖、覆盖冰毯或冰水浴巾等降温措施。体温降低的速度以每小时 1 ℃为宜,降至肛温 32～34 ℃,腋温 31～33 ℃较为理想。用药过程中,应根据体温情况,控制冬眠药物的滴注速度,防止滴速过快或过慢而导致体温波动。

3)观察病情 安排专人护理,24 h 连续监测体温、脉搏、呼吸、血压、意识状态、瞳孔大小及对光反射、神经系统体征等,严格交接班。治疗期间,应每隔 1～2 h 测量生命体征,若脉搏超过 100 次/min,收缩压低于 100 mmHg,呼吸低于 10 次/min 或不规则时,应及时通知医师,遵医嘱更换冬眠药物或停止冬眠疗法。

4)饮食护理 冬眠低温疗法期间,机体代谢率降低,对能量及水分的需求量也相应减少,每日液体入量应控制在 1 500 mL 以内。能进食且胃肠道功能正常者,可提供易消化的软食;否则,应实施管饲。食物或管饲液的温度应与当时的体温接近,低温时胃肠蠕动减弱,应观察有无胃潴留、腹胀、便秘等症状,管饲时还需预防反流和误吸。

5)预防并发症 ①肺部感染:若病人昏睡,有舌后坠、吞咽和咳嗽反射减弱等,易发生肺部感染,应及时清除呼吸道分泌物,帮助病人定时翻身、拍背,必要时雾化吸入等。②低血压:因冬眠低温使周围血管阻力降低、心排出量减少可出现体位性低血压,因此搬运病人或为其翻身时,动作应缓慢、平稳,防止体位过大变动。③冻伤:可在冰袋外加布套,并定时更换部位,观察放置冰袋处的皮肤及肢体末端(如手指、脚趾、耳郭等)的血液循环情况,定时进行局部按摩。④其他:如加强皮肤护理,防止压疮;做好眼睛护理,防止角膜损伤等。

6)缓慢复温 冬眠低温疗法,一般持续 2～3 d,必要时可重复使用。停止治疗时,应先停物理降温,再逐步停用冬眠药物,为病人加盖被毯待体温自然回升。

(9)病情监测 密切监测意识、生命体征、瞳孔、锥体束征等变化,有条件者进行颅内压监测,以及早发现颅高压危象或脑疝。

1)意识状态 ①传统方法,将意识状态分为清醒、模糊、浅昏迷、昏迷和深昏迷 5 级;②Glasgow 昏迷评分法,即评定睁眼、语言及运动反应,用三者得分之和来判断意识状态。最高 15 分,最低 3 分,分数越低,表明意识障碍越严重(表 3-2)。

表 3-2 Glasgow 昏迷评分法

睁眼反应	评分	语言反应	评分	运动反应	评分
自动睁眼	4	回答正确	5	遵命动作	6
呼唤睁眼	3	回答错误	4	*定痛动作	5
痛时睁眼	2	吐词不清	3	*肢体回缩	4
不能睁眼	1	有音无语	2	*异常屈曲	3
		不能发音	1	*异常伸直	2
				*无动作	1

* 痛刺激时肢体出现的运动反应

2)生命体征　观察的顺序是先呼吸,次脉搏,再血压,最后体温,以防止病人受刺激后出现躁动而影响观察结果的准确性。

3)瞳孔变化　正常瞳孔等大、圆形,在自然光线下直径3~4 mm,直接、间接对光反应灵敏。若瞳孔出现大小、形状变化,对光反射减弱或消失,提示颅内压增高并伴有脑神经或脑干损伤,或继发了脑受压、脑疝等。

4)头痛、呕吐　观察头痛、呕吐的程度。若头痛、呕吐逐渐加重,提示可能继发了脑疝。

5)颅内压监护　即将导管或微型压力感受器探头安置于颅腔内,另一端与颅内压监护仪连接,并连续地监测颅内压的变化曲线。颅内压的监护时间,一般不超过1周,监护期间应严格无菌操作,以防发生感染。颅内压持续重度增高,提示预后较差;进行性增高,提示有引发脑疝的可能。

（10)对症护理　高热者,实施降温措施;呕吐者,做好口腔清洁;头痛和躁动者,给予镇静止痛药物,但不可轻易使用吗啡或哌替啶,因这类药物能抑制呼吸,影响气体交换,还可使瞳孔缩小,影响临床观察。

2. 手术治疗病人的护理

（1)手术前护理　在采取非手术治疗护理措施的同时,做好皮肤准备、交叉配血、药物过敏试验等。

（2)手术后护理

1)病情观察　①定时测量生命体征,观察瞳孔、意识、肢体活动、呼吸道通畅等情况;②妥善连接颅外引流管,观察引流液的性质和量;③必要时进行颅内压、心电和血氧饱和度监护;④记录液体出入量。

2)卧位　安置或变动体位时,应有专人扶托头部,保证头颈与躯干在同一轴线上,无扭曲和震动。手术后卧位,应根据意识情况和手术部位而定:全麻清醒后,颅骨骨折病人和脑疝的病人术后一般床头抬高15°~30°卧位,以利颅内静脉回流,减轻脑水肿;脑损伤病人意识清醒者采取斜坡卧位;昏迷病人或吞咽功能障碍者采取头高侧卧位;小脑幕上开颅术后采取健侧或侧卧位;小脑幕下开颅手术后,采取侧卧位或侧俯卧位。

3)营养与补液　一般手术,术后第1日可进流质,第2~3日给半流质,逐渐过渡到普通饮食;较大手术或全麻术后,应禁食1~2 d,待病情稳定后逐步进食,禁食期间给予静脉补液;术后长期昏迷者,可采用鼻饲及静脉营养支持。因术后有脑水肿反应,每日补液量应限制在2 000 mL以内,其中生理盐水不超过500 mL;使用脱水剂、气管切开、脑室引流、呕吐、高热等可引起的体液丢失,故应注意补液量的调节,以维持水、电解质平衡。

4)对症护理　头痛、躁动、发热是术后病人的常见问题,应给予对症处理。

5)脑室引流的护理　脑室引流是经侧脑室穿刺或于手术结束前将引流管放入侧脑室将脑脊液引流至体外。其主要目的是抢救因脑脊液循环受阻所致的颅内高压危急状态,以挽救生命;自引流管注入造影剂进行脑室系统的检查,以明确诊断;引流血性脑脊液,减轻脑膜刺激症状及蛛网膜粘连,还可起到控制颅内压的作用;经脑室引流管注入抗生素,控制颅内感染。护理要点如下:

妥善固定:在无菌条件下将引流管与引流袋连接,并将其妥善固定,悬挂于床头,引流管口应高出侧脑室平面 10～15 cm;适当限制病人头部的活动范围,以防动度过大将导管牵出。

通畅引流:避免引流管受压、扭曲、成角、折叠,如无脑脊液流出,应查明原因,予以处理。常见原因有:颅内压过低,若将引流瓶放低,有脑脊液流出则可证实,仍将引流瓶放回原位即可;管口吸附于脑室壁,试将引流管轻轻旋转,即可有脑脊液流出;小血块或挫碎的脑组织堵塞,可在严格消毒后试用无菌注射器轻轻抽吸,切不可高压注入液体冲洗,以防管内堵塞物冲入脑室系统狭窄处,导致脑脊液循环受阻;引流管位置不当,应请医生确认,调整引流管的位置,直到有脑脊液流出后重新固定。

控制速度:术后早期应特别注意控制引流速度,切忌过多或过快,否则可造成颅内出血、脑疝等不良后果。因此,早期应适当抬高引流管的高度,引流量控制在每日 500 mL 以内;若有引起脑脊液分泌增多的因素(如颅内感染),引流量可适当增加,但应注意预防水、电解质失衡。

观察引流液的性质和量:正常脑脊液无色透明,无沉淀,每日分泌 400～500 mL。术后 1～2 d 引流液呈淡血色,以后转为橙黄色。若引流液中有大量鲜血或血性颜色逐渐加深,常提示脑室出血,若引流液混浊,呈毛玻璃状或有絮状物,表示存在颅内感染,均应及时报告医生,并协助处理。若 24 h 引流量超过 500 mL,应及时调整引流管高度。

预防颅内感染:定时按无菌原则更换引流管口处的敷料和引流袋;更换引流袋或搬动病人时,应将引流管暂时夹闭,防止脑脊液倒流入脑室引起感染。

按期拔管:开颅术后一般引流 3～4 d,不宜超过 5～7 d,因引流时间过长,可能发生颅内感染。拔管前 1 d,应试行抬高引流袋或夹闭引流管,如病人无头痛、呕吐等症状,即可拔管;否则,重新放开引流。拔管后,还应观察引流管口处有无脑脊液漏出。

【健康教育】

重点是教育病人和家属防止颅内压突然增高。告知呼吸道梗阻、用力、剧烈咳嗽、便秘、烦躁、癫痫发作等均可引起颅内压突然增高,故应遵医嘱卧位、定时翻身和排痰;避免用力搬动重物、剧烈咳嗽等;病人烦躁时可适当约束,但不能采用强制性措施;遵医嘱使用药物,控制癫痫发作。

二、急性脑疝

颅腔被小脑幕分成幕上腔和幕下腔。幕下腔容纳脑桥、延髓和小脑,幕上腔由大脑镰分割成左右两个分腔,容纳左右大脑半球。中脑在小脑幕切迹孔中通过,紧邻海马回和沟回。动眼神经自中脑腹侧的大脑脚内侧发出,也通过小脑幕切迹,在海绵窦的外侧壁上前行至眶上裂。颅腔的出口为枕骨大孔,延髓经此孔与脊髓相连,小脑扁桃体在枕骨大孔之上,位于延髓下端的背侧。当颅腔内某分腔有占位性病变时,该分腔的压力高于邻近分腔,使脑组织由高压区向低压区移动,部分脑组织被挤入颅内生理空间或裂隙,产生相应的临床症状和体征,称为脑疝。根据移位的脑组织及其通过的硬脑膜间隙和孔道不同,可将脑疝可分为 3 类:即小脑幕切迹疝、枕骨大孔疝和大脑镰下疝(图 3-3)。临床上以小脑幕切迹疝和枕骨大孔疝最重要。

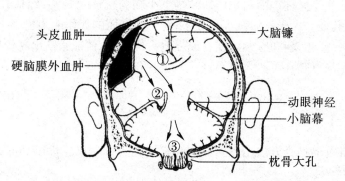

①大脑镰下疝　②小脑幕切迹疝　③枕骨大孔疝

图 3-3　脑疝

【病因及发病机制】

颅内任何部位的占位性病变发展到一定程度时,均可导致颅内各分腔的压力不均衡而引发脑疝。常见原因有颅内血肿、脓肿、肿瘤、寄生虫病及各种肉芽肿性病变等。当发生脑疝时,移位的脑组织在小脑幕切迹或枕骨大孔处挤压脑干,脑干受压移位可致其实质内血管受到牵拉,严重时基底动脉进入脑干的中央支可被拉断而致脑干内部出血,出血常为斑片状,有时出血可沿神经纤维走行方向达内囊水平。由于同侧的大脑脚受到挤压而造成病变对侧偏瘫,同侧动眼神经受到挤压可产生动眼神经麻痹症状。移位的钩回、海马回可将大脑后动脉挤压于小脑幕切迹缘上致枕叶皮层缺血坏死。小脑幕切迹裂孔及枕骨大孔被移位的脑组织堵塞,从而使脑脊液循环通路受阻,则进一步加重了颅内压增高,形成恶性循环,使病情迅速恶化。

【临床表现】

1. 小脑幕切迹疝　又称颞叶沟回疝,幕上组织(颞叶的海马回、沟回)通过小脑幕切迹被挤向幕下,称小脑幕切迹疝。

(1)颅内压增高症状　表现为剧烈头痛,进行性加重,伴躁动不安,频繁呕吐。

(2)进行性意识障碍　由于阻断了脑干内网状结构上行激活系统的通路,随脑疝的进展可出现嗜睡、浅昏迷、深昏迷等。

(3)瞳孔改变　初期,由于患侧动眼神经受刺激出现患侧瞳孔缩小,随病情进展,患侧动眼神经麻痹,患侧瞳孔逐渐散大,直接和间接对光反应消失,并伴上睑下垂及眼球外斜。晚期,对侧动眼神经因脑干移位受到挤压,也相继出现类似变化。

(4)运动障碍　锥体束受累后,出现病变对侧肢体肌力减弱或麻痹,病理征阳性。当脑干严重受损时,可出现双侧肢体自主活动消失,甚至去大脑强直发作。

(5)生命体征紊乱　由于脑干受压,导致生命中枢功能紊乱或衰竭,可出现高热或体温不升、心率减慢或不规则、血压忽高忽低、呼吸不规则、大汗淋漓或汗闭、面色潮红或苍白等,最终可因呼吸、循环衰竭而死亡。

2. **枕骨大孔疝** 又称小脑扁桃体疝。幕下小脑扁桃体及延髓,经枕骨大孔被挤向椎管内,称枕骨大孔疝。由于颅后窝容积较小,对颅内高压的代偿能力也小,病情变化较快。病人常有剧烈头痛、频繁呕吐、颈项强直或强迫头位;生命体征紊乱出现较早,意识障碍出现较晚。因脑干缺氧瞳孔可忽大忽小;位于延髓的呼吸中枢受损严重,病人早期可突发呼吸骤停而死亡。

【辅助检查】

最常用而准确的检查方法是颅脑 CT 检查,不但可以明确急性脑疝的诊断,还有助于判明脑疝的原因。

【治疗原则】

1. **对症处理** 脑疝是颅内压急剧增高的结果,在作出脑疝诊断的同时,按颅内压增高处理,快速静脉输注高渗性脱水剂,静脉给予糖皮质激素、利尿剂等,以缓解病情,为病因治疗争取时间。

2. **手术治疗** 当病因确诊后,尽快手术去除病因,如清除颅内血肿、切除颅内肿瘤等。若病因难以确诊或虽确诊但病变无法切除者,可行姑息手术,以迅速降低颅内压,缓解病情。常用的姑息手术有侧脑室外引流术、脑脊液分流术、减压术等。

1)侧脑室体外引流术 经颞、眶、枕部快速钻颅或锥颅,穿刺侧脑室并安置硅胶引流管行脑脊液体外引流,以迅速降低颅内压,缓解病情。特别适于严重脑积水患者,这是常用的颅脑手术前的辅助性抢救措施之一。

2)脑脊液分流术 脑积水的病例可施行侧脑室-腹腔分流术。侧脑室-心房分流术现已较少应用。导水管梗阻或狭窄者行分流术或导水管疏通术。可选用侧脑室—枕大池分流术或导水管疏通术。

3)减压术 小脑幕切迹疝时可采用颞肌下减压术;枕骨大孔疝时可采用枕肌下减压术。重度颅脑损伤致严重脑水肿而颅内压增高时,可采用去骨瓣减压术,但目前已较少应用。以上方法称为外减压术。在开颅手术中可能会遇到脑组织肿胀膨出,此时可将部分非功能区脑叶切除,以达到减压目的,称为内减压术。

【护理措施】

1. **快速降低颅内压** 遵医嘱静脉输注甘露醇、山梨醇、呋塞米、地塞米松等药物,并观察脱水效果。

2. **给氧、维持呼吸** 立即给氧吸入,并保持呼吸道通畅。对呼吸功能障碍者,配合医师行气管插管和人工辅助呼吸。

3. **观察病情** 密切观察意识、生命体征、瞳孔、肢体活动等变化。

4. **做好术前准备** 协助医生尽快完成有关术前检查,做好急症手术准备。

第七节　颅脑损伤

颅脑损伤指暴力作用于头颅引起的损伤。约占全身损伤的15%~20%,仅次于四肢损伤,是致残率及病死率均居首位的重要损伤。常见于各种交通或工矿事故、自然灾害、跌倒、坠落、爆炸、火器伤以及锐器或钝器对头部的伤害引起。颅脑损伤可分为头皮损伤、颅骨损伤、脑损伤,三者可单独或合并存在。

一、头皮损伤

头皮由浅入深分为五层,即皮肤、皮下组织、帽状腱膜、帽状腱膜下疏松结缔组织和颅骨骨膜,临床上所指的头皮是前3层的合称。头皮损伤,根据致伤原因和表现特点可分为头皮血肿、头皮裂伤和头皮撕脱伤。

【临床表现】

1.头皮血肿　头皮血肿多由钝器伤所致。按血肿出现于头皮的层次分为:

(1)皮下血肿　常见于产伤或碰伤,血肿位于皮肤表层与帽状腱膜之间,因受皮下纤维隔限制,血肿体积小、张力高、压痛明显,有时周围组织肿胀隆起,中央反而凹陷,稍软,易被误为凹陷性颅骨骨折,需经颅骨X射线摄片作鉴别。

(2)帽状腱膜下血肿　是由于头部受到斜向暴力,头皮发生剧烈滑动,撕裂该层间的小血管所致;因该处组织疏松,出血较易扩散,严重者血肿边界可与帽状腱膜附着缘一致,覆盖整个穹隆部,似戴一顶有波动的帽子;小儿及体弱者,可出现休克或贫血。

(3)骨膜下血肿　多见于钝性损伤时头颅发生明显变形之后,如新生婴儿产伤、婴幼儿乒乓球凹陷样颅骨骨折,以及成人颅骨线形骨折后。因局部骨膜剥离而出血,由于骨膜在颅缝处附着牢固,故血肿范围常不超过颅缝。

2.头皮裂伤　头皮裂伤多为锐器或钝器作用于头皮所致。依致伤物的性质不同,裂伤的大小和深度可不一,创缘规则或不规则,严重者可有组织缺损。头皮血管丰富,出血较多,不易自止,可引起失血性休克。

3.头皮撕脱伤　头皮撕脱伤是一种严重的头皮损伤,多因发辫受机械力牵拉所致,使大块头皮自帽状腱膜下层或连同骨膜一并撕脱。创面广泛出血,剧烈疼痛,可引起休克,但较少合并颅骨骨折或脑损伤。

【治疗要点】

1.局部治疗

（1）头皮血肿　较小的血肿可自行吸收,无需特殊处理;较大的血肿可在无菌条件下穿刺抽吸后加压包扎。

（2）头皮裂伤　应立即加压包扎止血,尽早清创缝合。

（3）头皮撕脱伤　应在加压包扎止血、防治休克的前提下,行清创后头皮瓣复位再植或自体皮移植术;对于骨膜已撕脱不能再植者,可清创后在颅骨外板上多处钻孔,深达板障,待骨孔内肉芽组织生成后再行植皮术。

2.全身治疗　有休克者,给予输液、输血、止痛等抗休克治疗;有感染可能者,给予抗生素、TAT 等,以预防感染。

【主要护理诊断/问题】

1.疼痛:头痛　与头皮损伤有关。

2.自我形象紊乱　与头皮撕脱伤后致头发缺失有关。

3.潜在并发症　感染、失血性休克。

【护理措施】

1.头皮血肿　指导病人早期可冷敷,以减轻出血和疼痛,48 h 后改用热敷,以促进血肿吸收。血肿较大时,协助医生行血肿穿刺和加压包扎。

2.头皮裂伤　现场应使用无菌敷料或清洁的布单或衣物包扎伤口。病人来院后,应配合清创缝合;遵医嘱给予抗生素、TAT 等预防感染,给予止痛药物止痛。观察有无颅骨骨折及脑损伤等症状和体征。

3.头皮撕脱伤

（1）现场救护　现场除包扎伤口外,还应妥善保护撕脱下来的头皮,将其用无菌敷料或清洁布单包裹,装入塑料袋内,再放置于有冰块的容器中,随伤员一起送往医院。有休克者,应现场输液、止痛、给氧,运送途中应保持平稳,并不间断上述措施。

（2）配合抗休克和清创　建立两条静脉通路,快速输液,补充血容量,同时做好交叉配血、备皮、药物过敏试验等各项术前准备。现场带来的撕脱头皮置于 4 ℃冰箱内存放,待休克纠正后,遵医嘱注射麻醉前用药,将病人和撕脱下来的头皮一起送往手术室,争取清创后再植。

（3）预防感染　遵医嘱使用抗菌药物和 TAT 预防感染。

（4）观察病情　观察有无颅骨骨折、脑损伤、局部感染等征象。

（5）手术后护理　安置适当卧位,定时伤口换药,继续使用抗菌药物。指导头皮缺失的病人佩戴假发,以改善容貌。

二、颅骨骨折

颅骨骨折是指颅骨受暴力作用后出现的颅骨结构改变。颅骨骨折约占颅脑损伤的15%～20%,可发生于颅骨任何部位,以顶骨最多,额骨次之,颞骨和枕骨又次之。一般骨折线不跨过颅缝,如暴力过大,亦可波及邻骨颅骨。颅骨骨折按骨折部位分为颅盖骨折和颅底骨折;按骨折形态分为线性骨折、凹陷性骨折和粉碎骨折;按骨折是否与外界相通分为开放性骨折和闭合性骨折。骨折的重要性并不在于骨折本身,而在于可能同时存在脑膜、脑、脑血管和脑神经损伤,引起脑脊液漏、颅内血肿及颅内感染等并发症。

【临床表现】

1. 颅盖骨折 以线性骨折最常见。常以头皮损伤为主要表现,如不合并颅内损伤,常无显著症状,如合并颅内血肿、脑神经损伤时有相应的症状和体征。主要靠颅骨 X 射线摄片确诊。凹陷性骨折好发于额骨及顶骨,多为全层凹陷,局部可扪及局限性下陷区,成人凹陷性骨折多为粉碎性骨折,婴幼儿可呈"乒乓球凹陷样骨折"。骨折范围较大者引起脑受压。有时伤及静脉窦,合并颅内血肿和脑挫伤。若骨折片损伤脑的重要功能区,可有偏瘫、失语、癫痫等神经系统定位病征。X 射线摄片可显示骨折片陷入颅内的深度,CT 有助于了解骨折情况和有无合并脑损伤。

2. 颅底骨折 常为线性骨折,多由颅盖骨折延伸到颅底,也可由间接暴力所致。颅底部的硬脑膜与颅骨贴附紧密,故颅底骨折时易撕裂硬脑膜,产生脑脊液外漏而成为开放性骨折。按其发生部位分为颅前窝、颅中窝和颅后窝骨折,临床表现各异(表3-3)。临床上主要依据临床表现、CT 检查等作出诊断,颅骨 X 射线平片仅30% ~50% 能显示骨折线,对诊断帮助不大。

表 3-3 颅底骨折的临床表现

骨折部位	脑脊液漏	淤斑部位	可能累及的脑神经
颅前窝	鼻漏	眶周、球结膜下("熊猫眼"征)	嗅神经、视神经
颅中窝	鼻漏和耳漏	乳突部(Battle 征)	面神经、听神经
颅后窝	无	乳突部、枕下部	少见

【治疗要点】

1. 颅盖骨折

(1)线性骨折 单纯线性骨折无需特殊处理,但应注意观察患者病情,有无脑损伤、颅内出血,尤其是硬脑膜外血肿。

(2)凹陷性骨折 若存在下列情况之一,应手术治疗:①合并脑损伤或大面积骨折片陷入颅腔,导致颅内压升高,CT 检查示中线结构移位,有脑疝可能者,应急行去骨瓣减压术;②骨折片压迫脑的重要部位,引起神经功能障碍者,应行骨片复位或摘除术;③非功能区部位的小面积凹陷骨折,虽无颅内压增高,但凹陷深度超过 1 cm 者,应考虑择期手术;④开放性粉碎性凹陷骨折者,应行清创术。

2. 颅底骨折 骨折本身无需特殊治疗,治疗重点应着眼于骨折引起的并发症和后遗症等。合并脑脊液漏时,必须使用抗生素及 TAT 预防感染;大部分漏在伤后 1 ~2 周自愈,若超过 4 周未愈,应行硬脑膜修补术。对伤后出现视力减退,疑为骨折片或血肿压迫视神经者,应在伤后 12 h 内行视神经探查减压术。

【主要护理诊断/问题】

1. 有感染的危险　与脑脊液外漏有关。
2. 知识缺乏　缺乏有关颅骨骨折护理和康复的知识。
3. 潜在并发症　颅内出血、颅内压增高。

【护理措施】

1. 预防颅内感染　是颅底骨折合并脑脊液漏的护理重点。
（1）保持清洁　保持耳道、鼻腔、口腔清洁,每日 2 次清洁、消毒,但不可滴药和冲洗。
（2）观察脑脊液漏出量　放置干棉球于外耳道、鼻前庭,渗湿后及时更换,统计棉球的数量,估计脑脊液的漏出量。禁止填塞。
（3）预防给药　遵医嘱预防性应用抗生素和 TAT。
（4）观察病情　观察有无体温升高、头痛等感染征象。
（5）注意事项　告知病人避免打喷嚏、用力咳嗽、擤鼻涕、用力排便等,防止颅内压突然升降导致气颅或脑脊液逆流。有脑脊液漏者,禁止腰穿;脑脊液鼻漏者,禁止鼻饲、经鼻吸痰或行鼻导管给氧等。
2. 促进硬脑膜漏口的闭合　采取床头抬高 20°～30°或患侧卧位,凭借重力作用使脑组织移到颅底硬脑膜裂口处,使局部粘连而封闭漏口。
3. 观察病情　严密观察意识、生命体征、瞳孔及肢体活动等情况,以及时发现颅内压增高及脑疝的征象。

【健康教育】

告知病人和家属应按要求维持体位,不要随意调整,以促进脑脊液漏的闭合;告知病人勿挖鼻、抠耳,勿用力排便、咳嗽、擤鼻涕或打喷嚏等,以防引起颅内感染。若有颅骨缺损,可在伤后半年左右行颅骨成形术。

三、脑损伤

脑损伤是指脑膜、脑组织、脑血管以及脑神经的损伤。根据伤后病理改变的先后分为原发性和继发性脑损伤。原发性脑损伤主要有脑震荡、脑挫裂伤等;继发性脑损伤主要有脑水肿和颅内血肿等。根据伤后脑组织是否与外界相通分为开放性和闭合性脑损伤。开放性脑损伤多为锐器或火器直接造成,常伴有头皮裂伤、颅骨骨折和硬脑膜破裂,有脑脊液漏;闭合性脑损伤多为头部接触钝性物体或间接暴力所致,脑膜完整,无脑脊液漏。开放性脑损伤除受伤原因、有创口、可发生失血性休克、易导致颅内感染、需要清创外,其他与闭合性脑损伤无大区别。

脑震荡

脑震荡是头部受暴力作用后,出现的一过性脑功能障碍,无肉眼可见的神经病理改变,只在显微镜下可见神经组织结构紊乱,是最常见的轻度原发性脑损伤。

【临床表现】

病人在伤后立即出现短暂的意识障碍,持续数秒或数分钟,一般不超过 30 min,同时伴皮肤苍白、出汗、血压下降、心动徐缓、呼吸微弱、肌张力减低、生理反射迟钝或消失等症状。清醒后大多不能回忆受伤当时的情况,但对受伤前的事情能清楚地回忆(逆行性遗忘)。常伴有头痛、头昏、恶心、呕吐等症状。

【辅助检查】

神经系统检查、脑脊液检查及 CT 检查均无阳性发现。

【治疗原则】

无需特殊治疗,一般卧床休息 1~2 周即可完全恢复。必要时可给予镇静、镇痛药物。

【护理措施】

1. 心理护理　说明脑震荡是脑损伤中最轻的一种,无需特殊治疗,1~2 周可完全恢复,以减轻病人的心理压力。
2. 镇静止痛　若病人头痛严重,可遵医嘱给予镇静止痛药物,并叮嘱病人卧床休息。
3. 观察病情　少数病人可能继发颅内病变,故应观察意识状态、生命体征及神经系统体征等。

脑挫裂伤

脑挫裂伤是常见的原发性脑损伤。脑挫伤是指脑组织遭受破坏较轻,软脑膜完整;脑裂伤是指软脑膜、血管和脑组织均有破裂,并伴外伤性蛛网膜下隙出血。因二者常同时并存,临床上又不易区别,故合称脑挫裂伤。

【病因及发病机制】

损伤主要发生在大脑皮层,可单发,也可多发,好发于额极、颞极及其基底面。脑挫裂伤后继发性改变脑水肿和血肿形成比脑挫裂伤本身具有更重要的临床意义。脑水肿早期多属于血管源性,随后因缺血、缺氧和脑细胞直接损害,可发生细胞毒性脑水肿。脑水肿多在伤后 3~7 d 内发展到高峰,此期间易发生颅内压增高,甚至脑疝。伤情较轻者,脑水肿可逐渐消退,日后伤灶形成瘢痕、囊肿或与硬脑膜粘连,成为外伤性癫痫的原因之一。若蛛网膜与软脑膜粘连,可影响脑脊液循环,形成外伤性脑积水。广泛的脑挫裂伤可在数周以后形成外伤性脑萎缩。

【临床表现】

（1）意识障碍 是最突出的症状。一般伤后立即出现昏迷,其程度和持续时间与损伤程度、范围直接相关,绝大多数在 30 min 以上,严重者可长期持续昏迷。

（2）局灶症状和体征 受伤当时立即出现与伤灶相对应的神经功能障碍的症状和体征,如运动区损伤出现锥体束征,语言中枢损伤出现失语等。若损伤发生于"哑区"如额、颞叶前端等,可无局灶症状和体征。

（3）头痛、呕吐 与颅内压增高、自主神经功能紊乱及外伤性蛛网膜下隙出血等有关。后者还可出现脑膜刺激征,脑脊液检查有红细胞。

（4）颅内压增高与脑疝 因继发颅内血肿或脑水肿所致。表现为早期的意识障碍或偏瘫程度加重,或意识障碍好转后又加重,同时伴有血压升高、心率缓慢、瞳孔不等大及锥体束征等体征。

（5）原发性脑干损伤症状 原发性脑干损伤是脑挫裂伤中最严重的特殊类型,常与弥散性脑损伤并存。表现为伤后即出现昏迷,且程度深、持续时间长;伴有严重生命体征紊乱;两侧瞳孔不等大、极度缩小或大小多变,对光反应无常;眼球位置不正或同向凝视;四肢肌张力增高、中枢性瘫痪、病理反射阳性等锥体束征以及"去大脑强直"等;常有中枢性高热和消化道出血。

【辅助检查】

CT 为首选的检查方法,可了解脑挫裂伤的部位、范围及脑水肿的程度、有无血肿形成等,还可了解脑室受压及中线结构移位等情况。MRI 检查也有助于明确诊断。

【治疗要点】

脑挫裂伤以非手术治疗为主,以减轻脑损伤后的病理生理反应和预防并发症为目的。
1. 非手术治疗
（1）一般处理 ①静卧休息,床头抬高 15°～30°,宜取侧卧位;②保持呼吸道通畅,必要时做气管切开或气管内插管辅助呼吸;③营养支持,维持水、电解质及酸碱平衡;④应用抗生素预防感染;⑤对症处理,如镇静、止痛、抗癫痫等。

（2）防治脑水肿 是治疗脑挫裂伤的关键。
（3）促进脑功能恢复 应用三磷酸腺苷（ATP）、辅酶 A、细胞色素 C 等,以供应能量,改善细胞代谢,促进脑细胞功能恢复。

2. 手术治疗 当非手术治疗无效、颅内压持续增高并出现脑疝迹象时,应行脑减压术或局部病灶清除术。

【护理评估】

1. 健康史 了解受伤经过,包括暴力大小、方向、性质、速度;伤后有无意识障碍及其程度和持续时间;有无口鼻、外耳道出血或溢液;有无头痛、恶心、呕吐等情况。还要了解伤后现场急救情况及病人既往健康状况等。

2. **身体状况** 观察病人有无意识障碍及其程度;有无瞳孔大小及对光反射变化;有无肢体抽搐、偏瘫、失语等局灶症状和体征;有无头痛、呕吐及其程度;有无颅内压增高的症状和体征;有无严重生命体征紊乱、去大脑强直、高热、消化道出血等脑干损伤的体征。

3. **辅助检查** 查看 CT、MRI 等检查结果,以判断脑损伤的程度和类型。

4. **心理-社会评估** 了解病人及家属的心理状态,因担心脑损伤给今后生活带来影响或留下后遗症等,可表现出焦虑、恐惧或忧虑等心理反应;还应了解家庭支持能力及可利用的社会资源等。

【主要护理诊断/问题】

1. 急性意识障碍 与脑损伤、颅内压增高有关。
2. 清理呼吸道无效 与脑损伤后意识不清有关。
3. 营养失调:低于机体需要量 与分解代谢增强、呕吐、昏迷不能进食等有关。
4. 有废用综合征的危险 与意识不清、肢体瘫痪、长期卧床等有关。
5. 潜在并发症 颅内压增高、颅内血肿、脑疝、蛛网膜下隙出血、癫痫、消化道出血等。

【护理目标】

病人意识逐渐恢复,意识障碍期间生理需求得到满足;呼吸道保持通畅,无缺氧和误吸征象;营养状态维持良好;未发生或发生最低限度的废用综合征;潜在并发症能被及时发现,并得到有效处理。

【护理措施】

1. **紧急救护**

(1)保持呼吸道通畅 立即安置病人平卧位,头偏向一侧,并尽快清理口鼻分泌物、血液、呕吐物等;若有舌后坠,应托起下颌;必要时,放置口咽通气道或行气管切开,以保持呼吸道通畅。

(2)包扎伤口 若为开放性脑损伤有脑组织外露,应在伤口周围垫以纱布卷,再做适当包扎,以避免局部脑组织受压。

(3)防治休克 成人脑挫裂伤一般不会发生休克。若出现休克征象,应安置病人平卧、保暖、补充血容量,并协助医师检查是否合并多发性骨折、内脏破裂等。

(4)做好记录 准确记录受伤经过、初期检查发现、急救处理经过及生命体征、意识、瞳孔、肢体活动等情况,供进一步处理时参考。

2. **病情观察** 应动态观察病情变化,尤其伤后 3 日左右,以便及时发现继发性脑损伤。

(1)意识障碍 意识障碍是最常见的变化。意识障碍的程度可反映脑损伤的程度;其出现的早晚及有无加重是判断原发和继发脑损伤的依据。

(2)生命体征 伤后可出现持续的生命体征紊乱。伤后早期,由于组织创伤反应,可出现中等程度发热,为吸收热;若间脑或脑干损伤,可导致体温调节紊乱,出现体温不升或中枢性高热;伤后即发生高热,多系视丘下部或脑干损伤;伤后数日体温升高,常提示有感染性并发症。若出现血压上升、脉搏缓慢而有力、呼吸深而慢,提示急性颅内压增高,应警惕颅内血肿或脑疝。若病人突然发生呼吸停止,应怀疑枕骨大孔疝。若闭合性脑损伤者出现失血性休克征象,应考虑有内脏出血如脾破裂、消化道出血等。

(3)瞳孔变化　伤后立即出现一侧瞳孔散大,考虑原发性动眼神经损伤;伤后一侧瞳孔先缩小,继之进行性散大,伴对侧肢体瘫痪、意识障碍,提示脑受压和脑疝;双侧瞳孔散大、光反应消失、眼球固定,伴深昏迷或去大脑强直,多为原发性脑干损伤或临终表现;双侧瞳孔大小多变、光反应消失,伴眼球分离,多为中脑损伤所致。还应注意眼球的位置、活动、震颤等。

(4)锥体束征　伤后立即出现一侧上下肢运动障碍而且相对稳定,多为对侧大脑皮质运动区损伤所致。伤后一段时间出现的一侧肢体运动障碍且进行性加重,多为幕上血肿引起的小脑幕切迹疝使中脑受压、锥体束受损所致。

(5)其他　如脑脊液漏、呕吐、头痛等,还应注意 CT 检查及颅内压监测等结果的变化。

3. 昏迷病人的护理

(1)保持呼吸道通畅　及时清除呼吸道分泌物,分泌物黏稠不易排出时,行雾化吸入;呕吐时将头转向一侧,以免发生误吸;深昏迷病人应抬起下颌或放置口咽通气道,以免舌后坠阻碍呼吸;估计短期不能清醒者,宜行气管插管或气管切开,必要时使用呼吸机辅助呼吸,并做好气管插管、气管切开的护理。

(2)保持正确体位　抬高床头 15°~30°卧位,并维持头与脊柱在同一直线上,以促进脑静脉回流,减轻脑水肿;深昏迷病人宜取侧卧位或侧俯卧位,以利于口腔内分泌物的排出。

(3)营养支持　创伤后的应激反应使机体处于高分解代谢状态,因此必须给予营养支持。早期可采用肠外营养,肠蠕动恢复后,逐步过渡至肠内营养。营养支持期间,应定期测量病人的体重、氮平衡、血浆蛋白、血糖、血电解质等,以便及时调整治疗方案。

(4)预防并发症　昏迷病人长期卧床可引起多种并发症,应加强观察与护理。

1)压疮　保持皮肤清洁干燥,保持床单平整无皱褶,每 2 h 为病人翻身 1 次,在骨隆突部位加气圈或棉垫,防止皮肤长时间受压。

2)尿路感染　导尿时应严格执行无菌操作,留置尿管期间应做好会阴部护理,并每3~4 h 放尿 1 次,以训练膀胱功能。尿管留置时间一般不宜超过 3~5 d,若需长期导尿,应行耻骨上膀胱造瘘术,以减少尿路感染的机会。

3)肺部感染　加强呼吸道护理,定时翻身、拍背;防止呕吐物误吸引起窒息和呼吸道感染。

4)暴露性角膜炎　眼睑闭合不全者,给予眼药膏保护;对无需随时观察瞳孔者,可用纱布遮盖上眼睑,必要时行眼睑缝合术。

5)关节挛缩、肌萎缩　每日进行 2~3 次四肢关节的被动活动及肌肉按摩,以防止或减轻关节挛缩和肌肉萎缩。

4. 躁动的护理　对躁动病人应适当加以约束和保护,以防发生意外损伤,同时应积极查找原因,如颅内压增高、缺氧、膀胱过度充盈、排便反射及冷、热、饥饿等均可引起躁动,应行对因处理。不可盲目使用镇静剂,以防掩盖病情,也不要做强制性约束,以免病人挣扎导致颅内压进一步增高。值得注意的是病人由躁动转为安静或由安静变为躁动,均提示病情有变化。

5.并发症护理

(1)颅内压增高和脑疝　参见本章第六节颅内压增高与脑疝。

(2)蛛网膜下隙出血　病人有头痛、发热、颈强直等表现。遵医嘱给予解热镇痛药物做对症处理。在病情稳定、排除颅内血肿以及颅内压增高、脑疝后,可协助医生行腰椎穿刺,放出血性脑脊液,以减轻头痛。

(3)外伤性癫痫　任何部位的脑损伤均可能导致癫痫,应遵医嘱给予苯妥英钠口服,以预防发作;发作时立即给予地西泮静脉注射。

(4)应激性消化道溃疡、出血　脑外伤后的应激性溃疡或大量使用皮质激素,均可引起消化道出血,对此症应以预防为主,如遵医嘱使用 H_2 受体阻滞剂。一旦发生出血,应立即停用激素、开放静脉通路、快速补充血容量、使用抑制胃酸分泌的药物和止血药等。

6.手术前护理　当颅内压增高非手术治疗无效、继发颅内血肿和脑疝时,应做好急症手术准备,重点是皮肤准备、交叉配血、局麻药物过敏试验、麻醉前用药等。

7.手术后护理

(1)观察病情　严密观察意识、生命体征、瞳孔、神经系统病症等变化,进行心电和血氧饱和度监护,必要时做颅内压监护。

(2)卧位　安置床头抬高15°~30°卧位,以利于颅内静脉引流,减轻术后脑水肿。继续实施昏迷病人护理、降颅压护理和并发症护理等。

【健康教育】

1.康复指导　为消除病人及亲属对愈后否会影响今后的工作、生活或学习等的顾虑,应对其给以心理辅导。告知脑损伤后恢复需要一定的时间,除应用促进脑功能恢复的药物外,不容忽视自我锻炼和康复,应遵医嘱尽早开始功能锻炼。在恢复期间,可有头痛、耳鸣、记忆力减退等症状,不要过于紧张或着急,随着时间的延长,这些症状可以逐渐减轻或消失。脑损伤遗留的语言、运动或智力障碍,在伤后1~2年内有部分恢复的可能,应按照康复计划进行训练,以改善生活自理能力及社会适应能力。

2.控制癫痫　指导病人应遵医嘱服用抗癫痫药物,在症状完全控制后,还需坚持服药1~2年,若没有医嘱不可随意减量或停药。还应告知家属,应安排家人陪伴病人,不可让病人独居、独行或参加登高、游泳等活动,以防发生意外。

颅内血肿

颅内血肿是最多见的、最危险的、可逆性的继发性脑损伤。根据血肿的来源和部位分为硬脑膜外血肿(epidural hematoma,EDH)、硬脑膜下血肿(subdural hematoma,SDH)和脑内血肿(intracerebral hematoma,ICH)3种(图3-4)。由于血肿直接压迫脑组织,常引起局灶性脑功能障碍及颅内压增高等病理改变,若未及时处理,可导致脑疝而危及生命。根据血肿引起颅内压增高及早期脑疝症状所需时间分为急性(3 d 内出现症状)、亚急性(3 d~3 周出现症状)和慢性(3 周以上出现症状)3 种。

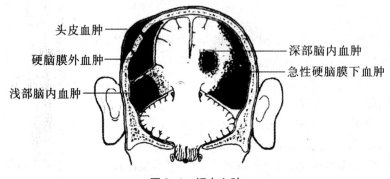

图 3-4　颅内血肿

【临床表现】

1. 硬脑膜外血肿　　出血积聚于颅骨与硬脑膜之间,与颅骨损伤有密切关系。出血可来源于被骨折撕破的硬脑膜中动脉或静脉窦,也可来源于骨折处的板障。

(1)意识障碍　　血肿引起的意识障碍为脑疝所致,通常发生在伤后数小时至 1~2 d。由于受到原发性脑损伤的影响,意识障碍的表现类型可有不同。若原发性脑损伤很轻(如脑震荡、轻度脑挫裂伤),最初的昏迷时间很短,而血肿形成又不是很快,则在最初的昏迷与脑疝的昏迷之间有一段意识清楚时间(多为数小时),称为"中间清醒期(luci-dinteryal)",这是典型的意识障碍表现。若原发性脑损伤较重或血肿形成较快,则可无中间清醒期,而表现为意识障碍进行性加重。少数病人是在无原发性脑损伤或脑挫裂伤甚为局限的情况下发生血肿,早期可无昏迷,只在血肿形成引起脑疝后才出现昏迷。

(2)颅内压增高及脑疝表现　　一般成人幕上血肿大于 20 mL,幕下血肿大于 10 mL,即可引起颅内压增高症状。幕上血肿者大多先经历小脑幕切迹疝,然后合并枕骨大孔疝,故严重的呼吸循环障碍常发生在意识障碍和瞳孔改变之后。幕下血肿者可直接发生枕骨大孔疝,较早发生呼吸骤停。

(3)CT 检查　　可显示颅骨内板与脑表面之间有双凸镜形或弓形密度增高影,常伴颅骨骨折和颅内积气。

2. 硬脑膜下血肿　　出血积聚在硬脑膜下隙,是最常见的颅内血肿。

(1)急性和亚急性硬脑膜下血肿　　多见于额颞部,常继发于对冲性脑挫裂伤,出血多来自挫裂的脑实质血管。症状类似硬脑膜外血肿,脑实质损伤较重,原发性昏迷时间长,中间清醒期不明显,有颅内压增高与脑疝的其他征象。

(2)慢性硬脑膜下血肿　　出血来源及发病机理尚不完全清楚。好发于老年人,大多有轻微头部外伤史,有的病人伴有脑萎缩、血管性或出血性疾病。由于致伤外力小,出血缓慢,病人可有慢性颅内压增高表现如头痛、恶心、呕吐和视盘水肿等,并有间歇性神经定位体征,有时可有智力下降、记忆力减退和精神失常等。

(3) CT 检查　急性硬脑膜下血肿显示为颅骨内板与脑组织表面之间有高密度、等密度或混合密度的新月形或半月形影;慢性硬脑膜下血肿显示为颅骨内板下低密度的新月形、半月形或双凸镜形影。

3.脑内血肿　出血积聚在脑实质内,有浅部和深部血肿 2 种类型。浅部血肿出血来自脑挫裂伤灶,多伴有颅骨凹陷性骨折或严重的脑挫裂伤,常与硬脑膜下和硬膜外血肿并存。深部血肿多见于老年人,因脑受力变形或剪力作用使深部血管撕裂所致,血肿位于白质深处,脑表面可无明显挫伤。

(1)症状和体征　主要表现为进行性加重的意识障碍,与急性硬脑膜下血肿甚为相似,若血肿累及重要脑功能区,可出现偏瘫、失语、癫痫等局灶症状。有颅内压增高与脑疝的症状和体征。

(2)辅助检查　CT 检查显示脑挫裂伤灶附近或脑深部白质内有圆形或不规则高密度血肿影,周围有低密度水肿区。

【治疗原则】

一经确诊,常需行颅内血肿清除术。

【护理措施】

1.手术前护理　严密观察病情变化,在积极采取降颅压措施的同时,尽快做好急症手术准备,包括头皮准备、交叉配血、药物过敏试验、麻醉前用药等。

2.手术后护理　同脑挫裂伤,还应注意以下几点:

(1)观察病情　严密观察意识、生命体征、瞳孔、神经系统病症等变化,以判断颅内血肿清除后的效果及有无术后血肿复发征象。

(2)引流管护理　慢性硬脑膜下积液或硬脑膜下血肿,术后于包膜内放置引流管。安置病人于平卧位或头低脚高患侧卧位,引流袋低于创腔 30 cm,保持引流管通畅,观察引流液的性质和量,保持引流管口处敷料清洁、干燥,必要时予以更换。一般引流 3 d 左右,CT 检查证实血肿消失,即可拔管。

(石　磊)

思考与练习

一、A1/A2 型题

1.急性硬脑膜外血肿病人意识障碍的典型表现是(　　)

A.短暂昏迷　　　　　　B.中间清醒期　　　　　　C.持续昏迷

D.昏迷程度时重时轻　　E.昏迷进行性加重

2.诊断颅底骨折最可靠的临床表现是(　　)

A.意识障碍　　　　　　B.头皮皮下出血　　　　　C.脑脊液漏

D.颅底骨质凹陷　　　　　　　E.脑脊液含血

3.下列关于颅前窝骨折病人的护理错误的是(　　)

  A.床头抬高15～30 cm　　　B.用抗生素溶液冲洗鼻腔　　　C.禁忌堵塞鼻腔

  D.禁止腰椎穿刺　　　　　　E.枕部垫无菌巾

4.重症颅脑损伤未休克病人的最适宜的体位是(　　)

  A.平卧位　　　　　　　　　B.半卧位　　　　　　　　　C.侧卧位

  D.侧俯卧位　　　　　　　　E.床头抬高15～30 cm

5.下列关于颅中窝骨折病人的护理错误的是(　　)

  A.禁止腰椎穿刺　　　　　　B.枕部垫无菌巾　　　　　　C.禁忌堵塞鼻腔

  D.床头抬高15～30 cm　　　E.用抗生素溶液冲洗鼻腔

6.应立即手术的颅脑损伤是(　　)

  A.脑震荡　　　　　　　　　B.脑挫裂伤　　　　　　　　C.硬脑膜外血肿

  D.蛛网膜下隙出血　　　　　E.颅底骨折伴脑脊液漏

7.不符合脑震荡的表现的是(　　)

  A.意识障碍多在30 min以上　B.有逆行性遗忘　　　　　　C.清醒后可出现头痛、恶心症状

  D.神经系统查体无阳性体征　E.CT检查颅内无异常发现

8.观察颅脑损伤病人时,提示为急性颅内压增高早期表现是(　　)

  A.脉快,呼吸急促　　　　　B.脉快,血压降　　　　　　　C.脉快,血压高

  D.脉慢,呼吸慢,血压高　　　E.脉慢,血压低

9.颅中窝骨折出现脑脊液耳漏的处理原则是(　　)

  A.卧床休息,头低位　　　　B.使用脱水剂减少脑脊液外漏　C.给予镇静止痛药

  D.用棉球堵塞外耳道减少脑脊液外漏

  E.用生理盐水棉球清洁外耳道

10.有关脑挫裂伤的临床表现的描述错误的是(　　)

  A.意识障碍可有中间清醒期　B.昏迷时间多在半小时以上　C.有局灶性症状、体征

  D.脑脊液检查无红细胞　　　E.头痛、恶心、呕吐

11.下列不符合颅前窝骨折临床表现的是(　　)

  A.“熊猫眼”征　　　　　　　B.脑脊液鼻漏　　　　　　　C.眼球结膜下淤血

  D.周围性面神经瘫痪　　　　E.一侧嗅觉丧失

12.某颅脑损伤病人,唤之睁眼,回答问题错误,躲避刺痛,其格拉斯哥昏迷计分为(　　)

  A.15分　　　　　　　　　　B.12分　　　　　　　　　　C.11分

  D.8分　　　　　　　　　　E.5分

13.某病人头部损伤后,球结膜下出血,鼻孔出血且有脑脊液流出,可能为(　　)

  A.鼻骨骨折　　　　　　　　B.颅盖骨骨折　　　　　　　C.颅前窝骨折

  D.颅中窝骨折　　　　　　　E.颅后窝骨折

二、A3/A4型题

(1～3题共用题干)

女性,35岁,被人用铁棍击伤头部,立即出现昏迷,送医院途中清醒,并可与家人谈话,但头痛、呕吐明显,入院查体时呈昏迷状态,左瞳孔直径0.5 cm,右侧0.2 cm,右侧肢体无自主运动。

1.与病人的临床表现特点最符合的是(　　)

  A.脑挫裂伤　　　　　　　　B.原发性脑干损伤　　　　　C.急性硬脑膜下血肿

  D.急性硬脑外血肿　　　　　E.急性脑内血肿

2. 应立即给病人使用的最主要急救药物是( )

    A. 20%甘露醇   B. 氨苯蝶啶   C. 地塞米松

    D. 苯巴比妥   E. 氢氯噻嗪

3. 目前禁忌的处理方法是( )

    A. 腰椎穿刺测定颅内压   B. 开颅探查   C. 应用地塞米松

    D. 20%甘露醇快速静脉滴注   E. 脑室引流

第八节 神经系统常用诊疗技术及护理

一、腰椎穿刺术护理

腰椎穿刺术(简称腰穿)是诊断神经系统疾病的一项重要检查。通过腰穿可以测定颅内压,同时收集脑脊液进行实验室检查。

【适应证】

1. 诊断性穿刺 ①中枢神经系统炎症性疾病(如细菌性脑膜炎、病毒性脑膜炎、霉菌性脑膜炎、乙型脑炎等)的诊断与鉴别诊断。②出血性脑血管疾病与缺血性脑血管疾病的诊断与鉴别诊断。③用于脑膜白血病的诊断。④测定颅内压和通过压颈试验判断蛛网膜下隙有无阻塞。⑤进行造影检查,以诊断脊髓内外有无占位性病变。

2. 治疗性穿刺 ①通过腰椎穿刺鞘内注射化疗药物治疗脑膜白血病。②必要时,可放出少量脑脊液,降低颅内压。

【禁忌证】

①颅内压明显增高并明显视盘水肿者,或疑有早期脑疝者。②穿刺部位有皮肤病或皮下组织感染者。③有全身感染性疾病如败血症者。④有严重出血倾向者,如血液系统疾病、应用肝素等药物、血小板$<50\times10^9$/L。

【术前准备】

①向患者说明穿刺的意义、过程及注意事项,并请患者或家属签字同意。②准备常规消毒物品、无菌穿刺包(腰椎穿刺针、5 mL注射器、50 mL注射器、试管、测压管、三通管、洞巾、纱布、弯盘)、无菌手套、局部麻醉药、治疗用药、胶布等。③用普鲁卡因局麻时进行普鲁卡因皮试,并嘱患者排空大小便。

【术中配合】

1. 体位　协助患者去枕侧卧于硬板床上,背部与床面垂直,低头双手抱膝,腰部尽量后凸使椎间隙增宽。

2. 穿刺部位　协助患者选择部位,一般取第三或第四腰椎间隙,两侧髂前上棘连线和脊棘成交点为第三腰椎间隙。

3. 麻醉配合　协助常规消毒皮肤,戴无菌手套、铺洞巾,以质量浓度为 2 g/L 利多卡因自皮肤至椎间韧带行局部浸润麻醉。

4. 操作　术者左手固定穿刺点皮肤,右手持穿刺针垂直于背部,针尖稍斜向头部缓慢进针,当进针 4~6 cm(儿童 2~3 cm)、阻力感突然消失时,表明已进入脊膜腔。此时拔出针芯,见脑脊液自动流出,护士即可协助术者测压、留取脑脊液送检。若颅内压明显增高,针芯不能完全拔出,同时注意脑脊液流出速度不宜过快,以防脑疝形成。

如需了解蛛网膜下隙有无阻塞,护士则协助术者进行动力试验(亦称压颈试验)。即在初压测定后,压迫患者一侧颈静脉 10 s,然后进行观察判断。压颈后脑脊液压力立即上升至原水平 1 倍,解除压迫 20 s 内又迅速下降至原来水平,表明蛛网膜下隙无阻塞;压颈后脑脊液压力不上升,表明蛛网膜下隙完全阻塞;压颈后脑脊液压力缓慢上升,解除压迫后又缓慢下降或不下降,则表明蛛网膜下隙不完全阻塞。

术毕拔出穿刺针,针孔消毒后无菌纱布覆盖,胶布固定。

在术者穿刺过程中,护士应密切观察患者的神志、瞳孔、面色、呼吸、脉搏变化,随时询问患者有无不适,如有异常及时报告处理。

【术后护理】

患者去枕平卧 4~6 h,嘱卧床期间不可抬高头部,可适当转动身体,以防发生低颅压性头痛。注意询问患者是否有头痛等不适。

密切监测神志、瞳孔、血压、脉搏、面色的变化,观察有无头痛、脑疝、腰背痛、感染等并发症。如脑脊液放出较多或持续脑脊液耳漏至颅内压降低时出现头痛,应指导患者多进饮料、多进水,延长卧床休息时间至 24 h,遵医嘱静脉滴注生理盐水。

二、脑血管造影术护理

脑血管造影术是用含碘造影剂(如泛影葡胺)注入颈动脉、椎动脉、肱动脉或股动脉内,连续快速 X 射线摄片,记录造影剂随血液循环进入脑内的时间、行径和分布,从而显示脑血管的形态和部位,协助脑血管病诊断的一种造影技术。包括常规摄片造影和数字减影血管造影(DSA)。数字减影血管造影是近年发展的一种利用电子计算机辅助成像的血管检查方法,其应用计算机程序将组织图像转变成数字信号输入并存储,然后经动脉或静脉注入造影剂获得第二次图像,并将第二次图像亦输入计算机,进行减影处理,消除与血管重叠的骨骼和软组织影,使充满造影剂的血管得以清晰显影,是目前脑血管疾病诊断的金标准。

【适应证】

1. 脑血管疾病　颅内动脉瘤、动静脉畸形、动脉狭窄闭塞、脑动脉痉挛等。

2. 颅内占位病变和颅脑外伤　脑肿瘤、颅内血肿、硬膜外和硬膜下血肿、硬膜下积液等。

【禁忌证】

①有严重出血倾向者。②对造影剂和麻醉剂过敏者。③病情危重不能耐受手术者。④穿刺部位皮肤感染者。

【术前准备】

1. 术前介绍　解释脑血管造影的必要性和方法、造影过程中可能发生的反应,以消除患者及家属的紧张、恐惧心理,取得合作。并请患者或家属签字同意。

2. 辅助检查　检查出血时间、凝血时间、血小板计数、肝肾功能、心电图等,做普鲁卡因和碘过敏试验。

3. 备齐用品　备好常规消毒物品、造影剂(质量分数60%胆影葡胺)、麻醉剂、生理盐水、肝素、股动脉穿刺包、无菌手套、沙袋及抢救药物等。

4. 其他　术前4~6 h禁食,术前30 min排空大小便。儿童、烦躁不安者应术前使用镇静药或在麻醉下进行。穿刺部位皮肤清洁,备皮5 cm×5 cm。经股、肱动脉穿刺插入导管者,按外科术前要求准备皮肤。

【术中配合】

1. 颈动脉造影　协助取头过伸仰卧位,常规消毒皮肤,铺洞巾,取质量浓度1 g/L普鲁卡因或质量浓度2 g/L利多卡因局麻;术者于胸锁关节上4~5 cm、胸锁乳突肌内侧缘、颈动脉搏动明显处进针,穿刺颈动脉。以质量分数60%泛影葡胺10 mL快速(在2 s内)注入颈总动脉,当造影剂注入余下最后3 mL时立即拍片,6 s内连续拍2~3张,侧位应有动脉、脑浅静脉和深静脉期,正位应有动脉和深静脉期。如果有双球管装置,可同时正侧位连续摄片。必要时,可再次注入造影剂,但总量不宜超过每千克体重1 mL。造影满意后拔针,压迫止血后方可离开患者。

2. 椎动脉造影　经皮穿刺法较常用。于颈椎5~6横突孔处直接穿刺椎动脉,造影剂用量及注入速度和摄片方法与颈动脉造影相似。椎动脉造影摄片位置用侧位及额枕位。

3. 数字减影脑血管造影　常用的方法有头颈部静脉(Ⅳ)DSA和头颈部动脉(IA)DSA,以动脉DSA常用。经股动脉插管DSA者,协助选择耻骨联合中点、腹股沟韧带下1~2 cm处股动脉搏最强点为穿刺部位;协助常规消毒皮肤,铺洞巾,利多卡因局部麻醉;术者将穿刺针与皮肤成30°~45°角刺入股动脉,将导丝送入血管20 cm左右,撤出穿刺针,迅速沿导丝置入导管鞘或导管,然后撤出导丝,在电视屏幕监护下将导管送入各个头臂动脉,注入造影剂造影。

【术后护理】

①密切观察神志、瞳孔、血压、脉搏、呼吸等变化,发现病情变化及时报告医生处理。②普通脑血管造影拔针后压迫 10 min 以上;DSA 术后动脉穿刺点沙袋压迫止血 6~8 h,术侧制动,平卧 24 h。密切观察穿刺部位有无渗血、血肿,股动脉穿刺者同时应观察足背动脉搏动和远端皮肤颜色、温度等。③卧床期间协助生活护理,指导病人多饮水,以促进造影剂排泄。

(徐宏平)

思考与练习

一、单项选择题

(1~3 题共用题干)

患者男性,65 岁。主因右侧肢体活动不便 4 h 入院,患者神志清楚,有高血压及糖尿病史,曾有过短暂性脑缺血发作史,右侧肢体肌力为 2 级。

1. 确诊最有价值的辅助检查是(　　　)

　　A. 头颅 CT 或 MRI 　　　　B. 肌电图 　　　　　　C. 腰穿

　　D. 脑血管造影 　　　　　　E. 颈部血管超声

2. 如行 CT 检查无高密度显影,此患者可诊断为(　　　)

　　A. 脑出血 　　　　　　　　B. 脑梗死 　　　　　　C. 蛛网膜下腔出血

　　D. 颅内肿瘤 　　　　　　　E. 硬膜下血肿

3. 该疾病最常见的病因是(　　　)

　　A. 劳累 　　　　　　　　　B. 伤风感冒 　　　　　C. 动脉粥样硬化

　　D. 肥胖 　　　　　　　　　E. 动脉瘤

(4~5 题共用题干)

患者女性,48 岁,晚餐后洗衣时突然出现剧烈头痛,恶心、喷射状呕吐,随后意识模糊,被家人送到医院,急行 CT 检查,图像上呈高密度影,脑膜刺激征阳性,无肢体瘫痪,既往体健。

4. 该病的诊断是(　　　)

　　A. 脑出血 　　　　　　　　B. 脑血栓 　　　　　　C. 脑梗死

　　D. 蛛网膜下腔出血 　　　　E. 短暂性脑缺血发作

5. 本病最常见的病因为(　　　)

　　A. 先天性脑动脉瘤 　　　　B. 高血压 　　　　　　C. 血小板减少

　　D. 凝血机制障碍 　　　　　E. 身体健康

(6~9 题共用题干)

患者女性,18 岁。主因昨晚 9 时突发双眼上翻,牙关紧闭,口吐白沫,双上肢屈曲,双拳紧握,双下肢伸直,持续约 30 s,患者仍神志不清,间隔 20 min 后,再次出现此症状,持续约 10 s,有小便失禁。约 30 h 后,患者能唤醒,但有烦躁。为进一步诊治入院。

6. 患者最恰当的诊断是(　　　)

　　A. 失神发作 　　　　　　　B. 肌阵挛发作 　　　　C. 癫痫持续发作

D. 强直发作　　　　　　　E. 阵挛性发作

7. 癫痫发作时的治疗措施正确的是(　　)

A. 当患者正处于意识丧失和全身抽搐时,原则上是预防外伤及其他并发症

B. 立即把患者抱到床上,平卧,保持呼吸道通畅,及时吸氧

C. 必要时可用约束带约束四肢防自伤

D. 立即口服抗癫痫药　　　　E. 及时为患者进行心电监护

8. 控制癫痫持续状态首选药物是(　　)

A. 地西泮　　　　　　　　B. 丙戊酸钠　　　　　　C. 氯丙嗪

D. 卡马西平　　　　　　　E. 苯妥英钠

9. 本病最具特征性的检查是(　　)

A. CT　　　　　　　　　　B. 脑电图　　　　　　　C. 核磁

D. 生化检查　　　　　　　E. 抽脑脊液

二、病例分析

男性,46岁,高血压20年,2 h前因孩子外出一天不归而生气,突然出现剧烈头痛、呕吐、神志不清、失语、右侧偏瘫,血压200/100 mmHg,白细胞$10×10^9$/L。

问题:

1. 该病人最可能的医疗诊断是什么? 需做哪项检查确诊?

2. 该病人的护理问题/潜在并发症有哪些?

3. 该病人的病变部位在何处?

4. 该病急性期首要的治疗原则是什么?

(徐宏平)

第四章

肿瘤病人的护理

肿瘤是人体正常细胞在不同的始动与促进因素长期作用下,发生过度增生或异常分化所形成的新生物。肿瘤是常见病、多发病,随着人口老龄化和疾病谱的改变,肿瘤的发病率越来越高。目前,恶性肿瘤已成为我国人口常见的死亡原因之一,死亡率在男性中居第二位,女性中居第三位。根据肿瘤的生长特性和对身体危害程度可将肿瘤分为良性肿瘤、恶性肿瘤以及交界性肿瘤(表4-1)。良性肿瘤一般称为瘤;恶性肿瘤来源于上皮组织者称为"癌",来源于间叶组织者称为"肉瘤";胚胎性肿瘤常称母细胞瘤,如肾母细胞瘤。还有少数肿瘤介于良性、恶性之间,称为交界性肿瘤,如唾液腺混合瘤。

表4-1 良性与恶性肿瘤生长特点

生长特点	良性肿瘤	恶性肿瘤
生长速度	缓 慢	较 快
有无包膜	有完整的包膜	无完整包膜
生长方式	呈膨胀性	呈浸润性
程 度	病程长	病程短
转 移	不会转移	可发生转移
对机体危害情况	一般不会危及生命	常可危及生命

第一节 概述

【病因及发病机制】

肿瘤的病因迄今尚未完全明了。目前认为肿瘤是由外界因素和机体因素的相互作用所引起的,是多因素协同作用的结果。基因改变则是肿瘤在分子水平上最直接的病因。

1. 外界因素 ①化学因素:联苯胺、多环芳香羟类化合物、氯乙烯、石棉、砷、铬、亚硝胺、黄曲霉素、烷化剂、氨基偶氮类染料等。②物理因素:电离辐射、紫外线、长期局部物理或慢性炎症刺激等。③生物因素:病毒是生物致癌因素中最重要的因素,另外真菌、寄生虫亦与癌症的发生有关。

2. 机体因素 ①遗传因素:某些恶性肿瘤有遗传倾向,即有遗传易感性或家族史,如乳腺癌、胃癌、食管癌、肝癌、鼻咽癌等。②内分泌因素:内分泌失调可使某些组织发生恶性肿瘤、如乳腺癌。③免疫因素:先天性免疫缺陷或长期使用免疫抑制剂的病人,恶性肿瘤发生率较高。④其他因素:如营养失调、微量元素缺乏、心理、社会因素等。

【病理生理】

恶性肿瘤的发生和发展可分为癌前期、原位癌及浸润癌三个阶段。癌前期表现为上皮增生明显,伴有不典型增生;原位癌通常指癌变细胞限于上皮层、未突破基膜的早期癌;浸润癌指原位癌突破基膜向周围组织浸润、发展、破坏周围组织的正常结构。

1. 细胞分化 恶性肿瘤细胞分为高分化、中分化和低分化(或未分化)三类,或称Ⅰ、Ⅱ、Ⅲ级。高分化细胞形态接近正常,恶性程度低;低分化细胞分裂较多,恶性程度高;中分化的细胞形态和恶性程度介于两者之间。

2. 转移方式 恶性肿瘤易发生转移,其转移方式有四种。①直接蔓延:肿瘤从原发部位直接侵入周围的组织器官。②淋巴转移:是癌症的主要转移途径,一般先到达区域淋巴结,以后再转移至较远处的淋巴结。③血行转移:肿瘤细胞侵入血管,随血流转移而扩散。④种植转移:肿瘤细胞脱落后在体腔或空腔脏器内发生的转移。

3. 肿瘤分期 恶性肿瘤的临床分期对治疗方案的选择、疗效的分析及预防的判断,都具有重要意义。目前采用国际抗癌联盟制订的 TNM 分期法。T 指原发肿瘤,N 指区域淋巴结,M 指远处转移。根据肿瘤大小的浸润范围,T 又分为 T_1、T_2、T_3、T_4;根据区域淋巴结的大小和受累范围,N 分为 N_0、N_1、N_2、N_3;M_0 表示无远处转移,M_1 表示有远处转移。根据 TNM 的不同组合,临床将之分为Ⅰ、Ⅱ、Ⅲ、Ⅳ期。各类肿瘤 TNM 分类的具体标准由各专业委员会协定。

【临床表现】

恶性肿瘤依不同部位及病期而有不同的表现。有局部表现和全身表现两方面。

1. 局部表现 ①肿块:是肿瘤最常见的症状,也是病人就诊的常见原因之一。良性与恶性肿瘤肿块区分见表4-2。②疼痛:良性和早期恶性肿瘤一般无疼痛或疼痛较轻,疼痛性质不一。当肿瘤生长到一定程度,如压迫、阻塞、膨胀等会引起明显疼痛,且常难以忍受。③溃疡:体表及空腔脏器的恶性肿瘤部分因生长过快,血供不足而继发坏死,或因继发感染而发生溃烂,可有病理分泌物。④出血:恶性肿瘤发生溃疡或侵蚀血管可发生出血。如上消化道癌可有呕血、黑便;肺癌可有咯血或血痰等。⑤梗阻:恶性肿瘤在空腔脏器内生长或压迫邻近器官,造成空腔脏器不同程度的梗阻而出现相应的表现。如消化道、胆道、泌尿道肿瘤等。⑥转移症状:恶性肿瘤常通过直接蔓延、血行、淋巴、种植转移,当肿瘤沿淋巴转移至淋巴结,可出现区域淋巴结肿大,血行转移至骨可有疼痛或骨折等。

表 4-2　良性与恶性肿瘤区别

区别	良性肿瘤	恶性肿瘤
形状	呈圆形或椭圆形	呈不规则形
表面	光滑	不光滑
边界	清楚	不清楚
活动度	大	小或固定
生长速度	缓慢	较快
质地	软、韧	硬
压迫或阻塞器官	有	多有,明显

2.全身表现　良性及恶性肿瘤的早期多无明显的全身症状,恶性肿瘤中晚期可有消瘦、乏力、贫血、低热等恶病质表现。某些肿瘤还可有相应器官的功能改变的症状。

【辅助检查】

1.实验室检查　①免疫学检查:如甲胎蛋白(AFP)阳性对诊断原发性肝癌有意义;癌胚抗原(CEA)可用于结肠癌的诊断,并用于观察疗效,复发及预后的诊断。②血清学检查:如碱性磷酸酶(AKP)升高用于肝癌和骨肉瘤的诊断。酸性磷酸酶(ACP)用于前列腺癌的诊断等。③流式细胞分析技术及基因诊断技术,因其敏感和特异性有助于诊断和预防评估。

2.影像学检查　X 射线、超声波、放射性核素、CT、MRI 等各种检查方法可明确有无肿块及性状,在肿瘤诊断有重要作用。

3.内镜检查　常用有胃镜、结肠镜、膀胱镜、支气管镜、腹腔镜、宫腔镜等可直接观察到病变,并可获取细胞或组织进行病理学检查,也可经内镜插管造影和进行某些病变的治疗。

4.病理学检查　是目前确定诊断的可靠方法。包括临床细胞检查如腹水、胸水、痰液、尿液、针吸细胞涂片;病理组织学检查如钳取、切除组织行切片诊断。

【治疗要点】

1.治疗原则　①良性和交界瘤应完整手术切除;②恶性肿瘤应包括手术、放射线、化学药物、中医药、生物治疗、内分泌治疗等综合治疗。

2.主要措施

(1)手术治疗　是目前治疗肿瘤的主要手段。①预防性手术:指切除癌前期病变的治疗。②诊断性手术:经手术获取肿瘤组织标本并经病理学检查,明确诊断后再行相应治疗。③根治性手术:适应早、中期病人,包括原发癌所在器官的部分或全部,连同周围正常组织和区域淋巴结整块切除,其他还有超根治术、改良根治术。④姑息手术:适应晚期癌症有远处转移或肿块无法切除的病人,解除或减轻症状采取的手术方法,如直肠癌晚期行肠造口术等。⑤其他:激光手术切割、激光气化治疗、超声手术切割等手术。

(2)化学药物治疗 简称化疗,是一种应用化学药物杀灭恶性肿瘤细胞的治疗方法。根据病理类型选用敏感的药物并制定联合化疗方案。化疗的方法有诱导化疗、辅助化疗、初始化疗、特殊途径化疗4种。一般通过静脉滴注、注射、口服、肌肉注射、肿瘤内注射、腔内注射或动脉内灌注等途径治疗。

(3)放射治疗 简称放疗,是利用放射线,如X射线、γ射线及粒子类电子束、中子束等,破坏或杀灭肿瘤细胞,从而达到治疗目的一种方法。有外照射和内照射两种方法。各种肿瘤细胞对放射线的敏感性不同,可分三类。①高度敏感:如淋巴造血系统肿瘤、性腺肿瘤等。②中度敏感:如皮肤癌、鼻咽癌、食管癌、肺癌、宫颈癌、乳癌等。③低度敏感:如胃肠道腺癌、软组织及骨肉瘤等。

(4)生物治疗 包括免疫治疗和基因治疗,免疫治疗通过调节人体防御系统,提高免疫功能,达到抗肿瘤的效果;基因治疗是通过改变基因结构及功能等方法达到治疗目的。

(5)内分泌治疗 某些肿瘤的发生与内分泌紊乱密切相关。可通过增添激素或内分泌去势治疗,可收到较好疗效。

(6)中医中药治疗 应用中医扶正祛邪、活血化淤、软坚散结等方法,提高机体的免疫力,抑制恶性肿瘤的生长,促进肿瘤病人的康复。

【护理评估】

1. 健康史 了解病人有无长期吸烟、饮酒;有无不良的饮食习惯或职业因素有无接触与暴露史;家族中有无肿瘤病人,有无剧烈情绪波动或抑郁的情况。

2. 护理体检 了解肿瘤肿块部位、大小、质地、活动度及边界;有无溃疡、出血、梗阻等突发症状以及区域淋巴结有无肿大;有无疼痛其性质、程度如何;病人食欲、进食量、体重增减、全身有无消瘦、乏力、低热等恶病质症状;有无全身远处转移症状等。

3. 辅助检查 了解实验室检查结果、B型超声波检查、X射线检查、CT和MRI检查有无占位性病变;有无病理学检查,以评估病人病变及身体状况。

4. 心理-社会评估 患恶性肿瘤的病人心理变化较大,应根据年龄、性别、职业、个体差异等正确评估心理状态,了解对疾病、治疗、康复等知识的认识及配合程度;了解家庭及社会关系,了解病人经济来源及家庭经济承受力,其社会支持系统能否为其提供经济支持等。

【主要护理诊断/问题】

1. 焦虑:恐惧 与惧怕癌症,对治疗的忧虑,惧怕在短期内会死亡威胁有关。

2. 营养失调:低于机体需要量 与肿瘤引起的食欲减退或消化道梗阻、放疗或化疗的消化道反应、手术的禁食及肿瘤造成机体消耗等有关。

3. 疼痛 与肿瘤侵犯邻近神经、肿瘤压迫等因素有关。

4. 知识缺乏 缺乏有关手术、放疗、化疗、康复及防治的知识。

5.潜在并发症 出血、感染、皮肤和黏膜受损、骨髓抑制及脏器功能障碍。

【护理目标】

病人焦虑、恐惧减轻,能理性地对待治疗和预后;营养状态得以维持或改善;疼痛减轻或消失;能说出恶性肿瘤诊治相关知识;避免或减少潜在并发症的发生,发生时能及时处理。

【护理措施】

1.生活护理 采取措施改善营养状况,鼓励病人进食高蛋白、高碳水化合物、高维生素,清淡、易消化食物。化疗、放疗期间病人常有食欲不振、恶心、呕吐等消化道反应,可在餐前适当应用药物控制病状。指导病人少量多餐,循序渐进恢复饮食。对不能进食者或进食不足者,遵医嘱给予静脉营养,必要时输血或给予白蛋白等。注意休息,避免过度劳累,适时、适当的运动可改善机体的功能状态,减少并发症发生,并能提高自理能力。

2.配合治疗护理

(1)手术护理 除按围手术期病人的一般护理和常规护理外,还需注意:①加强病人心理护理,耐心解释手术必要性,使病人积极配合治疗;②在进行术前常规准备时,应减少对肿瘤的刺激,以免引起扩散;③手术过程严格无瘤技术,并对切下的肿瘤标本及时送病理检查;④手术后应重视器官残障和身体形象改变的护理,并注意观察术后有关肿瘤扩散或复发的征象。

(2)放疗护理 放疗时常见的毒副反应有:抑制骨髓造血功能,出现白细胞和血小板明显下降;消化道反应,如恶心、呕吐、厌食,乏力;皮肤黏膜损害。

放疗时应注意:①如为术后病人,应待伤口愈合,全身状况基本恢复后开始放疗;②保护照射区皮肤,应保持皮肤干燥,清洗时应轻柔,勿用力搓擦和使用肥皂,避免冷、热刺激和日光照射;③若出现皮肤反应时应及时处理,干反应可涂 0.2% 薄荷淀粉或羊毛脂止痒,湿反应可涂质量浓度 2 g/L 甲紫或氢化可的松软膏;有水疱时,涂硼酸软膏包扎 1 ~ 2 d,待渗液吸收后再行暴露方法;④若出现口干,用 1% 甘草水漱口;黏膜溃烂时,避免进食冷、热、过硬或刺激性食物并用制霉菌素液漱口,预防感染;⑤放疗期间应每周检查血细胞,如白细胞和血小板,若白细胞降至 $3×10^9$/L 或血小板降至 $80×10^9$/L 时应暂停放疗,并给予适当处理。

(3)化疗护理 常见的化疗毒副反应:①骨髓抑制,出现白细胞,血小板减少;②消化道反应,如恶心、呕吐、食欲不振、腹痛、腹泻、口腔溃疡病等;③部分病人有毛发脱落;④肝肾功能损害;⑤静脉炎等。

化疗护理时应注意:①每周检查血常规 1 ~ 2 次,如白细胞低于 $3×10^9$/L,血小板低于 $80×10^9$/L,应暂停化疗;②消化道反应轻者给予调节饮食,应用止吐药物,以减轻症状,重者应暂停用药;③脱发病人一般无需处理,停药后会再度生长;④鼓励病人多饮水以促进排泄,减轻毒性反应,一旦出现肝肾毒性反应,应停止用药,并给予相应处理;⑤化疗药误注入皮下组织或药物外渗时,应立即停止注药,但不要拔针,待接注射器回抽溢出的药物和局部注射解毒剂后拔针。常用解毒剂有质量分数 10% 硫代硫酸钠和质量分数 1.5% 碳酸氢钠,局部冷敷并涂氢化可的松软膏;⑥出现静脉炎时应停止使用该静脉,给予热敷,硫酸镁湿敷或理疗等。

3. 对症护理 止痛,疼痛是恶性肿瘤病人的常见症状,也是严重影响病人生活质量的因素。因此,控制疼痛是提高病人生活质量的重要方法。①认真了解病人疼痛的部位、规律及病人对疼痛的反应。②帮助病人安置合适体位,保持室内安静,并让病人听音乐或看电视、书刊分散注意力,以缓解疼痛。③遵医嘱给予止痛药,对晚期肿瘤疼痛难以控制者,按三级阶梯镇痛方案处理。一级镇痛法:疼痛较轻者,可用阿司匹林等非阿片类解热消炎镇痛药;二级镇痛法:适用中度持续性疼痛者,用可待因等弱阿片类药物;三级镇痛法:疼痛进一步加剧,用阿片类药物,如吗啡、哌替啶等药。癌性疼痛给药要点:口服、按时、按阶梯、个体化给药。④病人自控镇痛,即经静脉或硬脊膜外腔置管,再连接自控镇痛泵,设定自动连续给药。

4. 心理护理 恶性肿瘤病人心理反应分5个期。①震惊否认期:当诊断明确病人初悉病情后,表现为不言不语,目光呆滞甚至晕厥,然后开始否认,希望或认为诊断有误,要求复查,甚至辗转多家医院就诊、咨询。这是病人应激产生的保护心理反应,虽可缓冲其恐惧的程度,但易耽误治疗。此期护理时应协助满足其生理需要,给予病人安全感,允许有一定时间接受现实,但要小心预防意外事件发生。②愤怒期:当病人接受疾病现实后,随之会产生恐慌、哭泣、继而愤怒、烦躁、悲哀的情绪,常迁怒于亲属和医务人员,甚至无理取闹、冲动性行为,若长期存在,会导致心理障碍。护理时应关心、爱护病人。在做检查和治疗时应详细解释,同时向家属说明病人的反应,让家属理解病人行为并协助引导病人正视现实。③磋商期:此期病人会认真对待所患疾病,希望能出现奇迹,有良好的遵医行为。护理时应指导病人及家属应规范治疗,同时进行必要健康指导,增强病人对治疗信心。④抑郁期:当治疗效果不理想,病情恶化,肿瘤复发,疼痛难忍时,病人对治疗失去信心。表现悲观、抑郁、黯然泣下,不遵医嘱等。护理时应加强交流,鼓励病人发泄情绪,减轻心理压力反应。⑤接受期:病人经过激烈的内心挣扎,接受事实,心境平和,并能积极配合治疗和护理。晚期病人常处于消极被动的应付状态,处于平静、无望的心理状态。以上心理变化可同时或反复发生,且差异很大,因此,护理时对病人的心理反应,应随时注意观察,以耐心、关心的态度与病人亲切交谈,认真听取病人及家属的内心感受及提出的问题。向病人和家属介绍肿瘤治疗方法、原理、进展及成功的案例,使病人树立与疾病作斗争的信心。

【健康教育】

1. 倡导三级预防的观念和意识 ①一级预防,即病因预防,消除或减少可能的致癌因素,降低癌症的发生率,如保护环境,控制污染、加强劳动保护、纠正不良饮食和生活习惯,讲究心理卫生。②二级预防,即早发现,早诊断,早治疗,降低死亡率。如对高发地区和危险人群定期普查、治疗癌前期病变,重视早期症状等。③三级预防,即康复预防,提高生存质量,减少痛苦延长寿命,如防治并发症、合理使用止痛剂、加强心理护理、指导自我护理和康复训练。

2. 肿瘤病人在康复期应注意 ①乐观的心态:通过听取癌症科普讲座和病友的经验

交流,尽早认识癌症,树立战胜疾病的信心。②平衡的膳食:应以高蛋白、高糖、高维生素饮食,同时还应多饮水、多食水果及粗纤维蔬菜。饮食应规律,不过度饮酒、吃辛辣刺激食物。③适当的锻炼:通过生活锻炼、运动锻炼、兴趣锻炼,以适度、持续循序渐进的方法提高身体素质。④合理用药:康复期遵医嘱继续应用药物治疗,以保证疗效,预防复发和转移。⑤定期复查:告知病人治疗后最初 3 年至少每 3 个月到医院复查一次,3 年后每 6 个月一次,5 年后每年一次,复查年限根据恶性肿瘤的性质决定。

思考与练习

A1/A2 型题

1. 可作为肿瘤定性诊断的检查是(　　)
   A. CT　　　　　B. B 超　　　　　C. X 射线造影
   D. MRI　　　　E. 病理检查

2. 下列有关恶性肿块的特征的描述不正确的是(　　)
   A. 边界不清楚　　B. 表面高低不平　　C. 早期出现疼痛
   D. 质地坚硬　　　E. 固定、不活动

3. 下列关于肿瘤化疗的护理叙述不正确的是(　　)
   A. 药液必须新鲜配制　　B. 药液不可溢出静脉外　　C. 若出现药液外渗,应立即热敷
   D. 用后的注射器和空药瓶应单独处理
   E. 每周检查白细胞和血小板计数

4. 恶性肿瘤病人化疗期间白细胞降至 3×10^9/L,首先应(　　)
   A. 加强营养　　　B. 减少用药量　　C. 少量输血
   D. 服用生血药物　E. 暂停用药

5. 恶性肿瘤的 TNM 分期法中 N 表示(　　)
   A. 预后情况　　　B. 淋巴结　　　C. 恶性程度
   D. 原发肿瘤　　　E. 远处转移

6. 为预防肿瘤放疗局部的皮肤反应可采取(　　)
   A. 局部使用质量浓度 2 g/L 甲紫
   B. 局部使用质量分数 0.2% 薄荷淀粉
   C. 局部理疗
   D. 每天用肥皂清洁皮肤　　E. 保持局部清洁干燥

7. 可用于原发性肝癌普查的方法是(　　)
   A. CT　　　　　B. B 超　　　　　C. X 射线造影
   D. MRI　　　　E. AFP

8. 对放射线高度敏感的恶性肿瘤是(　　)
   A. 食管癌　　　B. 胃癌　　　C. 多发性骨髓瘤
   D. 鼻咽癌　　　E. 乳癌

9. 在肿瘤病人化疗或放疗期间,最主要的观察项目是(　　)
   A. 脱发程度　　B. 食欲下降　　C. 恶心呕吐
   D. 皮肤损害　　E. 血白细胞和血小板计数

10. 恶性肿瘤最早出现的常见症状是(　　)

A. 疼痛　　　　　　B. 肿块　　　　　　C. 出血

D. 溃疡　　　　　　E. 梗阻

第二节　甲状腺肿瘤

【病理】

甲状腺肿瘤有良性和恶性两种。

1. 良性肿瘤　最常见的是甲状腺腺瘤,病理形态学显示具有完整的包膜,分为滤泡状腺瘤和乳头状囊性腺瘤,以滤泡状腺瘤多见,40 岁以下妇女多发。

2. 恶性肿瘤　最常见的是甲状腺癌,病理形态学显示呈浸润性生长,无完整包膜。可分为四种类型:

(1)乳头状腺癌　约占 60%,恶性程度低,多见于 30～45 岁女性,生长较缓慢,转移多局限于颈部淋巴结,预后尚好。

(2)滤泡状腺癌　约占 20%,恶性程度中等,多见于中年人,发展较迅速,主要经血液循环转移至肺和骨,预后较差。

(3)未分化癌　约占 15%,恶性程度高,多见于老年人,发展迅速,早期即可发生局部淋巴结转移,并常经血液转移至肺、骨等处,预后最差。

(4)髓样癌　较少见,约占 5%,恶性程度中等,较早出现淋巴结转移,且可血行转移至肺和骨,常有家族史,预后较好。

【临床表现】

1. 甲状腺腺瘤　多数为无意中或体检时发现颈部肿物,生长较慢,无症状;若乳头状囊性腺瘤发生囊内出血,肿瘤体积可在短期内迅速增大,并伴有局部胀痛。检查可见甲状腺部位发现圆形或椭圆形肿块,多为单发,表面光滑,边界清楚,无压痛,能随吞咽上下移动。

2. 甲状腺癌

(1)肿块　为常见的主要症状。肿块多为单发、固定、质硬、表面高低不平、随吞咽可上下移动或移动度较差。

(2)压迫症状　晚期可压迫喉返神经、气管或食管,出现声音嘶哑、呼吸困难或吞咽困难;若压迫颈交感神经丛,可产生霍纳(Horner)综合征,表现为患侧瞳孔缩小、上眼睑下垂、眼球内陷、同侧面部无汗等。

(3)转移症状　常见颈部淋巴结肿大、骨(多见于颅骨、椎骨、胸骨、盆骨等扁骨)和肺转移。有的甲状腺肿块并不明显,而以颈、肺、骨骼的转移癌为突出症状。

（4）其他　髓样癌本身可产生激素样活性物质如5-羟色胺和降钙素,可出现腹泻、心悸、颜面潮红和血钙降低等症状。

【辅助检查】

1.B超检查　可测定甲状腺肿块的位置、大小、数目及与邻近组织的关系。区别囊性或实体性结节。

2.放射性[131]碘或[99]锝扫描　甲状腺腺瘤可表现为温结节、冷结节或凉结节,其边缘较清晰,也可略模糊。甲状腺癌均为冷结节,边缘一般较模糊。

3.穿刺细胞学检查　将细针自2~3个不同方向直接穿刺结节并抽吸、涂片,诊断正确率达80%以上。

4.X射线检查　摄颈部正侧位片,可了解有无气管狭窄、移位、肿块钙化及上纵隔增宽;甲状腺部位出现细小的絮状钙化影,可能为癌。胸部及骨骼摄片,可了解有无肺及骨转移。

5.血清降钙素测定　有助于髓样癌的诊断。

【治疗原则】

甲状腺腺瘤约20%可继发"甲状腺功能亢进症",约10%可发生癌变,诊断明确应及早行患侧大部分切除术,术中常规行快速冷冻切片检查。甲状腺癌除未分化癌采用放疗外,其他类型均应采取手术治疗。根据肿瘤情况,行患侧腺体、峡部及健侧腺体的大部切除术或全腺体切除术,如有淋巴结转移应同时行颈淋巴结清扫术。

【护理评估】

1.健康史　了解发病情况及病程长短;既往健康情况,有无甲状腺肿块史;有无肿瘤或甲状腺疾病家族史;有无手术史;患病后的治疗情况及效果。

2.身体状况　了解肿块生长的速度,有无伴随症状如声音嘶哑、呼吸困难、吞咽困难等;检查甲状腺肿块的数目、大小、形状、质地、活动度,有无压痛;有无Horner综合征表现及甲亢症状;有无颈部淋巴结肿大或肺、骨转移症状。

3.辅助检查　了解B超、放射性[131]碘或[99]锝扫描、X射线及穿刺细胞学等检查结果,有助于病情评估。

4.心理-社会评估　偶然发现颈部肿块或较长时间颈部包块突然增大,病人因担忧肿块的性质和预后可出现焦虑或恐惧心理,部分年轻女性还担心手术瘢痕影响美观,上述心理反应可能更为明显。

【主要护理诊断/问题】

1.焦虑、恐惧　与颈部包块性质不明、担心手术及预后有关。

2.潜在并发症　同"甲状腺功能亢进症"。但不合并甲亢的甲状腺瘤和甲状腺癌术后不会发生甲状腺危象。

3.自我形象紊乱　与甲状腺癌手术后造成的颈部外形改变有关。

【护理措施】

1. 手术前护理 做好心理护理,减轻病人的焦虑和恐惧,过分紧张者,遵医嘱给予镇静剂;指导手术体位练习;做好皮肤准备;备气管切开包和无菌手套;甲状腺癌根治术前遵医嘱备血。

2. 手术后护理

(1)体位 病人回病室后取平卧位。麻醉作用消失生命体征平稳后,改半卧位。

(2)病情观察 监测生命体征,观察有无并发症表现如呼吸困难或窒息、声音改变(嘶哑、音调降低或失音)、呛咳、手足抽搐等,对合并甲亢者,还应注意有无甲状腺危象表现,发现异常情况及时协助处理。

(3)饮食和营养 同甲亢。但甲状腺癌颈部淋巴结清扫术后,因手术创伤较大,病人全身和局部反应较重,多在术后 2 ~ 3 d 才开始进食,不能进食期间应遵医嘱补充水电解质和必要的营养素。

(4)切口和引流管护理 观察敷料有无渗血,必要时予以更换;甲状腺癌术后引流管接负压吸引,观察引流液的量和性质,一般术后 48 h 拔除。

(5)特殊用药 甲状腺全切除术后,应遵医嘱给予甲状腺制剂进行替代疗法。

【健康教育】

1. 功能锻炼 指导颈淋巴结清扫术后病人,在切口愈合后开始肩关节和颈部的功能锻炼,坚持 3 个月,以促进颈肩部功能的恢复。

2. 掩饰颈部形态缺陷 指导颈部淋巴结清扫术后病人,选择高领衣服或扎丝巾等遮掩颈部,掩饰颈部形态缺陷。

3. 定期复诊 指导病人定期复诊,甲状腺癌术后随访期限应坚持 10 年以上;还应教会自行颈部检查的方法,如发现肿块、结节,及时复查。

4. 指导用药 告知全甲状腺切除的病人,应遵医嘱终身服用甲状腺制剂作替代疗法。服药期间若出现心慌、手颤或倦怠、无力、怕冷等症状,应考虑药物过量或药量不足,应及时到医院检查,并接受有关处理。

第三节 乳房肿瘤

一、乳房纤维腺瘤

乳房纤维腺瘤是发生于乳腺小叶内纤维组织和腺上皮的混合性瘤,是乳房良性肿瘤中最常见的一种,可发生于青春期后的任何年龄的女性,但以 18~25 岁的青年女性多见。本病的发生往往与雌激素的升高有关。

【临床表现】

以无痛性乳房肿块为主要症状。肿块多见于乳房外上象限,常为单发,呈圆形或卵圆形,边界清晰,表面光滑,质地韧,多无压痛,活动度大,极易推动。腋窝淋巴结无肿大。B超检查有助于诊断。

【治疗原则】

乳房纤维腺瘤有恶性变的可能。因此,一旦发现应尽早手术治疗,常用术式为乳房纤维腺瘤切除术。

【护理措施】

乳房纤维腺瘤切除术,一般在门诊手术室即可完成。术后配合用弹力绷带包扎切口;指导病人做病理学检查;术后疼痛严重时,可口服去痛片;2 d 内尽量限制术侧肩部活动,以防伤口内出血;第 3 日门诊换药,若无特殊情况,6~7 d 拆线即可。

二、乳管内乳头状瘤

乳管内乳头状瘤,好发于大乳管近乳头的膨大部分,是较常见的乳房良性肿瘤。多见于经产妇,以 40~50 岁多见。

【临床表现】

乳头血性溢液是最主要的临床表现,溢液可为鲜红色、暗棕色或黄色。少数病人在乳晕区可扪到直径数毫米、质软、可被推动的肿块。挤捏乳头可排出血性液。腋窝淋巴结无肿大。B超检查有时可发现肿块;X 射线乳腺管造影、溢液细胞学检查有助于诊断。

【治疗原则】

乳管内乳头状瘤有一定的恶变率,故应尽早手术治疗。常用术式为乳房楔形切除术。

【护理措施】

同"乳房纤维腺瘤"。若病理检查有恶变,应指导病人严格遵医嘱做进一步处理。

三、乳房癌

乳房癌是女性最常见的恶性肿瘤之一。在我国,占全身各种恶性肿瘤的 7%~10%,仅次于子宫颈癌,但近年乳房癌的发病率呈上升趋势,在某些地区已居女性恶性肿瘤之首位。

【病因及发病机制】

1.病因　乳癌的发病原因目前未完全明了,但认为与下列因素有关:①雌酮和雌二醇与乳房癌的发生直接相关,45~60岁发病较多,可能与年长后体内雌酮含量升高有关;②乳房癌家族史,尤其是生母或同胞姊妹有乳房癌史者,发病危险性更高;③月经初潮早、绝经晚、不孕、过于晚育或未哺乳;④部分乳房良性疾病,如乳腺小叶上皮高度增生或不典型增生等;⑤高脂饮食、肥胖、环境因素等。

2.病理类型　乳房癌分类方法较多,目前我国多采用以下病理分型。

(1)非浸润性癌　即原位癌,包括导管内癌、小叶原位癌等。此型属早期,预后较好。

(2)早期浸润性癌　包括早期浸润性导管癌、早期浸润性小叶癌等。此型仍属早期,预后较好。

(3)浸润性特殊癌　包括乳头状癌、髓样癌(伴大量淋巴细胞浸润)、小管癌、腺样囊性癌、黏液腺癌、大汗腺样癌、鳞状细胞癌等。此型一般分化程度高,预后尚好。

(4)浸润性非特殊癌　包括浸润性小叶癌、浸润性导管癌、硬癌、髓样癌(无大量淋巴细胞浸润)、单纯癌、腺癌等。此型一般分化较低,预后较上述类型差,占乳房癌的70%~80%,是最常见的类型。

(5)其他罕见癌或特殊类型癌　如炎性乳房癌、乳头湿疹样乳房癌等。

3.转移途径

(1)局部浸润　癌细胞直接蔓延浸润皮肤、胸肌、胸筋膜等周围组织。

(2)淋巴转移　是最主要的转移途径。转移部位与乳房癌原发部位有一定关系。原发癌灶位于乳房外侧者,多先发生同侧腋窝淋巴结转移,再转移至锁骨下、锁骨上淋巴结;位于乳房内侧和中央区者,多先转移至胸骨旁淋巴结,再转移至锁骨上淋巴结。

(3)血运转移　癌细胞可经淋巴途径进入静脉,也可直接侵入血循环而发生远处转移。最常见的远处转移部位依次为肺、骨(椎骨、骨盆、股骨等)和肝脏。血运转移多发生在晚期,但早期也有发生。

【临床表现】

1.乳房肿块　早期为无痛性单发的乳房小肿块,是最常见也往往是最早的症状。肿块发生于乳房外上象限,其次为乳晕区和内上象限。质地较硬,表面不光滑,与周围组织分界不清,尚可推动。晚期癌肿侵入胸肌筋膜、胸肌,肿块可固定于胸壁而不易推动。癌细胞侵犯大片乳房皮肤时,皮肤表面可出现多个坚硬小结或条索,呈卫星样围绕原发病灶,称为卫星结节;结节彼此融合成片,并可延伸至背部及对侧胸壁,使胸壁紧缩呈铠甲状,呼吸动度受限,称为铠甲胸。若癌肿向浅表生长侵犯皮肤,可使皮肤破溃形成菜花样溃疡,常有恶臭、易出血。

2.乳房外观改变　①乳房局部隆起;②癌肿侵犯到乳管,使其缩短,可导致乳头凹陷或向一侧偏斜;③癌肿侵及乳房悬韧带(Cooper韧带),使其缩短,可引起局部皮肤凹陷,称酒窝征;④癌细胞堵塞皮肤、皮下淋巴管,可导致淋巴回流障碍,出现局部淋巴水肿,而毛囊所在部位与深部组织连接紧密出现点状凹陷,称橘皮样改变。

3.特殊类型乳房癌的表现

(1)炎性乳房癌　患乳明显增大发硬,局部皮肤水肿、发红、发热,犹如急性炎症。开始病变范围比较局限,但可迅速扩展,并常累及对侧乳房。乳房检查没有明显肿块。预后极差,病人常在发病后数月内死亡。

(2)乳头湿疹样乳房癌　乳头刺痒、灼痛,乳头和乳晕皮肤发红、粗糙、潮湿、糜烂,可形成溃疡。乳房检查部分病人在乳晕区可扪及肿块。

4.转移征象　①淋巴结肿大,以同侧腋窝淋巴结肿大最为多见,早期肿大的淋巴结为散在、质硬、无痛、易推动的结节,后期淋巴结相互粘连、融合成团块。②患侧手臂水肿,癌细胞阻塞腋窝淋巴管时可出现上臂蜡白色水肿;肿大淋巴结压迫腋静脉时可出现手臂青紫色水肿。③转移器官症状,转移到肺出现胸痛、呼吸困难;转移到骨引起局部疼痛、病理性骨折;转移到肝可有肝大、黄疸。

【辅助检查】

1.X射线检查　乳房钼靶X射线摄影、干板静电摄影,可显示密度增高的肿块影,边界不规则或呈毛刺征。有时可见颗粒细小、密集的钙化点。

2.B超检查　可显示肿瘤的部位、大小,还可探查有无腋窝淋巴结转移。

3.病理学检查　乳头溢液涂片、细针穿刺细胞学检查、活体组织切片检查等,均能提供诊断依据。

【治疗原则】

乳癌采用以手术治疗为主,以放疗、化疗、内分泌治疗等为辅的综合性治疗。

1.手术治疗

(1)乳癌根治术　切除整个乳房、胸大肌、胸小肌及腋窝和锁骨下淋巴结。适用于有腋窝上组淋巴结转移,但无远处转移者。

(2)乳癌扩大根治术　在乳癌根治术的基础上,同时切除胸廓内动、静脉及胸骨旁淋巴结。适用于肿瘤位于乳房内侧象限、直径>3 cm及无远处转移者。

(3)乳癌改良根治术　切除整个乳房,保留胸大肌和胸小肌或保留胸大肌切除胸小肌。该术式保留了胸肌,术后对胸部外观影响较小,是目前常用的手术方式。

(4)全乳房切除术　切除包括腋尾部及胸大肌筋膜的整个乳腺。适用于原位癌、微小癌或年老体弱不能耐受根治性切除者。

(5)保留乳房的乳癌切除术　完整切除肿块加腋窝淋巴结清扫。术后必须辅助放疗或化疗。

2.化学药物治疗　是一种必要的全身性辅助治疗,可提高手术治疗效果和病人生存率。化疗应在术后早期开始,一般主张联合用药,常用的有CMF（环磷酰胺、甲氨蝶呤、氟尿嘧啶）方案、CAF（环磷酰胺、阿霉素、氟尿嘧啶）方案、ACMF（阿霉素、环磷酰胺、甲氨蝶呤、氟尿嘧啶）方案等。治疗期不宜过长,以半年左右为宜。

3.放射治疗　是局部治疗的重要手段之一,可减少局部复发率,根据情况可在手术前或手术后进行。晚期乳房癌或炎性乳房癌可在化疗基础上加做放疗,常用^{60}钴和深部 X 射线。

4.内分泌治疗　内分泌治疗适用于对激素依赖(癌细胞中雌激素受体含量高)的乳房癌。可采用的方法有:①去势治疗,绝经前病人可手术切除或 X 射线照射卵巢,消除卵巢功能;②抗雌激素治疗,绝经后病人应用雌激素拮抗剂他莫昔芬(三苯氧胺),以抑制肿瘤生长,降低乳癌手术后复发和转移,减少对侧乳癌的发生率;主张每日口服 20 mg,持续 3 ~ 5 年;③其他,如对某些病人可采用雄激素、孕酮类等药物治疗。

【护理评估】

1.健康史　了解病人有无与乳癌发生有关的高危因素,如 45 ~ 60 岁女性、乳癌家族史、月经初潮早于 12 岁或绝经期晚于 55 岁、未生育或第一胎足月妊娠超过 35 岁、未哺乳等;还应了解有无乳房良性病及肥胖、高脂肪饮食、吸烟等。

2.身体情况　了解肿瘤发现的时间、生长速度、有无伴随症状如疼痛、乳头溢液等。检查乳房肿块的位置、大小、光滑度、活动度等;局部皮肤有无酒窝征、橘皮样改变、卫星结节、铠甲胸、溃疡等;乳头有无凹陷或偏向一侧,挤捏乳头有无溢液及溢液的性质。触摸腋窝淋巴结有无肿大。有无肺、骨、肝等远处转移的症状和体征等。

3.辅助检查　了解 X 射线摄影、B 超检查、病理学检查等结果,以明确乳癌的部位、类型和期别的早晚。

4.心理-社会评估　了解病人和家属对乳癌治疗方法及预后的知晓程度,对手术、化疗、放疗及内分泌治疗的态度,家属对病人的支持程度等。了解病人的心理反应和心理承受能力,病人可能对手术后乳房缺失造成的形体改变感到担忧或恐惧,部分病人会出现悲哀心理反应。

【主要护理诊断/问题】

1.焦虑、恐惧　与担心预后、手术后乳房缺失致形体改变有关。
2.自我形象紊乱　与乳房切除后失去女性第二性征、放疗或化疗后引起的脱发等有关。
3.躯体(术侧上肢)移动障碍　与手术切除胸肌、术侧上肢淋巴水肿、手术瘢痕挛缩等有关。
4.知识缺乏　缺乏手术后术侧上肢功能锻炼的知识和乳房自我检查知识。
5.潜在并发症　切口皮瓣下积液、皮瓣坏死、切口感染、术侧上肢水肿、气胸等。

【护理目标】

病人焦虑、恐惧程度减轻;能正确认识和面对乳房缺失后的形体改变;术侧上肢肿胀减轻,并逐渐恢复全范围的关节活动;学会手术后术侧上肢功能锻炼的方法和乳房自我检查的方法;潜在并发症得以预防或发生时得到及时处理。

【护理措施】

1. 心理护理　要关心、尊重和体谅病人,细心观察病人的心理反应,鼓励病人说出最关心的问题,针对不同问题做好有关的解释和说明,如乳房切除术后胸部缺陷的改善方法、化疗或放疗后脱发的掩饰措施等,以减轻病人的焦虑和恐惧心理,使其能以积极的态度配合治疗和护理。

2. 加强营养　提供高能量、高蛋白饮食,维生素,易消化饮食,以提高病人对手术的耐受能力,促进伤口愈合和减少手术后并发症。

3. 手术治疗病人的护理

(1)手术前护理　按常规做好呼吸道准备、皮肤准备、交叉配血、禁饮食、药物过敏试验、麻醉前用药等。对估计需要植皮者,应同时做好供皮区的皮肤准备。妊娠期乳癌应终止妊娠,哺乳期乳癌应及时退乳,以免激素作用加快乳癌的发展。

(2)手术后护理

1)体位　根据麻醉方式选择合适的体位,血压、脉搏平稳后改为半卧位,以利于呼吸和引流。

2)观察病情　测量生命体征,若出现血压下降、脉搏加快,应检查切口有无渗血;若出现胸闷、呼吸困难,应检查切口加压包扎是否过紧,对乳癌扩大根治术后还应考虑有无术中损伤胸膜导致的气胸;若体温升高,应注意有无切口或肺部感染。观察术侧上肢远端的感觉和血液循环情况,若出现皮肤发绀、感觉异常、皮温降低、脉搏摸不清等,提示切口包扎过紧,应及时通知医生调整绷带松紧度。

3)饮食　术后6 h,病人意识清醒,无恶心、呕吐即可给予正常饮食。但对全身反应较重的病人,应禁饮食1～2 d后再恢复正常饮食。

4)伤口和引流管护理　乳癌切除术后伤口用厚敷料加压包扎,使胸壁与皮瓣贴紧,防止皮瓣下积血、积液;应观察切口敷料有无渗血、渗液,一般术后第3～4日更换敷料,若有皮瓣下积血、积液,可行穿刺后加压包扎;若有皮瓣坏死,应剪除坏死的痂皮、定时换药,待其自行愈合,不能愈合者予以植皮。皮瓣下留置的引流管应接负压吸引,应定时挤捏引流管,防止管道受压、折曲,保持引流通畅和有效,观察引流液的性质和量,定时更换引流袋。一般术后3～5 d,引流液量24 h少于10～20 mL,皮瓣下无积血、积液,可拔除引流管。

5)预防术侧上肢水肿　坐或立位术侧手臂适当抬高,平卧位用软枕垫高整个上肢;禁止在术侧上肢测血压或做静脉注射;指导病人进行术侧手部、腕部、肘部及肩部活动,也可做按摩。发生水肿时,可用弹性绷带包扎或佩戴弹力袖。

6)功能锻炼　重点是术侧上肢功能锻炼。一般术后3 d内肩关节绝对制动,指导病人做手指、腕部的活动;第4日开始活动肘关节;第5～7日可做肩关节伸屈活动,但不可外展;第10～12日进行全范围的肩关节活动(图4-1)。

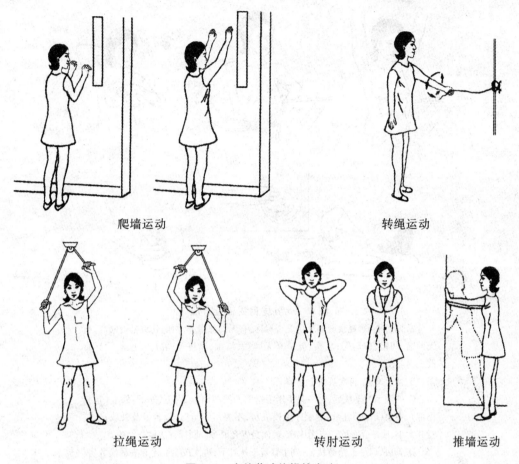

图 4-1　肩关节功能锻炼方法

【健康教育】

1. 控制危险因素　教育女性适龄结婚(23 岁以后)、适龄生育(24 ~ 30 岁)、母乳喂养;控制体重、改变高脂饮食习惯;积极治疗乳腺良性疾病。

2. 普及乳房自我检查知识　30 岁以上女性应每月对乳房进行自我检查,时间最好选择在两次月经之间,此时乳房最松弛,病变最容易被检出;已绝经者应每月固定同一时间检查;乳房切除术后病人,应每月行对侧乳房检查,并注意手术侧局部有无复发征象。乳房自我检查前应先脱去上衣,然后进行自我检查(图 4-2)。

3. 随访　指导病人按医嘱接受规范的放疗、化疗、激素治疗等;定期到医院复诊;5 年内应避免妊娠,以免乳癌复发;乳癌根治术后者,应继续肩关节功能锻炼。

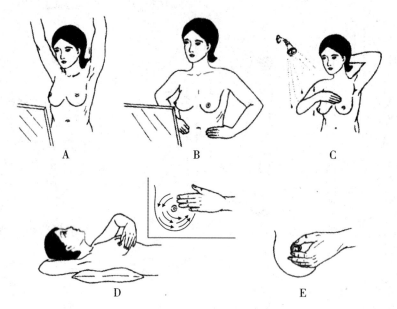

图 4-2　乳房自我检查方法

　　A. 两臂上举,观察两侧乳房是否对称,有无局部隆起;两侧乳头是否同高,有无回缩、凹陷、偏斜等;乳头、乳晕有无糜烂、结痂、溃疡等;乳房皮肤有无异常改变。

　　B. 两手叉腰,再次观察上述情况。

　　C. 一侧手置于枕后,另一只手用手指掌面按照内上、内下、外下、外上(包括尾部)、中央(乳头、乳晕)的顺序触摸乳房,不要用手指抓捏,若触及肿块,应注意其大小、质地、活动度,有无压痛,表面是否光滑等。同样方法检查对侧。

　　D. 仰卧,肩胛下垫薄枕,一侧手臂置于枕骨下,再次按照上述方法触摸乳房。两侧交替检查。

　　E. 用拇指和示指捏挤乳头,观察有无异常溢液或分泌物。最后,置于枕后的手臂放回身体侧方,用对侧手触摸腋窝淋巴结有无肿大。两侧交替检查。

思考与练习

一、A1/A2 型题

1. 对乳腺癌术后出院病人健康指导,最重要的是(　　)
　　A. 继续功能锻炼　　　　　B. 加强营养　　　　　　C. 经常自查
　　D. 参加体育活动　　　　　E. 5 年内避免妊娠

2. 乳腺癌病变发展过程中最常见的转移部位是(　　)
　　A. 肺　　　　　　　　　　B. 肝　　　　　　　　　C. 腋窝淋巴结
　　D. 锁骨下淋巴结　　　　　E. 胸骨旁淋巴结

3. 哺乳期妇女预防急性乳房炎的主要措施是(　　)
　　A. 保持乳头清洁　　　　　B. 养成定时哺乳习惯　　C. 每次授乳后排空乳汁
　　D. 及时治疗破损乳头　　　E. 婴儿不含乳头睡觉

4.乳腺癌的首发症状是(　　)

A.乳头凹陷　　　　　　　B.橘皮样改变　　　　　　　C.无痛性肿块状

D.乳房弥漫性增生　　　　E.两侧乳头位置不对称

5.乳腺癌最常发生的部位是乳房的(　　)

A.乳头及乳晕区　　　　　B.外上象限　　　　　　　　C.外下象限

D.内上象限　　　　　　　E.内下象限

6.乳腺癌病人皮肤出现"酒窝征"的原因是(　　)

A.粘连　　　　　　　　　B.肿物压迫　　　　　　　　C.并发炎症

D.癌肿侵及 Cooper 韧带　E.癌细胞堵塞表浅淋巴管

7.下列不符合炎性乳腺癌的特点的是(　　)

A.多见于年轻妇女哺乳期　B.病变发展缓慢　　　　　　C.整个乳房肿大、红热、发硬

D.转移早　　　　　　　　E.预后差

8.第一期乳腺癌的肿块直径不超过(　　)

A.1 cm　　　　　　　　　B.2 cm　　　　　　　　　　C.3 cm

D.4 cm　　　　　　　　　E.5 cm

9.急性乳房炎常见的细菌感染是(　　)

A.溶血性链球菌　　　　　B.肺炎球菌　　　　　　　　C.金黄色葡萄球菌

D.大肠埃希菌　　　　　　E.厌氧菌

10.防止急性乳房炎患者乳汁淤积的重要护理措施是(　　)

A.患侧暂停哺乳　　　　　B.定时用吸乳器吸净乳汁　　C.局部热敷

D.用宽松的胸罩托起乳房　E.应用抗生素

11.乳腺癌术后观察到患侧皮肤呈青紫色伴皮肤温度降低、脉搏不能扪及,提示(　　)

A.皮瓣下出血　　　　　　B.腋部血管受压　　　　　　C.引流管堵塞

D.胸带加压包扎过松　　　E.伤口感染

12.乳腺癌扩大根治术后,护士观察到病人出现胸闷、呼吸困难,应考虑(　　)

A.胸带加压包扎过紧　　　B.引流管堵塞　　　　　　　C.手术损伤胸膜

D.痰液堵塞呼吸道　　　　E.伤口出血

13.仍有月经的妇女乳房自我检查的时间应选择在(　　)

A.每月的月初　　　　　　B.月经干净后　　　　　　　C.月经后 2~3 d

D.月经后 5~7 d　　　　　E.月经后 7~10 d

二、A3/A4 型题

(1~4题共用题干)

女性,45 岁,偶然发现左乳房肿块,直径约 2 cm,质较硬、无压痛,与皮肤有少许粘连。左侧腋下可扪及 1 cm 大小肿大的淋巴结。

1.该病人最可能的诊断是(　　)

A.乳腺囊性增生病　　　　B.乳管内乳头状瘤　　　　　C.乳房脓肿

D.乳腺癌　　　　　　　　E.乳房结核

2.该病人的治疗方法为(　　)

A.乳房部分切除术　　　　B.乳房单纯切除术　　　　　C.乳腺癌根治术

D.乳腺癌改良根治术　　　E.乳腺癌扩大根治术

3.下列关于病人的术后护理措施,不正确的是(　　)

A.抬高患侧上肢　　　　　B.患侧胸壁加压包扎　　　　C.保持引流管通畅

D.早期活动患肢　　　　　E.不在患肢测血压

4.病人术后进行功能锻炼的方法正确的是(　　　)

A.术后 2 d 进行腕部活动　　B.术后 6 d 进行肘部活动　　C.术后 6 d 进行肩关节活动

D.术后 8 d 进行上肢外展活动　　E.术后 10~12 d 进行全范围关节活动

第四节　肺癌

肺癌大多数源于支气管黏膜上皮,故亦称支气管肺癌。肺癌的发病率越来越高,目前是我国发病率增长最快的恶性肿瘤,在城市尤其如此,某些大城市肺癌的死亡率居各种恶性肿瘤之首。肺癌多发于 40 岁以上,男女发病之比为(3~5)∶1。

【病因及发病机制】

肺癌的病因尚不完全明确,但认为与下列因素有关。①大量吸烟:吸烟且每日吸 40支以上者肺癌的发病率明显升高。②接触化学和放射性物质:如长期接触石棉、铬、镍、砷及放射性致癌物质。③免疫和代谢异常。④肺部慢性疾病,如尘肺、肺结核等。⑤遗传因素。

【病理】

肺癌的分布,以右肺多于左肺,上叶多于下叶。起源于主支气管、肺叶支气管的肺癌,位置靠近肺门者称为中心型肺癌。起源于肺段支气管以下的肺癌,位置在肺的周围部分者称周围型肺癌。

1.病理分型　按细胞类型分为 4 种:

(1)鳞状细胞癌(鳞癌)　最常见,大多数起源于较大的支气管,生长速度较缓慢,病程较长,先有淋巴转移,较晚出现血行转移。

(2)小细胞癌(未分化小细胞癌)　发病率低于鳞癌,一般起源于较大支气管,恶性程度高,生长快,较早出现淋巴和血行转移。

(3)腺癌　多起源于较小的支气管上皮,生长较缓慢,淋巴转移较晚,有的在癌灶较小时即有血行转移。

(4)大细胞癌　约半数起源于大支气管,分化程度低,易发生血行转移。少数病例为不同细胞类型并存的混合型肺癌。

2.扩散和转移

(1)直接扩散　癌肿沿支气管壁向支气管腔内生长,可以造成支气管腔部分或全部阻塞。可直接侵入邻近肺组织,并穿越肺叶间裂侵入相邻的其他肺叶。癌肿扩大后可侵犯胸内其他组织和器官。

（2）淋巴转移　是最常见的转移途径。小细胞癌在较早阶段即可经淋巴转移。腺癌和鳞癌也常经淋巴转移扩散。

（3）血行转移　是肺癌的晚期表现。小细胞癌和腺癌血行转移较鳞癌更为常见。常见的转移部位为肝、骨、脑、肾上腺等。

【临床表现】

肺癌的临床表现与癌肿的部位、大小，有无压迫或侵犯邻近器官及转移等有关。

1. 早期　早期肺癌，特别是周围型多无症状。癌肿增大后，可出现刺激性咳嗽，痰中带血点、血丝或少量咯血；若肿瘤引起较大的支气管阻塞，可有胸闷、哮鸣、气促、发热和胸痛等症状。

2. 晚期　可出现邻近器官、组织受侵和远处转移症状：①上腔静脉综合征，系压迫上腔静脉所致，表现为面颈、上肢、上胸静脉怒张，皮下水肿，上肢静脉压升高；②Hornor综合征，由于交感神经受侵引起，表现为同侧上眼睑下垂、瞳孔缩小、眼球内陷、面部无汗等；③Pancoast综合征，见于上叶顶部肺癌，因肿瘤侵入纵隔和压迫位于胸廓上口的器官或组织所致，表现为同侧上胸部、肩部和上肢疼痛，同侧上肢静脉怒张、水肿和运动障碍，伴同侧 Hornor 综合征等；④其他，如同侧膈肌麻痹、声音嘶哑、胸膜腔血性积液、吞咽困难等。

3. 肺外症状　肺癌组织可产生内分泌物质引起非转移性全身症状，如骨关节综合征（杵状指、骨关节痛、骨膜增生等）、库欣综合征（Cushing's syndrome）、重症肌无力、男性乳腺增大、多发性肌肉神经痛等。

【辅助检查】

1. 胸部 X 射线检查　中央型早期无异常征象，当癌肿阻塞支气管后可见肺不张和肺炎表现，周围型可见肿块阴影。

2. CT 与 MRI 检查　两者分辨率比普通 X 射线高，特别有助于诊断普通 X 射线检查不易发现的隐蔽区肺癌。

3. 痰细胞学检查　中央型肺癌特别是伴有血痰者，痰中可发现癌细胞。

4. 支气管镜检查　能伸入到 4～5 级支气管，可直窥病变局部情况，夹取瘤组织或吸取支气管内分泌物进行检查，对中央型肺癌的诊断有重要价值。

5. 其他　如放射性核素显像、经胸壁肺穿刺检查、转移病灶活组织检查、胸水检查等也有助于诊断。

【治疗原则】

肺癌多采用以手术为主的综合性治疗。

1. 手术治疗　根据病变的部位和大小决定肺癌的手术方式。一般周围型肺癌施行肺叶切除术，中心型肺癌多施行肺叶或一侧全肺切除术。

2. 放射治疗和化学药物治疗　放疗和化疗对小细胞肺癌有效；用于手术前后治疗可提高疗效；用于晚期病例可减轻症状，延缓病情进展。

【护理评估】

1. 健康史　了解有无长期大量吸烟、长期接触致癌物质、生活或工作环境污染、慢性肺病、肺癌或其他肿瘤家族史等。

2. 身体状况　了解有无刺激性咳嗽、痰中带血、胸闷、气短、喘鸣、发热及胸、肩、臂痛等症状,并了解其严重程度;观察有无上腔静脉综合征、Hornor 综合征、Pancost 综合征及胸腔积液、声音嘶哑、吞咽困难等邻近器官、组织受侵或远处转移的表现;有无杵状指(趾)、骨关节痛、Cushing 综合征、重症肌无力、男性乳腺增大、多发性肌肉神经痛等非转移性全身症状;有无体重减轻、食欲不振、乏力、水肿等恶病质表现。

3. 辅助检查　了解胸部 X 射线、CT、MRI、支气管镜、痰细胞学及其他各项检查的结果,以判断有无肺癌及其所在部位、大小,有无邻近组织受侵和远处转移等。

4. 心理-社会评估　了解病人对疾病、治疗方法、预后等认识程度,观察其情绪变化和行为反应,还要了解家庭经济状况及社会支持程度等。

【主要护理诊断/问题】

1. 焦虑、恐惧　与难以忍受的疼痛、担心预后、害怕死亡等有关。
2. 疼痛　与肿瘤侵犯和破坏神经组织有关。
3. 气体交换受损　与肿瘤阻塞较大支气管、胸腔积液、肺切除等有关。
4. 潜在并发症　肺不张和肺炎、急性肺水肿、心律失常、支气管胸膜瘘。

【护理目标】

病人焦虑、恐惧、疼痛减轻或消失;能维持正常或基本正常的气体交换,无缺氧表现;潜在并发症能被及时发现,并得到有效处理。

【护理措施】

1. 手术治疗病人的护理

(1)手术前护理

1)心理护理　根据病人的心理特点,开展有针对性的心理护理,帮助病人树立战胜疾病的信心,使其能以平静的心态接受手术治疗。

2)呼吸道准备　为了预防术后肺部并发症,应认真做好呼吸道准备。包括指导病人戒烟,以防气管、支气管分泌物增加,妨碍纤毛的清洁功能,影响痰液的咳出;对伴有慢性支气管炎、肺气肿、肺不张和肺炎的病人,应指导病人深呼吸和有效咳嗽,定时叩背,遵医嘱应用抗菌药物、支气管扩张药物和祛痰剂等,以控制感染,促进痰液排出;对急性上呼吸道感染、龋齿等,也需彻底治疗。

3)术前训练　为预防术后并发症,应指导病人进行有关练习。如练习有效咳嗽和腹式呼吸,可清除呼吸道分泌物,改善呼吸功能,预防肺部并发症;进行小腿肌肉的收缩与舒张练习,可促进静脉回流,预防深静脉血栓形成;作肩臂运动,可预防局部组织粘连而导致的活动障碍及姿势异常(图 4-3)。

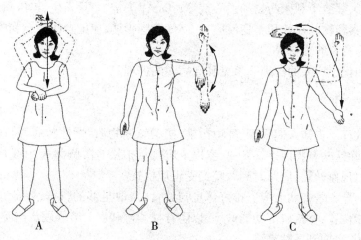

图4-3 开胸手术病人肩臂功能锻炼的方法
A.前屈上举运动 B.外展运动 C.外展旋转运动

4)配合特殊检查 遵医嘱做好检查前的有关准备,配合医生进行支气管镜检查、经胸壁肺穿刺等特殊检查。

(2)手术后护理

1)体位与活动 麻醉未清醒时取仰卧位,头偏向一侧,麻醉清醒、血压平稳后改为半卧位;肺叶切除术后安置平卧或侧卧位;肺段切除或楔形切除术后,尽量取健侧卧,以促进患侧肺组织扩张;一侧全肺切除术后,应取平卧或1/4侧卧位,避免完全侧卧,以防导致纵隔移位和健肺受压,引起呼吸和循环功能障碍。卧床期间应定时协助病人翻身,但注意不要牵拉术侧手臂,还要防止胸膜腔导管脱出。病情许可后,鼓励病人下床活动。

2)观察病情 密切观察生命体征,进行心电和血氧饱和度监护,注意意识、面色、尿量变化,记录液体出入量;观察有无胸膜腔内出血或感染、肺不张和肺炎、急性肺水肿、心律失常等异常表现;若出现咳嗽、咳痰、发热、胸痛及气液胸表现,应怀疑支气管胸膜瘘,通知医生处理。

3)呼吸道护理 为肺癌术后的护理重点。肺切除术后应常规行鼻导管给氧1~2 d,鼓励深呼吸、有效咳嗽和排痰,1~2 h一次;痰液黏稠难以咳出者,给予化痰剂和雾化吸入,必要时吸痰;对带气管插管返病房者,应做好气管插管的护理;对术前心肺功能差,术后动脉血氧饱和度过低者,应准备呼吸机辅助呼吸,并做好机械通气的护理。

4)饮食与输液 一侧肺全切术后,应限制钠盐输入,补液量应控制在每日2 000 mL以内,滴速20~30滴/min,以防发生肺水肿。拔除气管插管后4~6 h,若无禁忌可饮水,逐渐进食流质、半流质,直至普通饮食。

5)胸腔闭式引流护理 见本章第一节胸部损伤。但一侧全肺切除术后,胸膜腔引流管呈钳闭状态,以保持患侧胸膜腔内有一定的气体和液体,防止纵隔移位。若发现气管和纵隔移向健侧,说明术侧胸膜腔内压力过高,应协助医生开放导管放出适量气体或液体,使气管和纵隔恢复至中立位。

6)并发症护理 ①肺不张和肺炎,见本章第三节食管癌;②急性肺水肿,应立即减慢输液速度,遵医嘱给予利尿药物和强心剂等;③心律失常,一旦发生,遵医嘱给予抗心律失常药物,并观察药物的疗效和不良反应;④支气管胸膜瘘,应配合医生行胸膜腔闭式引流、应用抗菌药物及营养支持等。

2.放疗和化疗病人的护理 参见肿瘤病人的护理。

【健康教育】

1.预防教育 告知人们吸烟、环境污染、接触致癌物质、慢性肺病等与肺癌的发病有关,应尽量消除这些有害因素。凡40岁以上应每年拍摄一次胸部X射线片,若持续咳嗽超过半月或出现血丝痰,应及时到医院接受正规检查。

2.康复指导 告知病人应安排好休息与饮食,摄取足够的营养,保证充足的睡眠;保持脊柱于功能位置,坚持肩部功能锻炼,以防脊柱侧弯和肩关节僵硬。出院后遵医嘱继续放疗或化疗,并定期到医院复诊。

思考与练习

A1/A2 型题

1.肺癌发病的重要危险因素是( )

　A.职业性致病因素 　　　　B.长期吸烟 　　　　　C.免疫缺陷

　D.慢性肺部疾病 　　　　　E.遗传因素

2.临床上最常见的肺癌是( )

　A.鳞癌 　　　　　　　　　B.小细胞未分化癌 　　C.大细胞未分化癌

　D.腺癌 　　　　　　　　　E.肺转移癌

3.肺癌中恶性程度最高的组织类型是( )

　A.鳞状上皮细胞癌 　　　　B.小细胞未分化癌 　　C.大细胞未分化癌

　D.腺癌 　　　　　　　　　E.肺泡癌

4.与肺癌发生无关的因素( )

　A.长期接触石棉 　　　　　B.吸烟 　　　　　　　C.电离辐射

　D.食物中维生素A含量过高 E.空气污染

5.支气管肺癌常见的呼吸系统早期症状是( )

　A.声音嘶哑 　　　　　　　B.胸痛 　　　　　　　C.气促

　D.呛咳 　　　　　　　　　E.发热

6.李先生,60岁。平素身体健康,吸烟史20年,平均20支/日以上,突然咯血30 mL,无其他不适,护理体检未发现异常,为排除肺癌住院,明确诊断的简单有效的方法是( )

　A.血沉 　　　　　　　　　B.血甲胎蛋白测定 　　C.痰脱落细胞检查

　D.颈淋巴结活检 　　　　　E.纤维支气管镜检查

第五节　食管癌

食管癌是一种常见的消化道肿瘤,也是引起食管阻塞最常见的原因之一,其发病率在消化道恶性肿瘤中仅次于胃癌,死亡率居各种恶性肿瘤的首位。我国是世界上食管癌高发地区之一,男多于女,发病年龄多在 40 岁以上;全世界每年约有 30 万人死于食管癌,我国发病率以河南省为最高,此外江苏、山西、河北、福建、陕西、安徽、湖北、山东、广东等省均为高发区。

【病因及发病机制】

病因目前尚未明确,据流行病学调查可能与下列因素有关:

1.饮食生活习惯对食管黏膜的慢性刺激　病人有长期饮烈酒和吸烟嗜好、进食过快、食物过热、过于粗糙干硬的习惯。

2.营养因素　食物中缺乏某些微量元素,如钼、铁、氟、锌、硒等;缺乏维生素 A、维生素 B_2、维生素 C。

3.化学物质　如长期进食亚硝胺类含量高的食物。

4.生物性因素　如真菌有致癌的作用,同时也有促使亚硝胺及其前体形成的作用。

5.慢性食管疾病史　如慢性食管炎、食管白斑病、食管瘢痕狭窄、食管憩室、贲门失弛缓症等病变,可发生癌变。

6.其他　口腔卫生不良和家族遗传病史等。

【病理】

1.病理分类　食管分为颈、胸、腹 3 部,胸部食管又分为上、中、下 3 段。上段自胸廓上口至主动脉弓平面;中段自主动脉弓至肺下静脉平面;下段是肺下静脉平面以下,通常将腹段包括在下段内。临床上以胸中段食管癌较多见,下段次之,上段较少;90% 以上食管癌为鳞癌,其次是腺癌。

按病理形态,食管癌可分为四型。

(1)髓质型　最常见。管壁明显增厚并向腔内外扩展,使癌肿的上下端边缘呈坡状隆起。多数累及食管周径的全部或大部分,恶性程度高。切面呈灰白色,为均匀致密的实体肿块。

(2)蕈伞型　瘤体成卵圆形扁平肿块状,向腔内呈蘑菇样突出。

(3)溃疡型　瘤体的黏膜面呈深陷而边缘清楚的溃疡,溃疡大小、形状不一,深入肌层。

(4)缩窄型(硬化型)　瘤体形成明显的环形狭窄,累及食管全部周径,较早出现梗阻症状。

2.转移途径

(1)直接扩散 自黏膜下向食管全周及上、下扩散,也可向肌层浸润,由于食管外缺乏浆膜层,因此极易侵入邻近组织。

(2)淋巴转移 是食管癌的主要转移途径。一般上段转移到锁骨上淋巴结或颈部淋巴结,中段和下段经食管旁淋巴结转移至腹主动脉旁淋巴结。

(3)血行转移 较少见,主要见于晚期病例,最常见的转移部位是肺脏、肝脏、骨骼和脑组织。

【临床表现】

食管癌早期无典型症状和体征,部分病人可有进食食物时胸骨后针刺样疼痛、哽噎感、烧灼感,食管内异物感。症状时轻时重,进展缓慢。

中期典型症状是进行性吞咽困难,先是难咽干硬的食物,继而半流食,最后流质饮食也难以下咽。病人逐渐消瘦及脱水。

晚期病人明显消瘦、体重减轻、贫血、乏力、低蛋白血症等,最后呈现恶病质状态。癌肿侵犯喉返神经可出现声音嘶哑;侵犯肋间神经,引起持续性胸背部痛;侵入主动脉溃烂破裂时,可引起大量呕血;侵入气管可形成食管气管瘘;食管梗阻时可致食物流入呼吸道,引起进食时呛咳及肺部感染。此外,还可出现锁骨上淋巴结肿大,肝肿大,有胸、腹水等。

【辅助检查】

1.食管吞钡 X 射线双重对比造影检查 早期食管癌表现为局限性黏膜皱襞增粗和断裂,管壁僵硬,小的龛影或溃疡;中、晚期可见充盈缺损、管腔狭窄和梗阻等。

2.纤维食管镜检查 对临床已有症状或怀疑而又未能明确诊断者,应早作纤维食管镜检查。可直观癌肿的部位、大小、形态及钳取活组织进行病理检查。

3.食管拉网脱落细胞学检查 我国首创的带网气囊食管拉网脱落细胞检查(食管拉网),早期病变阳性率可达90%~95%。其方法是应用罩有丝网的气囊导管,经口腔插入胃内,然后注气膨胀,缓慢拉出。将黏附于丝网上的黏液或血性液体涂片,查找癌细胞。这是一种简便易行的诊断方法,安全而且检出率高,常用于食管癌普查或早期诊断。

4.CT 和 EUS(超声内镜检查) 可用于判断食管癌的浸润层次、向腔外扩展深度以及有无纵隔、淋巴结或腹腔内脏器转移等。

【治疗要点】

早、中期食管癌首选手术治疗。常用的方法有:根治性切除术适于早期病例,可彻底切除肿瘤,以胃、结肠或空肠作食管重建术,适用于全身情况和心肺功能储备良好、无明显远处转移征象的病人;对较大的鳞癌估计切除可能性不大而病人全身情况良好者,可先术前放疗,待瘤体缩小后再手术;对晚期食管癌不能根治、进食困难者,可作姑息性减状手术,如食管腔内置管术、食管胃转流吻合术、食管结肠转流吻合术或胃造瘘术等,以达到改善营养、延长生命的目的。放疗适用于食管上段癌或晚期癌,以及术后辅助治疗。化疗主要用于术后辅助治疗及缓解晚期病情进展。

【护理评估】

1. 健康史 了解病人的年龄、性别、婚姻、职业、生活地区及饮水,是否有食管炎、食管息肉、瘢痕性食管狭窄等癌前病变,有无喜食过热、过硬食物的习惯,有无长期吸烟和酗酒史,家族中有无肿瘤病人等。

2. 护理体检 评估病人有无吞咽困难、呕吐;能否正常进食,进食的性质等;病人有无疼痛,疼痛的部位和性质,是否因疼痛而影响睡眠;有无体重减轻;有无消瘦、贫血、脱水或衰弱;有无触及锁骨上淋巴结和肝肿块等。

3. 辅助检查 了解食管吞钡 X 射线双重对比造影、脱落细胞学检查、纤维食管镜检查、CT、EUS 等结果,以判断肿瘤的位置、有无扩散或转移。

4. 心理-社会评估 评估病人对食管癌的认知程度,因开胸手术风险比较大,手术能否彻底切除干净,患者是否存在焦虑、精神紧张或少言寡语、失眠,甚至有绝望感等;家属对病人的支持程度、关心程度、家庭经济承受能力等。

【主要护理诊断/问题】

1. 营养失调:低于机体需要量 与进食减少或不能进食和癌肿消耗有关。
2. 体液不足 与水分摄入不足、吞咽困难有关。
3. 口腔黏膜受损 与食物反流、术后一段时间内不能进食有关。
4. 焦虑/恐惧 与对癌肿的预后、手术结果及术后是否能正常进食有关。
5. 潜在并发症 肺炎、肺不张、吻合口瘘、吻合口狭窄、出血、乳糜胸等。

【护理目标】

病人全身营养状况改善;病人的水、电解质维持平衡;病人减少了口腔黏膜的损害;病人心态平稳;病人术后并发症得到及时发现和处理。

【护理措施】

1. 生活护理
(1)口腔护理 口腔内细菌可随食物或唾液进入食管,而食管梗阻可造成食物积存,易引起细菌繁殖,造成局部感染,影响术后吻合口愈合。手术后饮食习惯的改变,暂时或永久无法由口进食等因素均可使口腔黏膜的完整性受到威胁,其护理措施如下:①先让病人了解口腔清洁的重要性。不能进食的病人每天用淡盐水或含漱液漱口数次。②餐后或呕吐后,马上给予漱口或口腔清洁。③术后不能进食期间,每天检查口腔卫生,注意黏膜有无破损,定时进行口腔清理;积极治疗口腔疾病。

(2)营养支持 保证病人的营养摄入,维持水、电解质平衡。指导病人合理进食高热量、高蛋白、高维生素的流质或半流质饮食。对营养状况差的不能进食的病人,可补充液体、电解质或提供肠内、肠外营养。

(3)饮食护理 严格控制饮食。食管缺乏浆膜层,故吻合口愈合较慢,术后 3~4 d 吻合口处于充血水肿期,应严格禁食、禁饮。禁食期间,每天由静脉补液。术后 3 ~ 4 d 肠功能恢复、肛门排气可拔除胃管,停止胃肠减压 24 h 后,若病人无吻合口瘘的症状可开始进食。先试饮少量水,术后 5 ~ 6 d 可给全清流质,每 2 h 给 100 mL,每天 6 次,一般术后第 8 ~ 10 天起进半流食。术后 3 周病人无不适可进普通饮食,但短期内仍要遵循少食多餐的原则,防止进食过多、速度过快,避免坚硬食物、大块食物咽下,以免导致晚期吻合口瘘。食管胃吻合术后的病人,可能会出现进食后胸闷、气短,主要是因为胃拉入胸腔压迫肺引起,建议病人少食多餐,1 ~ 2 个月后此症状多可减轻。食管癌术后出现胃液反流者较多,应避免餐后马上卧床休息,最好室外散步片刻,睡眠时将枕头垫高。

2. 并发症防治

(1)呼吸道护理 术后胃上提至胸腔使肺受压,易发生肺炎、肺不张。对吸烟者,应术前 2 周戒烟;对于有慢性肺疾病史的病人,应做好对症处理。指导并训练病人进行有效咳痰和腹式深呼吸,以减少术后呼吸道分泌物,有利于排痰,增加肺部通气量,改善缺氧,预防术后肺部并发症。胸腔闭式引流者,注意维持引流通畅,观察引流液的颜色、性状和量并记录。

(2)胃肠道护理 避免吻合口瘘和出血。发生吻合口瘘的原因有:食管的解剖特点如无浆膜覆盖和肌纤维呈纵形走向易发生撕裂;食管血液供应呈节段性,易造成吻合口缺血;吻合口张力过大、感染、营养不良、贫血、低蛋白血症等均可引起。

1)术前胃肠道准备 ①术前 3 d 改为流质饮食,术前 1 d 禁食,对梗阻明显有食物滞留者可给予冲洗食管或胃,用庆大霉素、甲硝唑加生理盐水 100 mL 经鼻胃管冲洗,以减轻局部充血水肿,减少术中污染,防止吻合口瘘。②结肠代食管手术病人,术前 3 ~ 5 d 口服新霉素、庆大霉素或甲硝唑,术前 2 d 进无渣流食,术前晚进行清洁灌肠。③术前放置胃管,如果通过梗阻部位困难时,不能强行置入,以免戳穿食管。可将胃管留在梗阻上方食管内,待手术中再放入胃内。

2)术后胃肠减压的护理 严密观察引流量、性状、气味并准确记录,术后 6 ~ 12 h 内可从胃管内抽吸出少量血性液或咖啡色液,以后引流液颜色将逐渐变浅。若引流出大量鲜血或血性液体,病人出现休克症状,如烦躁、血压下降、脉搏增快、尿量减少等,应考虑吻合口出血,需立即通知医师并配合处理。经常挤压胃管,勿使管腔堵塞。胃管不通畅者,可用少量生理盐水低压冲洗并及时回抽,避免胃扩张使吻合口张力增加而并发吻合口瘘。严密观察病情,脱出的胃管不应盲目再插入,以免戳穿吻合口,造成吻合口瘘。

3)结肠代食管(食管重建)术后护理 保持置于结肠袢内的减压管通畅;注意观察腹部体征,发现异常及时通知医师处理;若从减压管内吸出大量血性液体或呕吐大量的咖啡样液伴全身中毒症状,应考虑代食管的结肠袢坏死,应立即通知医师并配合抢救;结肠代食管后,因结肠逆蠕动,病人常会嗅到粪臭味,需向病人解释原因,并指导其注意口腔卫生,一般此情况于半年后能逐步缓解。

4)胃造瘘病人的护理 对于食管癌晚期出现食管完全阻塞,而又不能手术切除癌肿的病人,实施胃造瘘术是解决进食的简单、有效方法。胃造瘘术是从腹部切口,进入腹腔后切开胃前壁,置入一根橡胶管。手术 72 h 后,胃与腹壁的腹膜开始粘连,即可由导管小心灌食。灌食的方法和注意事项如下。①饮食准备:病人及家属应学会选择合适的食物及配制方法。通常一天需要 2000 ~ 2500 mL 流质饮食,每 3 ~ 4 h 灌一次,每次 300 ~ 500 mL,可灌入牛奶、果汁、蛋花、肉末汤、米汤等。备用的饮食存放在冰箱内,灌食前取出,加热到与体温相同的温度。②用物准备及灌食的环境:治疗盘上放置灌食物品,包括灌食器、温水、导管、纱布、橡皮筋。病人取半坐卧位。如果病人不能适应这种摄食方式,可用屏风遮挡。灌食前依据病人的肠蠕动状况,以便决定灌入量。③灌食操作:将导管一端接在瘘口内的管子上,另一端连接灌食器;将食物放入灌食器,借重力作用使食物缓慢流入胃内,进食过程中要防止气体进入胃内;借助灌食器的高度或卡压管子来调节进食的流速,速度勿过快,一次不要灌食过多;灌完后用 20 ~ 30 mL 温水冲洗导管以免残留的食物凝固阻塞,并能保持管道内清洁,减少细菌滋生;取下灌食器,将瘘口内的管子折曲,纱布包裹,用橡皮筋绑紧,再适当地固定在腹壁上。④胃造瘘管处理:灌食初期胃造瘘管可数天更换一次,管子只要求清洁,不需无菌。几个星期后也可拔去管子,在灌食前插入导管即可。⑤胃造瘘口周围皮肤护理:每次灌食后用温水擦净皮肤,必要时在瘘口周围涂氧化锌软膏,以防皮肤糜烂。

(3)严密观察病情

1)吻合口瘘　多发生在术后5 ~ 10 d,是食管癌病人术后最严重的并发症,也是术后死亡的主要原因之一。表现为病人进食后胸痛、呼吸困难、胸腔积液或积气、恶寒、高热,严重时发生休克,一旦出现上述症状,立即通知医生。其护理措施有:病人应立即禁食,直至吻合口瘘愈合;禁食期间,指导患者尽量不要咽唾液,以免造成感染;进食应少量多餐,温度适宜,避免生、硬食物。保证胃管通畅,避免胃排空不畅增加吻合口张力;发生吻合口瘘后,行胸腔闭式引流,抗感染治疗及营养支持疗法。

2)乳糜胸　是食管癌术后比较严重的并发症,多因伤及胸导管所致,常发生在术后 2 ~ 10 d。术后早期由于禁食,乳糜液含脂肪很少,胸腔闭式引流液可为淡血性或淡黄色液,量较多;恢复进食后,乳糜液漏出增多,大量积聚在胸腔内,可压迫肺及纵隔并使纵隔向健侧移位。由于乳糜液中95%以上是水,并含有大量脂肪、蛋白质、胆固醇、酶、抗体和电解质等,若未及时治疗,可在短时间内造成全身消耗、衰竭而死亡,须积极预防和及时处理。故需密切观察病情,如有胸闷、气急、心悸和血压下降,要迅速处理,必要时置胸腔闭式引流,使肺膨胀;给予充分的肠外营养支持治疗。

3)放疗、化疗病人的护理　放疗 2 ~ 3 周时易出现放射性食管炎,表现为进食时烧灼痛。此时病人应避免进干、硬食物,以免发生食管穿孔。放疗期间因病变部位水肿使进食困难加重,应预先向病人做好思想工作。化疗病人常出现恶心、呕吐、脱发、骨髓抑制等,要鼓励病人坚持完成化疗的全过程。

3.心理护理　①加强与病人及家属的联系和沟通,必要时进行心理疏导,鼓励并安慰、体贴病人,树立治疗信心,配合医疗护理工作。②讲解手术和各种治疗与护理的意义、方法、大致过程与注意事项,尽可能减轻其不良心理反应。③了解病人家属对病人的关心程度、支持程度、家庭经济承受能力等。④晚期病人在接受治疗的基础上,参与共同商讨与选择解决进食的方法。

【健康教育】

1. 注意饮食调节 加强营养,提高机体抵抗力。做到进食适当:少食多餐,由稀到干,逐渐增加食量,并注意进食后的反应;避免过硬、过热及刺激性的食物,以免导致吻合口瘘。

2. 合理安排体位与活动 病人餐后取半卧位,以防止进食后反流、呕吐,同时有利于肺膨胀和引流。注意劳逸结合,逐渐增加活动量。

3. 加强自我观察 若术后 3 ~ 4 周再次出现吞咽困难时,可能为吻合口瘘,应及时就诊。

4. 遵医嘱放疗或化疗 注意副作用的发生;定期复查,坚持后续治疗。

思考与练习

一、A1/A2 型题

1. 食管癌病人典型临床表现为(　　　)

A. 胸骨后针刺样痛 　　　B. 进食哽咽感 　　　C. 胸痛,声音嘶哑

D. 进行性吞咽困难 　　　E. 进行性营养不良

2. 适用于食管癌普查的检查方法是(　　　)

A. 钡餐 X 射线检查 　　　B. CT 　　　C. 食管镜

D. 脱落细胞学检查 　　　E. MRI

3. 食管手术后最严重的并发症是(　　　)

A. 肺炎、肺不张 　　　B. 吻合口瘘 　　　C. 吻合口狭窄

D. 乳糜胸 　　　E. 出血

4. 食管癌食管明显梗阻的病人术前减轻食管黏膜水肿的措施是(　　　)

A. 术前禁食 　　　B. 营养支持 　　　C. 纠正水电解质酸碱失衡

D. 加强口腔卫生 　　　E. 术前 3 天温盐水洗胃

二、A3/A4 型题

(1 ~ 5 题共用题干)

男性,73 岁,因食管癌入院手术治疗,身高 1.75 m,体重 50kg,HR85 次/分,R18 次/分,既往吸烟 50 年,有家族史,平时喜食腌制食品。

1. 食管癌典型的临床表现是(　　　)

A. 胸骨后烧灼感 　　　B. 胸骨后异物感 　　　C. 食欲下降、呕吐

D. 消瘦、贫血 　　　E. 进行性吞咽困难

2. 食管癌的好发部位是(　　　)

A. 食管颈段 　　　B. 食管上段 　　　C. 食管中段

D. 食管下段 　　　E. 食管腹段

3. 此病人术前最重要的护理问题是(　　　)

A. 知识缺乏 　　　B. 低效性呼吸型态 　　　C. 有外伤的危险

D. 有皮肤完整性受损的危险 　　E. 营养失调:低于机体需要量

4. 病人术后最严重的并发症是(　　　)

　A. 出血　　　　　　　　　B. 感染　　　　　　　　　C. 吻合口瘘

　D. 乳糜胸　　　　　　　　E. 反流性食管炎

5. 此病人出院后 1 个月又出现吞咽不畅,可能的原因是(　　　)

　A. 反流性食管炎　　　　　B. 幽门梗阻　　　　　　　C. 肠梗阻

　D. 吻合口狭窄　　　　　　E. 吻合口溃疡

第六节　胃癌

胃癌是我国最常见的恶性肿瘤之一,发病率居消化道肿瘤的榜首,好发于 40～60 岁人群,男性比女性的发病率高出 2～3 倍。

【病因及发病机制】

胃癌的病因迄今尚未完全清楚,一般认为与下列因素有关。

1. 饮食、环境、遗传因素　不同国家和地区该病的发病率有明显差异,说明本病与环境及饮食习惯有关。在我国西北、东北某些地区人们有长期食用腌制和烟熏食品的习惯,这些食品中含有高浓度的硝酸盐,在胃内通过酶的作用形成亚硝酸盐,再与胺结合形成致癌物质——亚硝胺。胃癌又常见于近亲中,说明遗传素质也起了一定作用。

2. 幽门螺杆菌感染　是发生胃癌的重要因素之一。被该菌感染的人群,胃癌的发生率是非感染者的 3～6 倍。其主要原因是幽门螺杆菌分泌的毒素使胃黏膜病变,在此基础上发生癌变;幽门螺杆菌感染时清除氧自由基能力下降;另外该菌产生的氨中和胃酸,利于细菌生长,并能促使硝酸盐降解为亚硝胺而致癌。

3. 胃的良性慢性疾病　是指一些易发生胃癌的胃疾病。

(1)慢性萎缩性胃炎　约 10% 的萎缩性胃炎最后发展为胃癌。

(2)胃息肉　炎性增生性息肉,并非新生物,多于发生于胃窦部的慢性炎症或溃疡并存。胃腺瘤性息肉的恶变率约为 10%,特别是直径超过 2 cm 者。

(3)胃溃疡　可癌变,但恶变率并不高,慢性胃溃疡的恶变率为 5%。

【病理】

胃癌可发生在胃的任何部位,多见于胃窦,其次为贲门部,发生在胃体者少见。

1. 大体形态　可分为早期胃癌和进展期胃癌。

(1)早期胃癌　指病变仅侵及黏膜和黏膜下层者。癌灶直径在 6～10 mm 的癌灶为小胃癌,癌灶直径≤5 mm 的癌灶为微小胃癌,它们和原位癌均为早期胃癌,有三个基本类型。①隆起型:癌块突出约 5 mm 以上。②平坦型:癌块微隆与低陷在 5 mm 以内。③凹陷型:深度超过 5 mm。

（2）进展期胃癌　指癌组织已侵入肌层、浆膜层或浆膜层外的组织称进展期胃癌，又称中、晚期胃癌。根据其形态类型又分为4型。Ⅰ型：又称肿块型，肿瘤呈息肉状隆起向胃腔内生长，此型最少见。Ⅱ型：又称溃疡型，单个或多个溃疡，边缘明显隆起，境界清晰，较常见。Ⅲ型：又称溃疡浸润型，隆起而有结节状的边缘向周围浸润，与正常黏膜界线不清，此型最常见。Ⅳ型：又称弥漫浸润型，癌细胞弥漫浸润，伴纤维组织增生，可导致胃壁增厚，即皮革状胃，恶性程度最高，发生淋巴转移早。

2.组织学分型　按 WHO 分类法，将胃癌分为：①腺癌，占绝大多数，包括乳头状、管状、黏液和印戒细胞癌；②腺鳞癌；③鳞状细胞癌；④未分化癌；⑤未分化类癌。

3.转移途径

（1）直接浸润　向胃壁深部及四周浸润，直接侵入腹壁、邻近器官和肝、脾、大小网膜等邻近组织。

（2）淋巴转移　是最主要的转移方式。癌细胞由原发部位经淋巴管转移至所属区域淋巴结，最后汇集到腹腔淋巴结。由于各淋巴管间有着丰富的淋巴网沟通，一处癌肿可累及所有淋巴结。有的癌肿可超越常规转移方式，直接侵入远处淋巴结，称跳跃式转移。恶性程度较高的胃癌经常可经胸导管转移至左锁骨上淋巴结或经肝圆韧带的淋巴管转移至脐周围。

（3）血行转移　多见于晚期，为癌组织浸润破坏局部血管，癌细胞进入血流向远方转移，以肝、肺最多见，其次为胰、肾上腺、骨等。

（4）腹腔种植　癌细胞穿透胃壁脱落种植于腹腔、网膜或其他脏器表面。广泛播散可形成血性腹水。癌细胞脱落至直肠前窝，直肠指检可触及肿块。

【临床表现】

1.症状　早期胃癌病人无明显表现，最常见的初发症状是嗳气、反酸、食欲减退等，类似胃炎或消化不良症状。随着病情进展，症状日益加重，约半数以上病人出现上腹隐痛，随后疼痛逐渐加重，同时有食欲减退，体重进行性下降。若胃壁受累可有易饱感，贲门部胃癌和高位小弯癌可有进食梗阻感，胃窦癌可引起幽门部分或完全梗阻，有恶心、呕吐、餐后饱胀，呕吐物多为宿食和胃液。若癌肿破溃或侵犯血管时，可突发上消化道出血，亦可发生急性穿孔。由于进食减少，癌肿导致代谢异常和全身性消耗，病人出现消瘦、乏力、贫血，最后表现为恶病质。

2.体征　早期胃癌无明显体征，仅有上腹部深压痛；晚期可扪及上腹部表面不光滑、质硬的肿块，有轻压痛。若出现肝脏等远处转移，可有肝肿大、腹水、锁骨上淋巴结肿大。或直肠指诊在直肠膀胱间凹陷触及肿块。

【辅助检查】

1.X 射线钡餐检查　X 射线气钡双重对比检查可发现较小而表浅的病变。息肉型胃癌表现为突向腔内的充盈缺损；溃疡型胃癌表现为龛影位于胃轮廓之内，边缘不整齐，周围黏膜僵直，蠕动消失，并见皱裂中断现象；浸润型胃癌可见胃壁僵直，蠕动消失，胃腔狭窄。

2.纤维胃镜检查　该种方法可直视病变的部位和性质,并可取黏膜做活组织检查,是早期胃癌的有效诊断方法。早期胃癌在镜下可呈现一片变色黏膜,或局部黏膜粗糙不平呈颗粒状;进展期胃癌可见到表面有污秽、凹凸不平的肿块,或不规则的较大溃疡,常见渗血及溃烂。

3.CT　有助于胃癌的诊断和术前临床分期。

4.胃酸测定　溃疡病病人做迷走神经切断术前、术后测定胃酸,对评估迷走神经切断是否完整有帮助,胃酸测定前必须停服抗酸药物。

【治疗要点】

1.治疗原则　早期发现,早期诊断和治疗是提高胃癌疗效的关键。

2.主要措施

(1)手术治疗　是目前唯一有可能根治胃癌的方法。治疗效果取决于胃癌的病期、癌肿侵袭深度和扩散范围。对早期胃癌,一般首选胃部分切除术,如已有局部淋巴转移,应同时给予清扫。对进展期胃癌,如无远处转移,应尽可能手术切除。

(2)其他治疗　有化疗、生物免疫治疗、中医中药治疗等全身治疗的方法及放疗、腹腔灌注疗法、动脉介入治疗等局部疗法,其中化疗是最主要的一种辅助治疗方法,可杀灭残留的微小癌灶或术中脱落的癌细胞,提高综合治疗效果。

【护理评估】

1.健康史　了解病人的年龄、职业、饮食习惯,询问家族中有无胃癌或其他肿瘤患者,即往有无长期溃疡、慢性萎缩性胃炎、胃息肉等胃癌前期疾病。了解病人有无上腹部不适、隐痛、嗳气、反酸等,是否有渐进性上腹部疼痛、恶心、呕吐、进食时胸骨下梗阻感等症状。观察病人全身的营养状况,特殊的检查结果以便了解疾病的性质和病理分期。

2.护理体检　病人腹部有无压痛或肿块,肿块大小、质地、是否活动;有无腹胀或腹水征;病人有无胃癌远处转移迹象;有无消瘦、贫血和营养不良,甚至恶病质表现。

3.辅助检查　了解各项检查结果,以判断病人各脏器功能状态和胃癌的分期等。

4.心理-社会状况　了解和掌握病人对诊断和预后的恐惧、焦虑程度及家属对该病的认知和经济承受能力。

【主要护理诊断/问题】

1.焦虑/恐惧　与患者担忧癌症预后有关。

2.营养失调:低于机体需要量　与胃癌造成吞咽困难,消化吸收障碍有关;与使用化疗药物有关。

3.疼痛　与癌细胞浸润有关。

4.潜在并发症　出血、感染、吻合口瘘、消化道梗阻、倾倒综合征等。

【护理目标】

病人的焦虑/恐惧程度减轻,能配合治疗和护理;病人的营养状况得到改善或维持;病人疼痛程度减轻或感觉舒适;术后并发症能得到有效预防或已发生的并发症得到及时发现和处理。

【护理措施】

1. 生活护理　由于肿瘤生长消耗大量能量、胃功能降低及化疗后引起严重的消化道反应,所以病人多有营养摄入不足。应让病人认识到充足的营养对机体恢复的重要性,指导病人进食高热量、高蛋白、高维生素饮食,选择多样化饮食,并增加食物的色、香、味,以刺激病人的食欲。若不能进食或禁食者可遵医嘱给予静脉高价营养物质,以维持机体代谢的需要。若有幽门梗阻,可行胃肠减压,同时静脉补充液体,定期测量体重,监测血清白蛋白和血红蛋白等营养指标。

2. 用药护理

(1)药物止痛　遵医嘱给予相应的止痛药。①非麻醉性镇痛药:如阿司匹林、吲哚美辛等。②弱麻醉性镇痛药:可待因、布桂嗪等。③强麻醉性镇痛药:吗啡、派替啶等。④辅助性镇痛药:地西泮、异丙嗪、氯丙嗪等。对于镇痛药的使用须从弱到强,先以非麻醉药为主,当不能控制疼痛时依次加用弱麻醉性及强麻醉性镇痛药,并配以辅助用药,采用联合用药达到镇痛效果。

(2)病人自控镇痛　是用微电脑控制的注射泵,经静脉、皮下或椎管内连续性输注止痛药的方法,病人也可自行间歇性给药。该法可根据病人的需要,准确提供止痛药的剂量,做到了用药个体化。由于连续性输注药物,控制了病人突发的疼痛,克服了用药的不及时性。

3. 对症护理

(1)使用化疗药保护静脉　先用生理盐水建立静脉通路,见回血通畅后才能滴入药液,以防药液外溢或发生血肿。因抗癌药物对组织有较大的刺激和损害作用,应防止血栓性静脉炎的发生。

(2)定期检查白细胞计数　若白细胞低于 $3 \times 10^9/L$ 时,应暂停用药,加强营养,给予升白细胞药。使用化疗药物后病人抵抗力降低,要注意保暖,预防肺部并发症。保持病室整洁,空气清新,定时开窗通风。室内用紫外线或臭氧灯每周照射 2 ~ 3 次,每次 20 ~ 30 min。

4. 心理护理　胃癌病人对癌症的治疗和预后有很大顾虑,常有悲观消极情绪。护士应尽可能帮助病人分析治疗中的有利条件和因素,消除病人的顾虑和恐惧心理,增强其对治疗的信心,使之能够积极配合治疗和护理。

5. 并发症防治

(1)术后出血

1)病情观察　严密观察病人的生命体征。

2)禁食和胃肠减压　维持适当的胃肠减压的负压,避免负压过大损伤胃黏膜。

3)加强对腹腔引流的观察　若术后持续从腹腔引流管引流出大量新鲜血性液体,应怀疑有腹腔内出血,需及时报告医生处理。

4)止血和输血　应遵医嘱应用止血药物和输新鲜血等,若经非手术疗法不能有效止血或出血量大于 500 mL 时,应积极完善术前准备,并做好相应术后护理。

（2）感染

1）完善术前准备　术前良好的胃肠道和呼吸道准备,有利于有效预防术后并发症。术前戒烟,指导病人进行有效咳嗽和深呼吸的训练。

2）体位　全麻未清醒前取去枕平卧位,头偏向一侧,以免呕吐时发生误吸。麻醉清醒后若血压稳定取半坐卧位,以利于腹腔渗出液积聚于盆腔,一旦感染,便于引流。

3）保持腹腔引流通畅　目的是及时引流腹腔内的渗血、渗液,避免在腹腔内积聚致继发感染和脓肿形成,护理时应注意:①妥善固定引流管;②保持引流通畅;③观察和记录引流液的量、颜色和性质:若引流液变浑浊并带异味,同时伴有腹痛和体温下降后又上升,应疑为腹腔内感染,应及时通知医生;④严格无菌操作,每日更换引流袋,防止感染。

（3）吻合口瘘或残端破裂

1）术前胃肠道准备　①胃的准备:对有幽门梗阻的病人,在禁食的基础上,术前 3 d 起每晚用温生理盐水洗胃,以减轻胃黏膜的水肿。②肠道准备:术前 3 天给病人口服肠道不吸收的抗菌药,必要时清洁肠道。

2）其他　①维持有效胃肠减压。②加强观察和记录。③保护瘘口周围皮肤。④合理应用抗生素。

【健康教育】

（1）生活要有规律,做到生活起居规律化,建立和调节好自己的"生物钟",从而控制病情和促进康复。提倡多食富含维生素的新鲜水果、蔬菜,避免高盐饮食,少进咸菜、烟熏、腌制食品,禁食霉变食物。

（2）有癌前病变的患者应定期检查,以便早期诊断和治疗。

（3）加强口腔、皮肤的清洁护理,以防继发感染。

（4）指导病人保持积极乐观的情绪,适当运用心理防卫机制。避免过度劳累,适当参加娱乐活动,增强机体抵抗力,培养广泛兴趣,消除紧张情绪,保持平静、平衡的心态,促进身心健康。

思考与练习

A1/A2 型题

1. 胃癌最常见的发生部位是（　　）

　A. 胃前壁　　　　　　　　　B. 胃大弯　　　　　　　　　C. 胃小弯

　D. 胃窦部　　　　　　　　　E. 胃底部

2. 胃癌诊断最可靠的依据是（　　）

　A. X 射线造影　　　　　　　B. 纤维胃镜　　　　　　　　C. 腹部 B 超

　D. 超声胃镜　　　　　　　　E. 病理检查

3. 早期胃癌是指（　　）

　A. 癌肿局限于肌层　　　　　B. 癌肿直径小于 2 cm　　　　C. 癌肿未突破浆膜层

　D. 无周围淋巴结转移　　　　E. 癌肿局限于黏膜或黏膜下层

第七节　大肠癌

大肠癌包括结肠癌和直肠癌,是胃肠道常见的恶性肿瘤,发病率仅次于胃癌。以40～60岁多见,男性多于女性。我国大肠癌的分布以直肠最多见(占56%～70%),其次为乙状结肠,其他部位依次为盲肠、升结肠、降结肠和横结肠。

【病因及发病机制】

病因尚不完全清楚,可能与下列因素有关:①大肠息肉、腺瘤,尤以家族性腺瘤癌变率最高;②大肠慢性炎症,如溃疡性结肠炎、结肠血吸虫病肉芽肿等;③饮食习惯,如长期进食高脂肪、高蛋白和低纤维素类食品;④遗传因素。

【病理】

1. 大体形态分类

(1)肿块型　肿瘤向肠腔内生长,呈菜花样,生长较慢,浸润较浅且局限,表面易溃烂,伴出血、感染和坏死。恶性程度较低,预后较好。

(2)溃疡型　是大肠癌最常见类型。癌肿向肠壁深层生长并向四周浸润,底部坏死,边缘隆起,中央凹陷,易出血、感染或穿透肠壁,转移较早,恶性程度高。

(3)浸润型　肿瘤沿肠壁呈环行浸润,易引起肠腔狭窄或梗阻,转移较早,预后最差。

2. 组织学分类　可分为:①腺癌,最常见,占大肠癌的大多数;②黏液癌,预后较差;③未分化癌,易侵入小血管和淋巴管,预后最差。

3. 转移途径

(1)直接浸润　结肠、直肠癌穿透肠壁后可浸润邻近器官,如乙状结肠癌肿常侵犯膀胱、子宫、输尿管;横结肠癌肿常侵犯胃壁;直肠癌可侵犯前列腺、膀胱、阴道、子宫。

(2)淋巴转移　是主要转移途径。结肠癌易转移至肠系膜血管周围和肠系膜根部淋巴结;直肠癌向上可转移至直肠上动脉、肠系膜下动脉及腹主动脉周围淋巴结,向下、向两侧转移至髂内淋巴结或腹股沟淋巴结。晚期病人可出现左锁骨上淋巴结转移。

(3)血行转移　晚期癌细胞常经血液循环转移至肝脏,也可转移至肺、脑、骨等。

(4)种植转移　结肠癌肿穿透肠壁后,癌细胞可脱落,并种植在腹膜和腹腔内其他器官表面,以盆腔底部、直肠前陷窝部最常见。直肠癌种植性转移的机会较小,上段直肠癌偶有种植性转移。

【临床表现】

1. 结肠癌

(1)排便习惯及粪便性状改变　是结肠癌最早出现的症状,由于肿瘤坏死形成溃疡或继发感染所致。表现为排便次数增多,腹泻、便秘交替出现,粪便带血、黏液或脓液。

(2)腹痛　也是早期症状之一,表现为定位不确切的持续性隐痛,腹部不适或腹胀感。出现肠梗阻时腹痛加剧或为阵发性绞痛。

(3)腹部包块　肿瘤较大时,可触及形状不规则的肿块,质硬,表面不平呈结节状,压之轻痛。若为乙状结肠癌或横结肠癌,可有一定活动度。

(4)肠梗阻症状　一般是晚期症状,多为不全性肠梗阻表现。

(5)全身表现　由于慢性失血、癌肿溃烂、感染、毒素吸收等,病人可出现乏力、低热、消瘦、贫血等症状,晚期可出现恶病质等。

由于结肠癌的部位不同,临床表现也有区别。右半结肠癌以肿块型多见,结肠腔较大,肠内容物多为液体,一般不易发生肠梗阻,以发热、贫血、消瘦、乏力及腹部包块为主要表现。左半结肠癌以浸润型多见,结肠腔较小,肠内容物为半固体,加之癌肿浸润,极易引起肠腔环行狭窄,故以肠梗阻、便秘、便血等为主要表现。

2.直肠癌　直肠癌早期可无症状,随着癌肿的逐渐增大,可出现下列症状:

(1)直肠刺激症状　癌肿刺激直肠产生频繁便意、排便不尽、便前肛门下坠感、腹泻、里急后重等症状。

(2)肿瘤破溃、感染症状　癌肿破溃时大便表面带血及黏液,感染时可出现脓血便。血便是直肠癌病人最常见的早期症状。

(3)肠腔狭窄症状　癌肿突入肠腔使肠腔狭窄可出现大便变形、变细;癌肿继续增大造成部分肠梗阻后可有腹胀、阵发性腹痛、肠鸣音亢进,排便困难等表现。

(4)晚期症状　癌肿侵犯前列腺、膀胱,可出现尿频、尿痛;侵犯骶前神经则发生持续性剧烈疼痛。发生转移时可出现腹水、肝大、黄疸、贫血、水肿等表现。

【辅助检查】

1.大便隐血试验　可作为大规模普查或对高危人群进行监测的手段,持续阳性者做进一步检查,以助于及时发现早期病变。

2.直肠指检　是诊断直肠癌的最主要、简单易行的方法。直肠癌大多发生在直肠中下段,约75%的直肠癌能经直肠指检触及,此法可了解癌肿的部位、大小、范围、活动度及与周围组织的关系等。

3.内镜检查　直肠镜、结肠镜检查可发现直肠、结肠病变,还可了解病变的位置、大小及范围,并可做活组织病理检查。

4.影像学检查　X射线钡剂灌肠或气钡双重对比造影可明确癌肿的部位和范围;B超、CT检查可显示腹部肿块、腹腔内肿大淋巴结和有无肝内转移等。

5.CEA(血清癌胚抗原)测定　诊断特异性不高。但对判断病人预后、疗效和复发有一定作用。若在随访中发现CEA值又上升,表示癌肿复发。

6.其他检查　女性病人直肠下端癌肿较大时应做阴道双合诊检查,男性病人有泌尿系统症状时应做膀胱镜检查,以了解癌肿侵犯的范围。

【处理原则】

大肠癌应采取以手术为主的综合性治疗方法。

1. 根治性手术 切除包括原发病灶在内的较长肠段、相应的肠系膜和所属区域淋巴结。手术方式因癌肿部位不同而有所不同。

(1)结肠癌根治术

1)右半结肠切除术 适用于盲肠、升结肠、结肠肝曲的癌肿。切除范围包括10～15 cm末端回肠、盲肠、升结肠、右半结肠,以及相应的系膜、血管和淋巴结,回肠与横结肠行端端或端侧吻合(图4-4)。

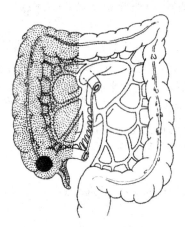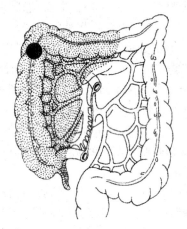

盲肠癌切除术　　　　　　　　　　结肠肝曲癌切除术

图4-4　右半结肠切除术

2)横结肠切除术 适用于横结肠癌。切除范围为包括肝曲和脾曲的全部横结肠及其系膜、血管和淋巴管,升结肠与横结肠行端端吻合(图4-5)。

3)左半结肠切除术 适用于结肠脾曲和降结肠癌。切除范围包括左半横结肠、降结肠和部分或全部乙状结肠及其所属系膜、血管和淋巴结,横结肠与乙状结肠或直肠行端端吻合(图4-6)。

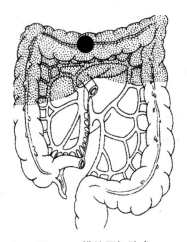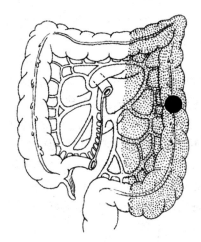

图4-5　横结肠切除术　　　　　**图4-6　左半结肠切除术**

4）乙状结肠切除术 根据肿瘤的位置及乙状结肠的长度调整切除的范围。肿瘤位于乙状结肠上段应切除乙状结肠及部分降结肠,肿瘤位于乙状结肠下段则切除部分降结肠、乙状结肠及直肠上段,同时切除所属系膜、血管和淋巴结,结肠与直肠行端端吻合(图4-7)。

（2）直肠癌根治术 切除包括癌肿及其两端足够长度的正常肠段(近端10 cm以上、远端2.5 cm以上)、受累器官的部分或全部及周围可能被浸润的组织。直肠癌向下浸润范围极少超过2 cm,选择手术方式时应考虑到这一特点。

1）局部切除术 适用于瘤体小、分化程度高、局限于黏膜或黏膜下层的早期直肠癌。手术方式有经肛门局部切除术或骶后径路局部切除术。

2）腹会阴联合直肠癌根治术（Miles手术） 主要适用于腹膜返折以下的直肠癌。切除范围包括乙状结肠下部及其系膜、全部直肠、肠系膜下动脉和周围淋巴结、肛提肌、坐骨直肠窝内组织、肛管与肛门周围5 cm直径的皮肤及全部肛门括约肌等,乙状结肠近端在左下腹做永久性人工肛门(图4-8)。该方法切除范围大,治疗彻底,但手术创伤较大,永久性人工肛门会给病人的生活带来不便。

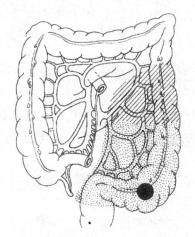

图4-7 乙状结肠切除术

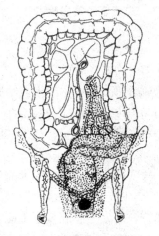

图4-8 腹会阴联合直肠癌根治术（Miles手术）

3）经腹直肠癌切除术（直肠低位前切除术,Dixon手术） 是目前应用最多的直肠癌根治术。适用于癌肿下缘距肛门5 cm以上的直肠癌。经腹腔切除乙状结肠和大部分直肠,直肠与乙状结肠行端端吻合(图4-9)。该方法保留了正常的肛门及肛门括约肌,但若切除不到位,则治疗不彻底,可致局部复发,也可能发生吻合口瘘、吻合口狭窄等并发症。

4）经腹直肠癌切除、近端造口、远端封闭术（Hartmann手术） 适用于全身情况差,不能耐受Miles手术或因急性肠梗阻不宜行Dixon手术的病人(图4-10)。

5）下拉式直肠癌切除术 适用于癌肿下缘距肛缘5~7 cm的直肠癌。该手术保留肛管,经肛门在齿状线水平切断直肠,将乙状结肠从肛门拉下,固定于肛门。术后10~14 d切除肛门外多余的结肠。该方法虽保留了肛门,但术后控制排便效果不佳,若切除不到位,则治疗彻底性不满意。

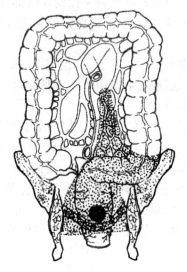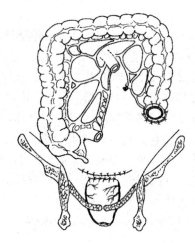

图4-9　经腹直肠癌切除术　　　图4-10　经腹直肠癌切除、近端造口、远
　　　　（Dixon 手术）　　　　　　　　端封闭术（Hartmann 手术）

2.姑息性手术　对已有广泛转移,不能根治的晚期病例,可根据病人全身情况和局部病变程度,做姑息性切除、短路手术或结肠造瘘术等,以缓解症状,延长生存时间。

3.化学药物治疗　化疗配合根治性手术,可提高5年生存率;对无法手术或术后复发者,化疗是主要治疗手段。给药方法有区域动脉灌注、门静脉给药、静脉给药、术后腹腔置管灌注给药、肠腔内给药等。

4.放射治疗　较晚期癌可在手术前先放疗,以提高手术切除率及生存率;术后放疗多用于晚期癌肿、手术无法根治或局部复发者,以降低局部复发率。

5.其他治疗　对发生肠腔狭窄不能切除的大肠癌可局部放置金属支架扩张肠腔,对直肠癌可用电灼、液氮冷冻、激光等治疗,以缓解肠梗阻症状,减轻病人的痛苦。还可辅佐中医中药治疗。

【护理评估】

1.健康史　了解病人年龄、性别、饮食习惯;有无大肠息肉、溃疡性结肠炎、肠腺瘤病史或手术治疗史;家族中有无大肠癌或其他肿瘤病人。

2.身体状况　了解有无大便习惯改变、腹泻、便秘、大便带血、大便带黏液或脓液、腹痛等情况;检查腹部有无肿块及肿块的大小、活动度及压痛程度;观察有无低热、消瘦、贫血、乏力等全身症状。

3.辅助检查　了解大便隐血试验、直肠指检、内镜检查、影像学检查及重要脏器功能检查等结果,以了解肿瘤的部位和转移情况。

4.心理-社会评估　了解病人和家属对疾病的认识,对结肠造口知识及手术前配合和术后护理知识的知晓程度。观察病人恐惧、焦虑程度,估计其心理承受力。了解家庭对病人的关心支持情况及经济承受能力。

【主要护理诊断/问题】

1. 恐惧、焦虑　与对癌症治疗缺乏信心、对手术的担忧及担心结肠造口影响生活和工作有关。

2. 营养失调:低于机体需要量　与腹泻、食欲下降及癌肿慢性消耗有关。

3. 自我形象紊乱　与结肠造瘘口的建立、排便方式改变有关。

4. 潜在(术后)并发症　造口坏死或狭窄、吻合口瘘等。

5. 知识缺乏　缺乏人工肛门的自我护理知识。

【护理目标】

病人情绪稳定,焦虑、恐惧感减轻;营养状况得到有效改善;能适应并接受自我形象和排便方式的改变;潜在并发症能被及时发现并得到有效处理;能自行护理人工肛门。

【护理措施】

1. **手术前护理**　除按腹部手术做好常规准备外,还应重点注意以下几点:

(1)心理护理　观察病人的心理变化,鼓励其说出最关心的问题,对需做人工肛门的病人,应做耐心的解释工作,使病人心中有数,积极配合治疗和护理。还应指导家属和亲友多关心和支持病人,以增强病人的治疗信心。

(2)加强营养　应给予高蛋白、高热量、高维生素、易消化的少渣饮食,必要时输血、输人体白蛋白,以纠正贫血和低蛋白血症。若有水、电解质及酸碱平衡失调,应遵医嘱行静脉输液纠正。

(3)肠道准备　目的是排空肠道,减少细菌数量,防止腹腔和切口感染,有利于吻合口愈合。肠道准备包括控制饮食、清洁肠道和使用药物三大措施。

1)传统方法　①术前 3 d 进少渣半流质,术前 2 d 进流质;②术前 3 d 给泻剂如番泻叶 6 g 泡茶饮或 50% 硫酸镁 30 mL 口服,每日 1 次;给肠道杀菌剂口服,如卡那霉素 1 g 或链霉素 0.5 g,每日 2 次;给甲硝唑 0.4 g,每日 4 次;给维生素 K_1 10 mg,肌内注射,每日 1 次;③术前一日晚及术日晨用 1% 肥皂水清洁灌肠。

2)全肠道灌洗　术前 12~14 h 开始口服或从胃管内灌入灌洗液(1 000 mL 温开水中加入氯化钠 6 g、碳酸氢钠 2.5 g、氯化钾 0.75 g 配制而成),引起容量性腹泻,达到彻底清洗肠道的目的。全过程约 3~4 h,灌洗量不少于 6 000 mL。灌洗液中可加入抗菌药物。年老体弱、心、肾功能不全及肠梗阻者,不宜使用此法。

3)甘露醇口服法　甘露醇为高渗性液,口服后吸收肠壁水分,促进肠道蠕动,可引起有效腹泻,达到清洁肠道的目的。术前 1 日午餐后 0.5~2 h 内口服 5%~10% 的甘露醇 1500 mL。此法不需改变病人饮食或术前 2 d 进少渣半流质饮食。年老体弱、心、肾功能不全及肠梗阻者,不宜使用此法。

(4)坐浴和阴道冲洗　直肠癌术前 3 d 每晚肛门坐浴,女病人应做阴道冲洗。

(5)其他　按腹部手术做好常规准备,并于手术日晨留置胃管和导尿管,备好术中所需的抗癌药物等。

2. 手术后护理

(1)体位 手术后取平卧位,待麻醉作用消失、血压平稳后改半卧位,以利于呼吸和腹腔引流。

(2)观察病情 观察生命体征、意识、尿量等;观察腹部、会阴部切口敷料有无渗血、渗液,腹腔及骶前引流管有无新鲜血液引出。若发现出血征象,应及时报告医师,并协助处理。

(3)饮食护理 禁饮食、胃肠减压 2~3 d,肛门排气或结肠造口开放后可拔除胃管,进流质饮食,1 周后进半流食,2 周左右可进少渣普食。禁饮食、胃肠减压期间静脉补充水和电解质,防止水、电解质平衡紊乱。

(4)应用抗菌药物 由于肿瘤病人抵抗力下降,结肠、直肠癌手术可能有肠内容物污染,加之手术创面暴露时间长时,可发生切口或腹腔感染,术后继续使用有效的抗菌药物预防感染。

(5)导尿管护理 直肠癌根治术易损伤骶部神经而引起尿潴留,术后需留置导尿管 1~2 周。按常规做好导尿管的护理,术后 5~7 d 可夹闭尿管,每 3~4 h 开放一次,待膀胱功能恢复正常后可拔除尿管。

(6)引流管护理 骶前引流管接负压吸引,保持引流管通畅,避免管道受压、折曲、堵塞;及时更换引流管口处敷料;观察和记录引流液的性质和量,一般术后 5~7 d,引流液量明显减少、颜色清亮,可拔除引流管。

(7)会阴部切口护理 应保持切口敷料的清洁干燥,如有污染或被血液渗湿,应及时更换。亦可根据情况,于术后 4~7 d 开始用质量浓度 5 g/L 高锰酸钾溶液坐浴,每日 2 次。

(8)并发症护理

1)造口坏死 观察造口血液循环情况,正常结肠造口为粉红色,若为蓝紫色说明局部缺血,若为黑色、棕色说明坏死。

2)造口狭窄 造口处拆线后,每日扩肛 1 次,防止造口狭窄;观察病人有无呕吐、腹痛、腹胀、停止排气和排便等肠梗阻症状。

3)便秘 为防止便秘,鼓励病人多吃蔬菜、水果,多饮水、多活动;若进食后 3~4 d 未排便,可将导尿管插入造口(不超过 10 cm),用液状石蜡或肥皂水灌肠通便。

4)吻合口瘘 观察有无吻合口瘘的表现,术后 7~10 d 不可灌肠,以免影响吻合口的愈合;若发生吻合口瘘,应行腹腔或盆腔持续引流,并保持引流通畅,必要时做横结肠造口转流粪便,同时行肠外营养、使用抗菌药物等。

(9)结肠造口护理

1)造口开放前护理 用凡士林或生理盐水纱布外敷结肠造口,外层敷料渗湿后应及时更换。

2)保护腹部切口 结肠造口一般于术后 2~3 d 开放。开放早期,粪便稀薄,次数多,病人应取左侧卧位,及时清除肠道分泌物及粪便,并用塑料薄膜将腹部切口与造口隔开,以防粪便污染腹部切口。

3)保护造瘘口周围皮肤 用中性皂液或 0.5%氯己定溶液清洁造口周围皮肤,并涂以氧化锌软膏保护,防止粪液浸渍引起皮炎。

4)造口袋的使用与清洁　选择袋口合适的造口袋,袋口对准并贴紧造口,袋囊朝下,用有弹性的腰带固定;当造口袋内充满1/3排泄物时即应更换,以餐前、餐后2~4 h及睡前更换为宜;除非使用一次性造口袋,否则病人应备3~4个造口袋用于更换,使用过的造口袋可用中性洗涤剂或清水洗净,洗净后擦拭并晾干备用。

5)饮食指导　指导病人注意饮食卫生,以防肠道感染引起腹泻;避免进食产气、生冷、刺激性及可引起便秘或腹泻的食物。

6)帮助病人正视造口并参与护理　观察病人的情绪反应,鼓励病人及家属说出对造口的感觉和接受程度;指导病人正视现实,消除厌恶情绪;教会病人和家属造口袋的佩戴、倾倒及清洁方法,造口周围皮肤的护理方法,指导其自行护理;说明经过一段时间后可适应新的排便方式,并可恢复正常生活、适当运动和社交活动。

【健康教育】

1.以防为主　宣传积极治疗癌前病变如结直肠息肉、腺瘤、溃疡性结肠炎等,避免高脂肪、低纤维素饮食,预防和治疗血吸虫病等,以减少大肠癌的发生率。对有家族史或疑有大肠癌及癌前病变者,应进行筛选性、诊断性检查,如大便隐血试验、内镜检查、钡剂灌肠 X 射线检查、肿瘤标记物等,以便早发现、早诊断、早治疗。

2.自我护理　指导病人做好结肠造口的护理,每周扩张造口 1 次,持续 2~3 个月;若出现便秘,可自行灌肠;应选择合适的饮食,避免摄入可导致便秘或腹泻的食品,适量运动,保持心情舒畅。指导病人加入造口病人协会,以利于学习和交流经验,促进排便控制,获得生活信心。

3.指导随访　遵医嘱告知病人随访的时间、地点。若发现造口狭窄、腹胀、排便困难等,应及时就诊。

思考与练习

一、A1/A2 型题

1.怀疑为直肠癌的患者,首先应做的检查是(　　)
A.大便潜血试验　　　　　B.乙状结肠镜　　　　　C.X 射线钡剂灌肠
D.直肠指诊　　　　　　　E.CEA

2.结肠癌最早出现的症状是(　　)
A.排便习惯及粪便性状改变　B.腹痛　　　　　C.腹部包块
D.肠梗阻症状　　　　　　E.全身中毒症状

3.直肠癌最主要的转移途径为(　　)
A.直接蔓延　　　　　　　B.腹腔种植转移　　　　C.血运转移
D.淋巴转移　　　　　　　E.远处转移

4.直肠癌最重要、最简便易行的诊断方法是(　　)
A.大便潜血检查　　　　　B.直肠指诊　　　　　　C.直肠镜
D.B 超　　　　　　　　　E.X 射线气钡双重造影检查

5. 结肠癌术后严禁进行的护理操作是( )
   A. 留置导尿管病人每天 2 次进行尿道口护理
   B. 定期挤压引流管,保持引流管通畅
   C. 麻醉恢复后改为半卧位
   D. 保持切口周围清洁、干燥　E. 术后 1 周内出现肠梗阻症状进行灌肠

二、A3/A4 型题

(1~4 题共用题干)

男性,70 岁,有长期便秘史,突然腹痛、腹胀 2 天,未吐,少量黏液便 1 次,未排气,2 年前曾有类似发作,查体可见全腹高度膨胀,左下腹可见巨大肠型,有轻度压痛、反跳痛,肠鸣音亢进。

1. 该病人的医疗诊断可能为( )
   A. 直肠癌　　　　　　　B. 结肠癌　　　　　　　C. 麻痹性肠梗阻
   D. 乙状结肠扭转　　　　E. 小肠扭转

2. 为明确诊断,该病人还应做的检查是( )
   A. B 超　　　　　　　　B. 腹部立位 X 射线平片　　C. 结肠镜
   D. 直肠指诊　　　　　　E. CT

3. 下列处理措施不正确的是( )
   A. 禁食　　　　　　　　B. 胃肠减压　　　　　　C. 应用抗生素
   D. 补液　　　　　　　　E. 立即手术治疗

4. 在护理该病人时,最重要的观察内容是( )
   A. 腹痛　　　　　　　　B. 腹胀　　　　　　　　C. 肠绞窄征象
   D. 呕吐　　　　　　　　E. 排便

(5~9 题共用题干)

男性,58 岁,进行性贫血、消瘦、乏力半年,有时右腹有隐痛,无腹泻。查体:贫血貌,右中腹可触及肿块,肠鸣音活跃。

5. 护士在采集病史时,要重点询问( )
   A. 有无恶心、呕吐　　　　B. 有无排便习惯改变及粪便带血
   C. 有无胆囊炎病史　　　　D. 有无家族史　　　　　E. 有无转移性右下腹痛

6. 考虑该病人的诊断可能为( )
   A. 胆囊肿瘤　　　　　　B. 结肠癌　　　　　　　C. 阑尾周围脓肿
   D. 克罗恩病　　　　　　E. 溃疡性结肠炎

7. 为明确诊断,应进行重要的检查是( )
   A. 纤维结肠镜检查　　　　B. 乙状结肠镜检查　　　C. CT 检查
   D. B 超检查　　　　　　　E. X 射线钡剂灌肠检查

8. 该病人术前准备中最重要的护理措施是( )
   A. 给予高蛋白、高热量、高维生素饮食
   B. 静脉补液　　　　　　C. 应用抗生素
   D. 肠道准备　　　　　　E. 心理护理

第八节　原发性肝癌

原发性肝癌是指肝细胞或肝内胆管细胞发生的癌肿,是我国常见的恶性肿瘤之一,尤

以东南沿海地区多见,我国肝癌年死亡率占肿瘤死亡率的第二位。发病年龄多在 40~60 岁,男性多于女性,男女之比约为 2∶1;继发性肝癌是由其他部位恶性肿瘤转移而来。

【病因及发病机制】

原发性肝癌的病因和发病机制迄今未明,流行病学调查和临床研究表明可能与病毒性肝炎、肝硬化、黄曲霉菌、亚硝胺类致癌物、饮水污染等因素有关。此外,遗传因素与肝癌的发病也有一定的关系。

【病理】

1.病理类型

(1)大体类型　分为结节型、巨块型和弥漫型,以结节型多见。结节型常为单个或多个大小不等结节散布于肝内,多伴有肝硬化;巨块型常为单发,也可由多个结节融合而成,癌块直径较大,易出血、坏死,但肝硬化程度轻微;弥漫型最少见,结节大小均等,呈灰白色密布于全肝,肉眼难以与肝硬变相区分,病情发展迅速,预后极差。按肿瘤大小可分为微小肝癌(直径 ≤2 cm)、小肝癌(>2 cm,≤5 cm)、大肝癌(>5 cm,≤10 cm)和巨大肝癌(>10 cm)。

(2)组织学类型　分为肝细胞型、胆管细胞型和混合型,我国以肝细胞型为主,约占 91.5%。

2.转移途径

(1)直接蔓延　癌肿直接侵犯邻近组织和器官如膈、胸膜等。

(2)血行转移　是原发性肝癌主要的转移方式,通常先为肝内播散,然后再出现肝外转移。

(3)淋巴转移　肝细胞癌淋巴道转移临床上并不多见,胆管细胞癌的转移则以淋巴道转移居多,主要累及肝门淋巴结,其次为胰周、腹膜后及主动脉旁淋巴结,晚期可至锁骨上淋巴结。

(4)种植转移　癌细胞脱落可造成腹腔、盆腔种植性转移。

【临床表现】

早期缺乏特异性表现,多数病人在普查或体检时发现;晚期可有局部和全身症状。

1.肝区疼痛和肝大　肝区疼痛为最常见和最主要症状,半数以上病人以此为首发症状;表现为持续性隐痛、刺痛或胀痛,夜间或劳累后加重。肝大为中、晚期肝癌的主要体征,肝质地较硬、表面高低不平,触之有结节感或可触及肿块。

2.消化道症状　常表现为食欲减退、腹胀、恶心、呕吐或腹泻等。

3.全身症状　晚期可表现为低热、体重明显减轻、贫血、黄疸、腹水、出血、浮肿等,甚至出现恶病质。

4.并发症　主要有肝性脑病、上消化道出血、癌结节破裂出血及继发性感染等。

5.转移症状　若发生胸膜、肺、骨、脑等肝外转移,可表现出相应的症状和体征。

【辅助检查】

1.实验室检查

(1)甲胎蛋白(AFP)测定　原发性肝癌定性诊断的首选方法,对诊断肝细胞癌有相对专一性,阳性率为70%,是目前诊断原发性肝癌最常用、最重要的方法。若放射免疫测定 AFP≥500 μg/L 持续 4 周或 AFP≥200 μg/L 持续 8 周,并能排除妊娠、活动性肝病、生殖腺胚胎性肿瘤等,即应高度怀疑肝细胞癌。

(2)血清酶学测定　为辅助指标,常测定血清碱性磷酸酶(ALK)、γ-谷氨酰转肽酶(γ-GT)、乳酸脱氢酶同工酶、血清5'-核苷酸磷酸二酯酶同工酶(AAT)等,多种酶的联合检测可提高诊断价值。

2.影像学检查

(1)B超　是原发性肝癌定位诊断的首选方法。

(2)CT 和 MRI　能检出直径 1 cm 左右的小肝癌。

(3)放射性核素扫描　诊断的阳性符合率为85%~90%,但直径小于 3 cm 的肿瘤显示不出来;放射性同位素发射电子计算机体层扫描(ECT),可分辨 1~2 cm 直径的肿瘤,能提高诊断符合率。

(4)选择性腹腔动脉或肝动脉造影　可发现直径小于 2 cm 的小肝癌;选择性肝动脉造影或数字减影肝血管造影(DSA),可发现直径小于 1 cm 肿瘤,使诊断阳性率进一步提高。

3.肝活组织检查　B超引导下行细针穿刺、腹腔镜或剖腹探查实施肝组织活检,适用于经过各种检查仍不能确诊,但又高度怀疑肝癌的病例。

【治疗要点】

原发性肝癌应采取以手术为主的综合性治疗。

1.手术治疗　对早期病例实施肝切除术是最有效的方法。依病人的全身情况、肝硬化程度、肿瘤大小和部位、肝功能损害程度等,可行肝叶切除、半肝切除或局部肝切除等术式。但明显黄疸、腹水、下肢浮肿、远处转移及全身衰竭等晚期症状者,应列为手术禁忌证。对术中不能切除者,可视病情应用液氮冷冻、激光气化、微波热凝、肝动脉栓塞、肝动脉结扎插管化疗等方法治疗。对根治性手术后复发者,在病灶局限、病人尚能耐受手术的情况下,可再次施行手术切除。

2.非手术治疗　放射治疗、全身化疗、生物治疗、中医中药治疗等,参见肿瘤病人的护理。这里主要介绍肝动脉栓塞化疗和局部治疗。

(1)肝动脉栓塞化疗(TACE)　原则上不作全身化疗。TACE 为不能手术切除肝癌病例的首选治疗措施,方法一般是先做肝动脉结扎和插管,再经导管注入栓塞剂和化疗药物的方法。肝动脉插管可在剖腹手术时直接插入,也可经股动脉穿刺置入,栓塞剂为明胶海绵和碘油,化疗药物为氟尿嘧啶、丝裂霉素、阿霉素等。该法在栓塞化疗的同时,结扎肝动脉,能提高治疗效果。可将肝动脉插管连接于皮下埋藏式灌注装置(微泵),做化疗药物的持续性微量灌注,能延长导管使用期限,使化疗更为方便。

（2）局部治疗　可在 B 超引导下经皮穿刺肝肿瘤,注入无水酒精或抗癌药物;也可采用微波加热、射频治疗等方法。

【护理评估】

1.健康史　了解病人是否生活在肝癌高发区;有无长期进食被黄曲霉菌污染的食品或含有亚硝胺类致癌物质的食物史;有无病毒性肝炎、肝硬化或其他肝脏疾病史;家族中有无肝癌或其他肿瘤病史。

2.护理体检　了解有无近期体重减轻、乏力、食欲减退、发热、黄疸、疼痛、腹部肿块等症状。检查有无皮肤黏膜黄染、肝肿大、上腹部肿块、贫血、浮肿等体征;有无癌结节破裂出血、肝性脑病、上消化道出血、感染等并发症的症状和体征。

3.辅助检查　了解 AFP 测定、肝酶谱检查、B 超、CT、MRI、核素扫描等检查结果。

4.心理-社会状况　了解病人和家属对手术治疗、手术前后护理、疾病预后、术后康复等认知程度,观察有无焦虑、紧张、恐惧等心理反应,了解病人家庭的经济状况,有无可利用的社会资源,以判断其心理承受能力、经济承受能力及家庭应对能力等。

【主要护理诊断/问题】

1.预感性悲哀　与担忧疾病预后和生存期限有关。

2.疼痛　与肿瘤迅速生长导致肝包膜张力增加或放疗、化疗后的不适等有关。

3.营养失调:低于机体需要量　与食欲减退、出血及肿瘤导致的代谢异常和消耗等有关。

4.潜在并发症　肝性脑病、癌结节破裂出血等。

【护理目标】

病人愿意表达自己的悲哀心情,能正确地面对疾病、治疗和预后,并参与治疗和护理的决策;疼痛减轻或缓解;营养状况得到较好的维持或得到改善;潜在并发症能被及时发现,并得到有效处理。

【护理措施】

1.生活护理　给予富含热量、蛋白、维生素和纤维素食物,对合并肝硬化有肝功能损害者,应适当限制蛋白质的摄入;必要时给予肠内或肠外营养支持;对凝血功能不良者,应补充维生素 K,减轻出血倾向。

2.用药护理　预防感染。并遵医嘱使用抗菌药物,预防感染性并发症。

3.对症护理　控制疼痛。遵医嘱按三级止痛原则给予镇痛药物,用药期间应观察疗效和不良反应如解热镇痛药能引起胃肠道不适,吗啡类镇痛药可引起呼吸抑制、尿潴留、便秘等,一旦发现上述情况,及时协助处理。

4.心理护理　鼓励病人说出内心的感受和最关心的问题,针对具体情况采用疏导、鼓励、教育、解释、安慰、保护等护理语言,帮助病人减轻焦虑和恐惧,树立战胜疾病的信心,在最佳心态下接受治疗和护理。

5. 经股动脉穿刺肝动脉插管化疗病人的护理

（1）插管前护理　向病人说明插管的方法与可能的感受、插管的目的与插管后的注意事项、插管化疗可能出现的并发症及处理方法等；遵医嘱做好插管前准备，包括皮肤准备、局麻药物过敏试验、穿刺包及消毒用物准备等。

（2）插管后护理　①妥善固定和维护导管；②严格遵守无菌原则，每次注药前消毒导管，注药后用无菌纱布包扎，防止发生逆行性感染；③注药后用肝素稀释液（25 U/mL）2～3 mL 冲洗导管，以防导管堵塞；④观察并发症，如发现腹痛、恶心、呕吐、食欲不振及血白细胞减少等，应遵医嘱减量用药或暂停化疗；⑤化疗结束后或导管阻塞时，可拔除导管，拔管后压迫穿刺点 15 min，且卧床 24 h，以防局部形成血肿。

6. 并发症的防治

（1）肝癌结节破裂　是原发性肝癌常见的并发症。应协助病人消除剧烈咳嗽、用力排便等诱因；若突然出现腹痛且伴腹膜刺激征，应高度怀疑此症，积极配合抢救；少数出血可自行停止，多数需手术止血；对不能手术的晚期病人，给予输液、输血、止血药物、支持治疗等对症处理。

（2）肝性脑病　见于肝功能失代偿或濒临失代偿的原发性肝癌病人，应以预防为主。

7. 手术治疗护理

（1）术前护理　①手术前一般放置胃管，备足血液。凝血功能差者，尚需准备纤维蛋白原、新鲜冰冻血浆；②给予质量浓度为 9 g/L 氯化钠溶液灌肠，以减少血氨来源，避免诱发肝性脑病，同时，可减轻手术后腹胀。

（2）术后护理　按腹部手术后常规做好各项护理，特别注意以下几点：

1）一般护理　①体位：一般不鼓励病人早期活动。术后 24 h 内卧床休息，避免剧烈咳嗽。②饮食：以富含蛋白、热量、维生素和膳食纤维为原则，必要时提供肠内、外营养支持或补充白蛋白等。手术后继续给予清蛋白、新鲜冰冻血浆。给予静脉营养支持，保证热量供给。③疼痛护理：疼痛剧烈者，应积极有效地止痛。术后 48 h，若病情允许，可取半卧位，以降低切口张力。④维持体液平衡的护理：严格控制水钠的摄入量，记录 24 h 出入量，记录体重和腹围的变化。

2）病情观察　随时监测神志和生命体征，保持腹腔引流通畅，严密观察并记录腹腔引流的量和性质，观察肢端末梢循环状况。

3）预防感染　手术后常规给予有效抗生素，保持腹腔引流通畅预防腹腔感染。

【健康教育】

1. 疾病知识教育　向病人讲解原发性肝癌的可能病因、症状、体征，引起人们的高度重视；注意防治肝炎，不吃霉变的食物，对乙型肝炎后肝硬化者和高发区的人群应定期体格检查，可行 B 超、AFP 普查，以早发现、早诊断。

2. 坚持后续治疗　嘱病人坚持手术后综合治疗，定期复诊，动态观察 AFP、B 超或 CT 结果，注意有无肝癌的复发和转移。

思考与练习

A1/A2 型题

1. 原发性肝癌最常见的大体类型是（　　）
   A. 小癌型　　　　　　　　B. 结节型　　　　　　　　C. 溃疡型
   D. 巨块型　　　　　　　　E. 弥漫型

2. 对诊断原发性肝癌具有较高特异性的检查是（　　）
   A. CT　　　　　　　　　　B. B超　　　　　　　　　C. 放射性核素肝扫描
   D. 血清甲胎蛋白测定　　　E. 选择性肝动脉造影

3. 肝脏最基本的结构单位是（　　）
   A. 肝细胞索　　　　　　　B. 肝叶　　　　　　　　　C. 肝小叶
   D. 肝窦　　　　　　　　　E. 肝段

4. 原发性肝癌肝区疼痛特点是（　　）
   A. 间歇性隐痛　　　　　　B. 持续性胀痛　　　　　　C. 阵发性绞痛
   D. 刀割样疼痛　　　　　　E. 烧灼样疼痛

5. 对诊断原发性肝癌具有较高特异性的检查是（　　）
   A. 放射性核素肝扫描　　　B. B超　　　　　　　　　C. CT
   D. 血清甲胎蛋白测定　　　E. 选择性肝动脉造影

6. 肝癌的定位诊断首选的检查方法是（　　）
   A. B超　　　　　　　　　B. CT　　　　　　　　　　C. AFP 测定
   D. 选择性腹腔动脉造影　　E. 肝穿刺针吸细胞检查

7. 与原发性肝癌的发生关系最密切的是（　　）
   A. 胆道感染　　　　　　　B. 肝炎后肝硬化　　　　　C. 血吸虫性肝硬化
   D. 酒精性肝硬化　　　　　E. 肝脏良性肿瘤

8. 肝叶切除病人的术后护理错误的是（　　）
   A. 应专人护理　　　　　　B. 常规吸氧　　　　　　　C. 鼓励早期下床活动
   D. 术后取平卧位　　　　　E. 术后给予静脉补充营养

9. 肝叶切除术后避免过早活动的目的是（　　）
   A. 保存体力　　　　　　　B. 减少能量消耗　　　　　C. 利于肝细胞再生
   D. 利于有效引流　　　　　E. 避免肝断面出血

10. 以下有关肝动脉插管化疗的病人护理的叙述不正确的是（　　）
    A. 严格无菌操作　　　　　B. 注药后用肝素液冲洗导管　　C. 若出现发热,应使用抗菌药物
    D. 定期局部换药　　　　　E. 剧烈腹痛时应警惕其他部位动脉栓塞及胆囊坏死等并发症

11. 男性,65 岁,肝癌肝叶切除术后第 1 天,病人感腹痛、心慌、气促、出冷汗,血压 90/60 mmHg,首先
    应考虑为（　　）
    A. 胆汁性腹膜炎　　　　　B. 肠梗阻　　　　　　　　C. 肝断面出血
    D. 膈下脓肿　　　　　　　E. 阑尾炎

12. 男性,60 岁,诊断为原发性肝癌,行肝叶切除术后第 3 天,出现嗜睡、烦躁不安、黄疸、少尿等,应
    考虑（　　）
    A. 胆汁性腹膜炎　　　　　B. 膈下脓肿　　　　　　　C. 肝性脑病

D. 内出血　　　　　　E. 休克

第九节　胰腺肿瘤和壶腹周围癌

胰腺癌系发生于胰腺的一种较为常见的消化系统恶性肿瘤,以 45~65 岁最为多见,男性略多于女性。胰腺癌中以胰头癌最多见,约占 2/3,因其症状隐匿且缺乏特异性,早期诊断困难,预后差。壶腹周围癌是指胆总管末端、壶腹部及十二指肠乳头附近的癌肿,在临床上与胰头癌有很多共同之处。

【病因及发病机制】

本病的病因尚不清楚。吸烟被认为是胰腺癌的主要危险因素,高蛋白和高脂肪饮食可增加胰腺对致癌物质的敏感性。此外,糖尿病、慢性胰腺炎病人发生胰腺癌的危险性高于一般人群。

胰腺癌组织类型以导管细胞腺癌多见,其次为黏液性囊腺癌和腺泡细胞癌等。壶腹周围癌的组织类型以腺癌最多见,其次为乳头状癌、黏液癌等。

【临床表现】

1. 腹痛、黄疸和消瘦　三者是最常见的临床表现。

(1)腹痛　是常见的首发症状,早期可有上腹不适、隐痛、钝痛、胀痛,中晚期出现持续性剧烈腹痛,向腰背部放射,夜间尤甚,病人常呈前倾坐位,不能平卧,一般止痛药物无效,影响睡眠和饮食。

(2)黄疸　是胰头癌的典型表现,呈进行性加重,伴皮肤瘙痒、小便深黄、大便可呈陶土色;壶腹周围癌因位于胰胆管共同通道的开口处,故黄疸出现早,且可随肿瘤组织坏死脱落而呈波动性,这一特征可与胰头癌作出鉴别;

(3)消瘦　由于饮食量减少、消化吸收障碍、睡眠不足及癌肿消耗等,在短时期内即出现明显的消瘦、乏力等表现。

2. 消化道症状　常有上腹饱胀、恶心、呕吐、食欲不振、消化不良或腹泻;晚期癌肿侵及十二指肠可出现上消化道梗阻或消化道出血。

3. 其他　如胆道梗阻严重,可触及肿大的肝脏和胆囊,合并感染者可出现反复发热;晚期可有上腹肿块、腹水或远处转移症状等。

【辅助检查】

1. 实验室检查

(1)生化检查　可有血、尿淀粉酶一过性升高,空腹或餐后血糖升高,糖耐量试验有异常曲线等;胆道梗阻时可出现血清总胆红素和直接胆红素升高,血清碱性磷酸酶、转氨酶升高,尿胆红素阳性。

(2)免疫学检查 大多数胰腺癌血清学标记物可升高,包括癌胚抗原(CEA)、胰胚抗原(POA)、胰腺癌特异抗原(PaA)、胰腺癌相关抗原(PCAA)及糖类抗原19-9(CA19-9)等,其中CA19-9最常用于辅助诊断和术后随访。

2.影像学检查 B超、CT、PTC、ERCP、MRI或磁共振胰胆管造影(MRCP)、选择性动脉造影等,可显示肿瘤的部位、大小、形态及有无转移征象,为诊断和选择治疗方案提供依据。

【治疗要点】

1.手术治疗 手术切除是治疗胰腺癌和壶腹部癌最主要而有效的方法。

(1)胰头十二指肠切除术(Whipple手术) 切除胰头、远端胃、十二指肠、胆囊、胆总管及Trreitz韧带以下10~15 cm的空肠,同时清除相关淋巴结,再将胰、胆管、胃与空肠吻合,重建消化道(图4-11)。

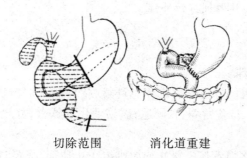

切除范围　　　消化道重建

图4-11 胰头十二指肠切除术(Whipple手术)

(2)保留幽门的胰头十二指肠切除术(PPPD) 适用于幽门上下淋巴结无转移,十二指肠切缘无癌细胞残留者。

(3)左半胰切除术 对胰体尾部癌,可行胰体尾部及脾切除术。

(4)姑息性手术 如胆总管空肠或胆囊空肠吻合术,以解除胆道梗阻;胃空肠吻合术,以解除十二指肠梗阻;内脏神经周围注射无水乙醇做化学性内脏神经切断术或手术切除腹腔神经节,以减轻疼痛等。

2.辅助治疗 放疗加化疗对胰十二指肠切除术后有一定协同治疗作用。常用化疗药物有5-氟尿嘧啶、丝裂霉素等。此外,可选用免疫疗法、中药等。合并糖尿病者,需用胰岛素等治疗。

【护理评估】

1.健康史 了解家族中有无胰腺肿瘤或其他肿瘤患者;有无长期高蛋白、高脂肪饮食史;有无吸烟史,吸烟持续的时间及数量;有无其他伴随疾病,如糖尿病、慢性胰腺炎等;

2.护理体检 了解腹痛的性质、部位、程度、放射及药物止痛效果;了解有无消瘦、乏力、上腹饱胀、恶心、呕吐、食欲不振、腹泻等症状。观察黄疸的深度,是否伴有茶色尿、陶土色大便;有无体温升高、肝大、胆囊肿大、腹部肿块等体征。

3.辅助检查 了解血生化检查、免疫学检查及影像学检查等结果。

4.心理-社会状况 了解病人和家属对疾病、治疗方法、预后等知晓程度及其有无焦虑、担忧等心理反应;了解家庭经济状况及社会支持程度等。

【主要护理诊断/问题】

1.疼痛 与肿瘤所致胰管或胆总管梗阻、肿瘤侵犯腹腔神经丛等有关。

2.焦虑、恐惧 与担心预后、害怕死亡、严重疼痛等有关。

3.营养失调:低于机体需要量 与厌食、呕吐、消化不良及肿瘤消耗等有关。

4.有皮肤完整性受损的危险 与黄疸所致皮肤瘙痒、卧床过久、营养不良等有关。

【护理目标】

病人疼痛、焦虑、恐惧减轻或消失;营养状况得到维持或改善;皮肤保持完好无损;潜在并发症能被及时发现,并得到有效处理。

【护理措施】

1.非手术及术前护理

(1)休息与饮食 提供舒适安静的休息环境,指导病人取舒适体位以减轻腹痛和腹胀。鼓励病人摄取清淡、富含营养、软硬适宜、易消化的饮食,并摄入足够的水分,以保持大便通畅。

(2)对症护理 如疼痛者按三级止痛原则给予止痛剂,必要时协助使用镇痛泵镇痛;营养不良者给予肠内或肠外营养支持治疗;消化不良者给予胰酶片、多酶片等口服;有黄疸伴皮肤瘙痒时使用止痒剂,并叮嘱病人勿搔抓,以防感染;高血糖者给予胰岛素治疗;低血糖者适当补充葡萄糖;胆道梗阻继发感染者使用抗菌药物。

(3)心理护理 胰腺癌以老年多见,心理反应较重,应耐心倾听病人的叙述,关心、体贴、理解病人。

(4)手术前护理 除一般准备外,应着重了解和改善心、肺、肾、肝等重要器官的功能,纠正营养不良,以提高对手术的耐受能力。

2.手术后护理

(1)一般护理 静脉输液,维持水、电解质和酸碱平衡。继续保肝和营养支持,充分补给热量、氨基酸、维生素等营养素。根据需要适时补给全血、血浆或清蛋白等。

(2)病情观察 观察生命体征2~3 d;监测尿量、血常规、肝肾功情况、血糖、尿糖和酮体变化,注意意识和黄疸的变化。

(3)引流管护理 了解各种引流导管的引流部位和作用,观察与记录每天引流量和引流液的色泽、性质,警惕胰瘘或胆瘘的发生。腹腔引流一般需放置5~7 d,胃肠减压一般留至胃肠蠕动恢复,胆管引流需2周左右;胰管引流在2~3周后可拔出。

(4)术后并发症的防治与护理 术后常见并发症有消化道出血(吻合口出血、应激性溃疡)、腹腔内出血、切口感染或裂开、腹腔感染、胰瘘或胆瘘、继发性糖尿病等,根据具体情况,拟定相应护理计划。

【健康指导】

1. 疾病知识教育 戒烟,鼓励病人均衡饮食。
2. 后续治疗指导 遵医嘱接受规范的放疗或化疗,放、化疗期间应定期复查血常规,以便及早发现和处理骨髓抑制;术后 1 年内每 3 个月复查一次,以后每 6~12 个月复查一次,若出现异常情况,应及时就诊。

思考与练习

一、A1/A2 型题

1. 胰腺癌最常见的首发症状是(   )
   A. 上腹痛及上腹饱胀不适　　B. 黄疸　　　　　　　　C. 食欲不振
   D. 消化不良　　　　　　　　E. 乏力、消瘦

2. 胰头癌最主要的临床表现是(   )
   A. 腹痛、腹胀　　　　　　　B. 进行性黄疸　　　　　C. 食欲不振
   D. 消化不良　　　　　　　　E. 乏力、消瘦

3. 分泌胰岛素的细胞是(   )
   A. A 细胞　　　　　　　　　B. B 细胞　　　　　　　C. D 细胞
   D. G 细胞　　　　　　　　　E. K 细胞

4. 目前认为胰腺癌发生的主要危险因素是(   )
   A. 吸烟　　　　　　　　　　B. 酗酒　　　　　　　　C. 高糖饮食
   D. 高脂饮食　　　　　　　　E. 高蛋白饮食

5. 男,60 岁,以消瘦、黄疸 1 月余入院,诊为胰腺癌拟行手术治疗。术前能有效缓解黄疸程度、改善肝功情况的护理是(   )
   A. 高蛋白、高糖饮食　　　　B. 经皮肝胆管引流(PTCD)　　C. 遵医嘱口服肠道抗生素
   D. 遵医嘱应用胰岛素　　　　E. 遵医嘱肌注维生素 K

二、A3/A4 型题

(6~9 题共用题干)

男,58 岁,以腹痛、消瘦、黄疸 1 月余为主诉入院,拟诊为胰腺癌行手术治疗。

6. 对患者术前饮食的护理错误的是(   )
   A. 高蛋白饮食　　　　　　　B. 高脂饮食　　　　　　C. 高热量饮食
   D. 高维生素饮食　　　　　　E. 高纤维素饮食

7. 患者术后放置胆管引流,其留置的时间是(   )
   A. 3~5 d　　　　　　　　　B. 5~6 d　　　　　　　C. 7 d 左右
   D. 2 周左右　　　　　　　　E. 3~4 周

8. 若患者行胰头、十二指肠切除术后 7 天,出现腹痛、发热,检查胆管引流量明显减少,腹壁伤口有胆汁样液体渗出,腹膜刺激征明显,应考虑发生了(   )
   A. 胆瘘　　　　　　　　　　B. 胰瘘　　　　　　　　C. 内出血
   D. 胆道感染　　　　　　　　E. 假性胰腺囊肿

9.若患者术后3周出院,应告知患者定期监测( )
  A.甲胎蛋白(AFP)   B.癌胚抗原(CEA)   C.血糖、尿糖
  D.肝功能   E.肾功能

第十节 泌尿及男性生殖系统肿瘤

一、肾癌

  肾癌指肾细胞癌,也称肾腺癌,是最常见的肾脏恶性肿瘤。肾癌的病因尚不清楚,目前认为与环境接触、职业暴露、染色体畸形、抑癌基因缺失等有关。流行病学调查显示吸烟是重要的危险因素;石棉、皮革等也与其发病有关。高发年龄为50～70岁,男女发病比例约为2:1。

【病理】

  肾癌常累及一侧肾脏,多为单发的类圆形实体肿瘤,外有假包膜,切面黄色,少数呈囊状,可有出血、坏死和钙化。肾癌发生于肾小管上皮细胞,细胞类型有3种,即透明细胞、颗粒细胞和梭形细胞。单个癌内可有多种细胞,临床上以透明细胞最为多见。若肾癌以梭形细胞为主,其恶性程度高、预后差。肿瘤穿透假包膜后可发生转移,如直接扩展至肾静脉、下腔静脉可形成癌栓;经血液和淋巴途径可转移至肺、脑、骨、肝等,其中肺是最常见的转移部位,肾蒂淋巴结为肿瘤细胞最先到达的部位。

【临床表现与诊断】

  1.症状和体征

  (1)血尿、疼痛和肿块 被称为肾癌三联症。间歇性无痛性肉眼血尿为常见症状,表明肿瘤已侵入肾盏、肾盂。疼痛常为腰部钝痛或隐痛,因肿瘤生长牵张肾包膜或侵犯腰肌、邻近脏器所致;血块通过输尿管时可引起绞痛。肿瘤较大时在腹部或腰部可触及肿块。上述三种症状都是较晚期的表现,多数病人仅出现一项或两项,三项都出现者占10%。

  (2)肾外症状 表现有低热、高血压、红细胞沉降率增快、消瘦、贫血等。若肾静脉和下腔静脉有癌栓,同侧阴囊可见精索静脉曲张。约有10%病人因转移灶症状,如病理性骨折、神经麻痹、咯血及转移部位疼痛等为首发症状。

  2.辅助检查 B超、X射线平片及尿路造影、CT、MRI、肾动脉造影等检查有助于诊断和鉴别。

【治疗原则】

根治性肾切除术是最主要的治疗方法。切除范围包括患肾及肾周围筋膜、区域淋巴结。肾上极癌累及肾上腺者,一并切除同侧肾上腺组织。肾上、下极肾癌,直径小于 3 cm者,可行肾部分切除术。

【护理问题】

1. 营养失调:低于机体需要量　与长期血尿、癌肿消耗、手术创伤等有关。
2. 恐惧、焦虑　与对癌症的恐惧、害怕手术、尿流改道等有关。
3. 知识缺乏　缺乏手术后康复的有关知识。
4. 潜在并发症　术后出血、感染。

【护理措施】

1. 手术前护理
(1)心理护理　根据病人的心理特点做好心理护理。
(2)营养支持　指导病人摄取营养丰富的饮食;对胃肠功能障碍者,手术前应给予肠外营养;贫血者可多次少量输注红细胞或全血,以提高对手术的耐受力。
2. 手术后护理
(1)卧位与休息　麻醉作用消失、血压平稳后,可取半卧位。根治性肾切除术后,需卧床休息 5 ~ 7 d,肾部分切除术后需卧床休息 2 周,避免过早下床活动引起出血。
(2)观察病情　监测生命体征、意识、面色、尿量和尿色、引流液的颜色和量等,尤应注意有无出血征象,一旦发现异常,尽快配合处理。
(3)饮食和营养　禁饮食 1 ~ 2 d,待肛门排气后,开始摄入营养丰富的饮食。禁饮食期间,给予静脉输液和营养支持。开始饮食后,还应告知病人多饮水,以增加尿量,冲刷尿路。
(4)预防感染　肾肿瘤以老年人居多,术后容易发生呼吸道、泌尿道、皮肤、口腔等部位的感染,应采取有效预防措施。还应遵医嘱使用抗菌药物,观察体温及血白细胞变化,注意有无感染迹象,一旦发现异常,及时协助处理。
(5)引流管护理　按常规做好引流管护理,若 2 ~ 3 d 无引流液排出,即可拔除。

【健康教育】

①指导病人适当锻炼身体,加强营养,增强体质。②定期进行肝、肾、肺等脏器检查,以及早发现转移病灶。③遵医嘱进行放疗、化疗,定期做血常规检查,以及早发现和处理骨髓抑制。

二、膀胱癌

膀胱癌是泌尿系统最常见的肿瘤。高发年龄为 50 ~ 70 岁,男女发病比例约为 4 : 1。

引起膀胱癌的危险因素较多,主要为:①吸烟;②接触有害物质,如染料、橡胶、塑料、油漆等;③膀胱慢性感染与异物,如膀胱结石、膀胱憩室、埃及血吸虫病膀胱炎等。

【病理】

膀胱癌绝大多数来自上皮组织,其中90%以上为移行上皮肿瘤,主要为移行细胞乳头状癌,少数为鳞癌和腺癌;非上皮肿瘤(多为肉瘤)极少见,好发于儿童。肿瘤的扩散以向膀胱壁内浸润为主,以至累及膀胱外组织及邻近器官。淋巴转移是最主要的转移途径,主要转移到盆腔淋巴结群,癌肿浸润至深肌层者几乎全部淋巴管内均有癌细胞。血行转移多见于晚期,主要转移到肝、肺、骨和皮肤等处。

【临床表现】

1. 血尿　是最常见和最早出现的症状。常表现为间歇性无痛性肉眼血尿,有时尿内混有"烂肉"样坏死组织。

2. 尿频、尿急、尿痛　为膀胱癌的晚期症状,因肿瘤坏死、溃疡或合并感染所致。少数广泛原位癌或浸润癌,早期即有这些症状,提示预后不良。膀胱三角区及膀胱颈部肿瘤可堵塞膀胱出口,引起排尿困难,甚至尿潴留。

3. 其他　晚期浸润癌可在耻骨上区扪及坚硬肿块;广泛浸润盆腔或转移时可出现腰骶部疼痛;肿瘤阻塞输尿管口可引起肾积水。

【辅助检查】

1. 尿液检查　尿脱落细胞检查可找到肿瘤细胞,但分化良好者不易检出;利用尿行端粒酶、膀胱肿瘤抗原(bladder tumor antigen,BTA)、核基质蛋白(NMP_{22})及 BLCA-4 等检查,有助于提高膀胱癌的检出率。

2. 膀胱镜检查　能直接观察肿瘤位置、大小、数目、形态、浸润范围等,并可取活组织检查,有助于确定诊断和治疗方案。

3. 影像学检查　如 B 超、排泄性尿路造影、CT、MRI 检查等有助于膀胱肿瘤和肾功能的判断。

【治疗原则】

采取以手术治疗为主的综合性治疗。

1. 手术治疗　原则上浅表肿瘤,可采用保留膀胱的手术;较大、多发、多次复发以及浸润肿瘤,应行膀胱全切除术。

(1)经尿道膀胱肿瘤切除术　经尿道膀胱肿瘤切除术(transurethral resection of bladder tumor,TURBt)是治疗膀胱肿瘤的首选方法,对单发、分化好、非浸润性癌,单纯使用此法即可。

(2)膀胱部分切除术　适用于肿瘤比较局限、浸润性生长、位于膀胱侧后壁或顶部者。

(3)根治性膀胱全切除术　切除范围在男性包括膀胱、膀胱周围的脂肪、韧带、前列腺、精囊等,在女性包括全子宫、阴道前穹、尿道、卵巢等。膀胱全切术后需行尿流改道,常用方法有回肠膀胱术、可控膀胱术、输尿管皮肤造口术等(图4-12～图4-14)。

2. 灌注化疗　凡接受保留膀胱手术者,术后2年内复发率在50%以上。因此,术后应常规进行膀胱灌注化疗,常用丝裂霉素、阿霉素、塞替派、羟喜树碱等抗癌药及卡介苗等免疫抑制剂,以预防或推迟肿瘤复发。

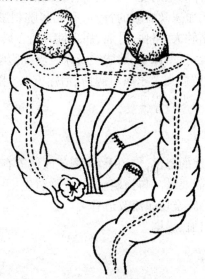

图4-12　回肠膀胱术

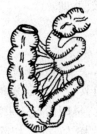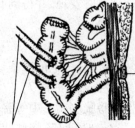

回肠输出管
固定于脐孔

截取肠管　　双侧输尿管 盲肠贮尿囊

图4-13　可控膀胱术

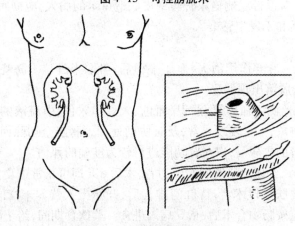

图4-14　输尿管皮肤造口术

【护理评估】

1.健康史 了解病人年龄、性别,有无长期吸烟或从事橡胶行业工作史,有无膀胱慢性感染与异物史,有无其他伴随疾病史。家族中有无肿瘤病史。

2.身体状况 了解有无血尿及血尿的特点,有无膀胱刺激症状及其严重程度。检查有无耻骨上区肿块及淋巴结肿大、咯血、骨痛、病理性骨折等转移症状。

3.辅助检查 了解实验室、影像学、膀胱镜及尿脱落细胞学等检查的结果。

4.心理-社会评估 了解病人及家属对病情、治疗方法、术后并发症及术后康复的认知程度,家庭经济状况及社会支持程度等。

【主要护理诊断/问题】

1.恐惧、焦虑 与对癌症的恐惧、害怕手术、尿流改道等有关。

2.营养失调:低于机体需要量 与长期血尿、癌肿消耗、手术创伤等有关。

3.自我形象紊乱 与膀胱全切尿流改道有关。

4.潜在并发症 术后出血、感染。

【护理目标】

病人恐惧、焦虑减轻或消失;保持最佳的营养状态;能正确看待和接受自身形象,并适应现有排尿方式;潜在并发症能被及时发现,并得到有效处理。

【护理措施】

1.手术前护理 除按腹部手术做好手术前准备外,还应重点注意:

(1)心理护理 对担心预后产生恐惧的病人,应向其说明膀胱癌的治疗方法和治疗效果,减轻病人的恐惧心理。告知膀胱癌属于中等恶性,早期治疗效果满意。

(2)肠道准备 对拟行膀胱全切除回肠膀胱术的病人,按肠切除术做好术前肠道准备。

(3)皮肤准备 对拟行双侧输尿管腹壁皮肤造口术的病人,应彻底清洁皮肤,以保证成形皮肤乳头的成活和不发生感染。

2.手术后护理

(1)卧位与休息 麻醉作用消失、血压平稳后,可取半卧位。膀胱全切除术后,卧床8~10 d,避免引流管脱落出现漏尿。

(2)观察病情 监测生命体征、意识、面色、尿量和尿色、引流液的颜色和量等,尤应注意有无术后出血迹象,一旦发现异常,及时协助处理。膀胱全切除回肠膀胱术后,应分别观察和记录两侧肾的排尿量,以对肾功能进行较为准确的评估。

(3)饮食和营养 经尿道膀胱肿瘤电切者,术后6 h即可正常进食。膀胱部分切除和膀胱全切双输尿管皮肤造口术者,待肛门排气后,开始摄入营养丰富的饮食。回肠膀胱术、可控膀胱术者,应按肠吻合术后,指导病人进食。禁饮食期间,给予静脉输液和营养支持。开始饮食后,还应告知病人多饮水,以增加尿量,冲刷尿路。

（4）预防感染　遵医嘱使用抗菌药物,并观察药物的不良反应。

（5）引流管的护理　按常规做好引流管护理,但应注意:①带多种引流管时,应贴好标签,分别记录引流情况。②回肠膀胱术和可控膀胱术后,因肠黏膜分泌黏液易堵塞引流管,应注意定时挤压,促进黏液排出,有贮尿囊者可每 4 h 用生理盐水冲洗 1 次。③输尿管皮肤造口术后,若皮肤乳头成活良好,术后 2 周可拔除输尿管引流管。回肠膀胱术后,10 ~ 12 d 拔除输尿管引流管和回肠膀胱引流管,改为佩带皮肤接尿器。可控膀胱术后,8 ~ 10 d 拔除肾盂输尿管引流管,12 ~ 14 d 拔除贮尿囊引流管,2 ~ 3 周拔除输出道引流管,训练自行导尿。

（6）膀胱灌注化疗　让病人排空膀胱后,安置仰卧位;用 50 mL 注射器,将化疗药物稀释至 40 ~ 50 mL 备用;按无菌操作插入一次性导尿管,将化疗药物注入膀胱;指导病人每 15 min 更换 1 次体位(俯卧、仰卧、左侧卧、右侧卧),使药物与膀胱壁充分接触,以发挥更好的疗效;药物在膀胱内保留 2 h 后,嘱病人自行排出。若病人有尿频、尿急、尿痛症状,应暂停灌注化疗,以防尿管刺激尿道和膀胱加重上述症状。

【健康教育】

1.康复指导　①指导病人适当锻炼身体,加强营养,增强体质;自我调节情绪,逐渐接受和适应新的排尿方式;②定期进行肝、肾、肺等脏器检查,以及早发现转移病灶;③腹部佩带接尿器者,应保持局部皮肤清洁,防止接尿器的边缘压迫造瘘口,并定时更换集尿袋;可控膀胱术后,开始每 2 ~ 3 h 导尿 1 次,逐渐延长至每 3 ~ 4 h 1 次,导尿时要保持清洁,定期用生理盐水冲洗贮尿囊,清除黏液及沉淀物,以防发生上行感染。

2.后续治疗　经尿道电切或膀胱部分切除术后,应遵医嘱接受膀胱灌注化疗,以预防复发,一般术后半月开始灌注,开始每周灌注 1 次,共 6 次,以后每月 1 次,持续 2 年;期间还应定期进行膀胱镜检查,一旦发现复发,应及时采取进一步治疗。化疗期间,应定期检查血常规,以及早发现和处理骨髓抑制。

三、前列腺癌

前列腺癌多见于老年男性,年龄越大,发病率越高。在我国,随着人均寿命的延长,前列腺癌发病率迅速增加,大有提升为首位泌尿系肿瘤的趋势。前列腺癌的发病原因尚不清楚,可能与环境、遗传、饮食、性激素、种族等因素有关。

【病理】

前列腺癌 98% 为腺癌,起源于腺细胞,其他少见的有移行细胞癌、鳞癌及未分化癌等。癌肿最常发生在前列腺的外周带,大多数为多发病灶,易侵及前列腺尖部,晚期可超出前列腺而侵及精囊、膀胱颈、括约肌、直肠、肛提肌和骨盆壁等,也可经血行和淋巴途径发生转移,以血行转移到脊柱、骨盆最多见。

【临床表现】

早期多无明显临床症状,常在直肠指诊时偶然发现,也有的是在前列腺增生手术标本中被发现。当肿瘤较大时,可出现与前列腺增生相似的症状,如尿频、排尿困难,甚至尿潴留、尿失禁。晚期可出现骨痛、病理性骨折或脊髓受压等转移灶的症状,并有贫血、衰弱、浮肿等表现。直肠指检可发现前列腺增大、有坚硬结节等。

【辅助检查】

1. 实验室检查　血清前列腺特异性抗原(prostate-specific antigen,PSA)升高,极度升高提示有转移病灶。

2. 影像学检查　B超、CT、MRI检查,能了解前列腺癌的局部及其周围情况;放射性核素骨扫描,可了解有无骨转移病灶。

3. 前列腺穿刺活检　可为诊断提供可靠证据。

【治疗要点】

1. 手术治疗　对前列腺增生手术标本中偶然发现的局限性(Ⅰ期)癌,一般病灶小,细胞分化好,可不做进一步治疗,严密观察随诊。对局限在前列腺内的(Ⅱ期)癌,可以行根治性前列腺切除术,这是治疗前列腺癌的最好方法。

2. 内分泌治疗　对已超出前列腺的(Ⅲ期)癌及发生周围组织浸润的(Ⅳ期)癌,以内分泌治疗为主,可行睾丸切除术或使用药物如促黄体释放激素类似物缓释剂(LHRH-A)等去势,还可配合抗雄激素制剂(如氟他胺),以提高治疗效果。

3. 放射治疗　能在局部对肿瘤进行有效控制,适用于局部有扩散、内分泌治疗无效者。

【护理措施】

参见"良性前列腺增生"。

【健康教育】

1. 生活指导　指导病人适当锻炼身体,加强营养。多食豆类、谷物、蔬菜、水果、绿茶等,因其对预防前列腺癌有一定作用;避免高脂肪饮食,尤其高动物脂肪、红色肉类等是前列腺癌的危险因素。

2. 治疗指导　说明应用激素类抗肿瘤药(雌二醇氮芥)、抗雄激素制剂(氟他胺)、放射治疗等均有不良反应,尤其是心血管、肺部并发症,治疗期间应严密观察;放疗、化疗期间,应定期检查血常规,以及早发现和处理骨髓抑制。

3. 随访指导　按要求定期到医院复诊,定期检测PSA,对判断预后有重要意义。若出现骨痛,应做骨扫描检查,对有骨转移者可加用放射治疗。

思考与练习

一、A1/A2 型题

1. 肾癌最早出现的症状是( )
   A. 发热   B. 贫血   C. 疼痛
   D. 间歇性无痛全程血尿   E. 腰部肿块

2. 泌尿系统肿瘤血尿的特点是( )
   A. 肉眼血尿终末疼痛   B. 间歇无痛全程血尿   C. 血红蛋白尿
   D. 中段血尿   E. 终末血尿

3. 膀胱癌中最常见的组织学类型为( )
   A. 腺癌   B. 类癌   C. 鳞癌
   D. 未分化癌   E. 移行细胞癌

4. 男,58 岁,3 d 前突然出现无痛性肉眼血尿,伴有小血块,无尿路刺激征,1 个月前有类似情况,用止血药后血尿停止,应首先考虑( )
   A. 肾结核   B. 膀胱癌   C. 前列腺增生
   D. 膀胱结石   E. 前列腺炎

二、A3/A4 型题

(5~6 题共用题干)

男,68 岁;无痛性肉眼血尿一周,偶伴有小血块,无腰痛,无尿急、尿频现象,病人有吸烟史 30 余年,X 射线示两肺陈旧性结核,尿检为血尿。

5. 应首先考虑( )
   A. 肾结石   B. 肾结核   C. 肾癌
   D. 膀胱肿瘤   E. 前列腺增生

6. 为明确诊断,应做的重要检查是( )
   A. B 超或 CT   B. 膀胱镜检查   C. 排泄性肾盂造影
   D. 泌尿系 X 射线平片   E. 逆行性肾盂造影

第十一节 骨肿瘤

凡发生在骨内或起源于骨各种组织成分的肿瘤,不论是原发性,还是继发性或转移性肿瘤,统称为骨肿瘤。原发性良性骨肿瘤比恶性多见。恶性肿瘤以骨肉瘤占首位,良性肿瘤以骨软骨瘤为常见。骨肿瘤的发病年龄和部位对肿瘤的发生是很有意义的,如尤文肉瘤多见于儿童,骨肉瘤多见于青少年,骨巨细胞瘤多见于 20~40 岁,骨髓瘤多见于 40 岁以上男性。骨肿瘤好发于长骨的干骺端,也是生长最活跃的部位,如股骨下端、胫骨上端,而骨骺则很少受影响;转移癌好发于脊柱、骨盆等处。

【临床表现】

1. 疼痛　恶性肿瘤因生长迅速,疼痛剧烈而持久。有些良性肿瘤如骨样骨瘤也可出现。

2. 局部肿胀和肿块　良性肿瘤肿块常表现为坚实而无压痛。恶性肿瘤常表现为弥散性肿胀,压痛明显,浅静脉怒张。

3. 功能障碍和压迫症状　肿块巨大时,可压迫血管、神经、肌肉,出现相应症状。脊柱肿瘤可压迫脊髓而致截瘫。近关节处肿瘤可使关节活动受限。

4. 病理性骨折和脱位　骨干肿瘤骨质破坏,损伤骨的坚固性,可发生病理性骨折。骨干骺端的肿瘤可导致病理性脱位。

5. 转移　恶性肿瘤可经血液或淋巴转移到其他部位。

【辅助检查】

骨肿瘤的诊断必须是临床表现、影像学、病理结果三者结合。此外,生化测定也是不可忽视的一种诊断手段。

1. 影像学检查

(1)X 射线检查　常能反映骨肿瘤的基本病变。有些肿瘤表现为骨的沉积,统称为反应骨。临床上肿瘤细胞产生的类骨,称为肿瘤骨。有些肿瘤表现为骨破坏或骨吸收,也有肿瘤 2 种表现兼而有之,正、侧位 X 射线平片是不可缺少的诊断手段之一,恶性骨肿瘤常规拍胸片,了解有无肺转移。

(2)CT　可提供病变的横断面影像,因而可确定骨肿瘤以及软组织病变的范围。

(3)MRI　能更清楚反映软组织的累及范围,对识别肿瘤与主要结构如血管或脊髓的关系很有帮助。

(4)放射性核素骨显像　可明确病损范围以及转移病灶。

2. 生化测定　患有恶性肿瘤的病人,除全面化验检查外,还必须对血钙、血磷、碱性磷酸酶和酸性磷酸酶进行测定。凡骨有迅速破坏时,血钙常升高,血清碱性磷酸酶反映成骨活动,成骨性肿瘤如骨肉瘤,有明显升高;男性酸性磷酸酶的升高提示转移瘤来自晚期的前列腺瘤。尿 Bence-Jones 蛋白阳性可能为浆细胞骨髓瘤。

3. 病理检查　病理检查是确诊肿瘤唯一可靠的检查,分为切开活检和穿刺活检 2 种。

(1)切开活检　分为切取式和切除式 2 种。软组织肿瘤可在术中做冰冻切片,立即得出病理报告,带骨标本需经脱钙后石蜡包埋再做切片。

(2)穿刺活检　此法简单、安全、损伤小,用于脊柱及四肢的溶骨性病损。

【治疗要点】

良性骨肿瘤以手术切除为主。恶性骨肿瘤采取以手术为主的综合治疗,手术前后结合化疗、放疗、中药及免疫疗法等。

【护理评估】

1.健康史　评估患者年龄,家族史。

2.护理体检　检查有无疼痛、局部肿胀和肿块、肿块的性状,有无功能障碍和压迫症状、病理性骨折等情况。

3.辅助检查　通过 X 射线了解骨肿瘤的基本病变、有无肺转移。通过 CT 了解病变的范围、通过 MRI 了解软组织的累及范围,通过对血钙、血磷、碱性磷酸酶和酸性磷酸酶进行测定、病理检查进一步提高诊断的准确性。

4.心理-社会评估　恶性肿瘤患者常表现为焦虑,失望,担心肢体缺失,更担心医治无效而死亡,少数因绝望而产生轻生的念头。

【护理问题】

1.疼痛　与肿瘤压迫,浸润和手术有关。

2.自我形象紊乱　与肿瘤引起的肢体畸形,药物不良反应,手术截肢有关。

3.有皮肤完整性受损的危险　与长期卧床有关。

【护理目标】

疼痛减轻;心理压力减轻;皮肤完好,无压疮发生。

【护理措施】

1.心理护理　尽快让患者熟悉环境,对患者的情绪反应表示理解,并给予心理安慰和支持,帮助患者认识到手术的必要性和治疗效果。

2.止痛　避免疼痛诱发因素,防止局部受压、扭转和负重。遵医嘱使用止痛药,常用“三步阶梯”给药方案。

3.术前准备　①术前常规准备:尤其要注意手术区皮肤和适应性训练。②遵医嘱卧床,防止病理性骨折。

4.术后护理

(1)观察病情　观察伤口有无渗血,患肢血运情况,如颜色、温度、动脉搏动、感觉。观察患者生命体征。

(2)引流管的护理　保持通畅,做好观察和记录。

(3)固定　需石膏固定的患者,做好石膏固定期间护理。抬高患肢,防止受压。

(4)局部制动、休息　注意保持手术关节部位稳定,保持肢体功能位置。

5.放疗、化疗期间护理　注意药物的毒副作用,如发现及时处理。

【常见骨肿瘤】

1.骨软骨瘤　骨软骨瘤是一种比较常见的良性肿瘤,多发生于青少年,该肿瘤随人体发育增大,当骺线闭合后,其生长也停止。骨软骨瘤有单发性和多发性 2 种,多见于长骨的干骺端,如股骨下端,胫骨上端和肱骨上端,仅有 1% 的单发性骨软骨瘤可恶变,多发性骨软骨瘤及广基底的骨软骨瘤有明显恶变倾向。

骨软骨瘤可长期无症状,多在无意中发现骨性包块而就诊。若肿瘤压迫周围组织以及其表面的滑囊发生炎症,则可产生疼痛。体格检查所见肿块较X射线片显示的大。

X射线检查:在干骺端可见骨性突起,其皮质和松质骨与正常骨相连(图4-15)。其突起可带蒂,也可无蒂,软骨帽可呈不规则钙化。

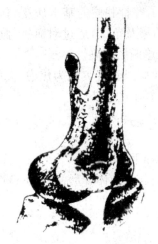

图4-15　股骨下端骨软骨瘤

本病属 $G_0 T_0 M_0$,一般不需治疗,若肿瘤生长过快,影响活动功能,或压迫神经、血管,以及肿瘤自身发生骨折时,应做切除术,切除应从肿瘤基底四周正常骨组织部分开始,包括纤维膜或滑囊、软骨帽,以及肿瘤本身一并切除,切除应彻底,以免复发。

2.骨巨细胞瘤　骨巨细胞瘤是一种潜在恶性或介于良恶之间的溶骨性肿瘤。好发年龄 20~40 岁,性别差异不大,好发于股骨下端和胫骨上端。

主要症状为疼痛和肿胀,与病情发展相关。局部包块压之有乒乓球样感觉和疼痛,病变关节活动受限。病理性骨折时伴有严重疼痛。

X射线检查:主要表现为骨端偏心位溶骨性破坏而无骨膜反应,病灶骨皮质膨胀变薄,呈肥皂泡样改变(图4-16)。

本病属 $G_0 T_0 M_{0\sim1}$ 者,以手术治疗为主,采用切除术加灭活处理,再植入自体或异体松质骨或骨水泥,但易复发。对于复发者,应做切除或节段截除术或假体植入术。

本病属 $G_{1\sim2} T_{1\sim2} M_0$ 者,采用广泛或根治切除,化疗无效。对发生于手术困难部位如脊椎者可采用放疗,但放疗后易肉瘤变,应高度重视。

3.骨肉瘤　骨肉瘤是一种最常见的恶性骨肿瘤,其特点是恶性瘤细胞产生中肿瘤性骨及骨样组织,故也称为成骨肉瘤。好发于青少年,好发部位为股骨远端、胫骨近端和肱骨近端。

主要症状为局部疼痛,多为持续性,逐渐加剧,夜间尤重,并伴有全身恶病质。附近关节功能活动受限,肿瘤表面皮温增高,静脉怒张,红外线照射时更明显,溶骨性骨肉瘤因侵蚀皮质骨面而导致病理性骨折。

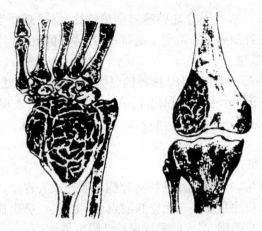

图 4-16 骨巨细胞瘤

本病 X 射线检查可有不同形态,主要表现有成骨性骨硬化灶或溶骨性破坏,骨膜反应可见 Comdan 三角或呈"日光射线"现象(图 4-17)。

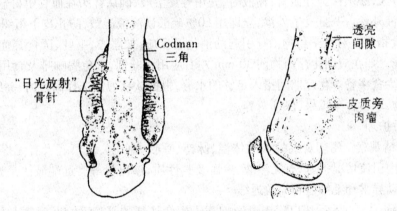

图 4-17 不同类型骨肉瘤

本病属 $G_2T_{1\sim2}M_0$ 者,采取综合治疗。术前大剂量化疗,然后根据肿瘤浸润范围做根治性切除瘤段、灭活再植或置入假体的保肢手术,或截肢术,术后继续大剂量化疗。骨肉瘤肺转移的发生率极高,属 $G_2T_{1\sim2}M_1$ 者,除上述治疗外,还可行手术切除转移灶。

【常见骨肿瘤的具体护理措施】

1. 术前护理

(1)心理护理 消除病人的害怕和焦虑心理,使其情绪稳定,积极配合治疗。骨肉瘤病人由于疾病本身以及手术或化疗的影响,生活自理能力下降,应加强护理。对于拟行截肢术的病人,应给予精神上的支持,与病人讨论术后可能出现的问题及可能的解决方案,使病人在心理上有一定的准备。

(2)缓解疼痛

1)避免疼痛的诱发因素 ①脊柱肿瘤部位垫软枕,维持脊柱生理弯曲,翻身时保护患部,防止扭转;②下肢肿瘤病人应避免下地负重,预防跌倒致病理性骨折或脱位,使疼痛加剧;③避免触碰肿瘤部位。

2)遵医嘱使用止痛药 常用 WHO 推荐的癌性疼痛三阶梯疗法。

(3)补充营养和水分 由于手术和化疗,病人常营养不良,表现为皮肤弹性差、脱水、体重减轻、贫血及低蛋白等。应给予高热量、高蛋白、高维生素饮食,必要时可采用胃肠外营养支持。

(4)化疗病人的护理

1)观察药物毒性反应 观察化疗药物对骨髓功能的损害程度,定时检查病人的血常规;出现血小板减少者,应注意观察有无皮肤淤点、牙龈出血、鼻出血等,必要时输注血小板;白细胞减少时,要防止感染,必要时采取保护性隔离措施。

2)用药注意事项 使用化疗药物时应严格遵守给药途径,根据药物代谢特点可采用动、静脉滴注或推注给药;化疗药物的剂量要准确;化疗药物应现配现用,避免稀释时间过长而降低疗效;同时使用几种药物时,每种药物之间应用等渗溶液隔开。化疗药物对血管的刺激非常大,必须保护好血管;输液时,先用等渗溶液,确认针头在血管中再输入化疗药物,防止药液外渗。一旦发生外渗,立即用 50%硫酸镁溶液湿敷,防止皮下组织坏死。

3)饮食指导 对化学药物治疗引起的消化道反应,如恶心、呕吐、厌食等症状采取相应护理措施。如在应用化疗药物前 30 min 左右应用止吐剂,避免喝咖啡及食用辛辣和油腻性食品,少食多餐。化疗期间摄入足够的水分,根据饮食习惯选择高蛋白、高维生素、高热量的食物,多食蔬菜瓜果,保证营养。

2. 术后护理

(1)病情观察 密切观察病人的体温、脉搏、呼吸、血压。观察病人有无疼痛及程度变化;伤口内引流情况,创口有无渗液、渗血及其性质、渗出量等。远端肢体是否肿胀,有无感觉、运动异常和毛细血管充盈迟缓。

(2)疼痛护理 术后切口疼痛可影响病人生命体征的平稳、饮食、睡眠和休息,从而影响伤口愈合,故应重视术后疼痛控制,积极采取止痛措施。

(3)生活护理 病人手术后常卧床休息,护士应做好生活护理,勤巡视,协助家属照顾和满足病人的日常需求,如大小便、饮食等。

(4)功能锻炼 术后 48 h 开始肌肉的等长收缩,以改善血液循环,增加肌肉力量,防止关节粘连及肌肉萎缩。

(5)截肢术后病人的护理

1)心理支持 截肢术后,病人身体外观发生变化,对病人心理造成极大的打击,病人往往产生压抑、悲哀情绪,要理解病人的烦躁、易怒行为,用耐心、爱心和细心对待病人,并鼓励家属多关心病人,给予心理和精神上的支持。

2)局部观察 注意肢体残端的渗血情况,创口引流液的性质及量,有无水肿、感染征象,是否有残肢疼痛和幻肢痛。

3)幻肢痛的护理 大多数截肢病人存在已切除肢体仍然疼痛或其他异常感觉,称为幻肢痛。应用放松疗法等心理治疗可逐渐消除幻肢痛;可对肢体残端进行热敷,加强残肢运动,感到疼痛时让病人自己轻叩残端,慢慢消除幻肢感,从而消除幻肢痛的主观感觉。必要时可使用镇静剂、止痛药。

4)残肢功能锻炼　大腿截肢的病人髋关节易出现屈曲、外展挛缩;小腿截肢者要避免膝关节屈曲挛缩;应及早进行功能锻炼。一般在2周拆线后,在截肢残端制作临时假肢,以促使早期功能锻炼,消除水肿,促进残端成熟。鼓励病人早期下床活动,进行肌肉强度和平衡锻炼,为安装假肢做准备。

【健康教育】

向病人讲解随着骨肿瘤综合疗法的发展,治愈率在不断提高,使病人树立战胜疾病的信心,消除消极的心理反应,促进身心健康。

提高生存质量:向病人宣传保证营养物质摄入和增强抵抗力的重要性,消除病人对疼痛的恐惧,合理使用药物镇痛或其他综合镇痛法,以减轻或消除疼痛。

指导病人进行残肢锻炼,以增强肌力,防止关节屈曲、挛缩,保持关节正常的活动范围。指导、鼓励病人使用辅助工具,早期下床活动,为安装假肢做准备。

嘱病人定期复查和拍片,发现异常及时就诊。

思考与练习

一、A1/A2 型题

1. 骨肉瘤化疗的护理不包括(　　)
   A. 防止药液外渗　　　　　B. 定期检查血常规　　　　　C. 防止脱发,可在头部放置暖水袋
   D. 化疗前半小时给予止吐药物　E. 多饮水

2. 骨肉瘤的好发部位是(　　)
   A. 股骨近端　　　　　　　B. 股骨远端　　　　　　　　C. 胫骨远端
   D. 腓骨远端　　　　　　　E. 肱骨远端

3. 大剂量化疗的骨肉瘤患者,其最常见的毒副作用是(　　)
   A. 胃肠反应　　　　　　　B. 骨髓抑制　　　　　　　　C. 肝功受损
   D. 心肌损害　　　　　　　E. 头发脱落

4. 女,18 岁,右小腿上段疼痛 2 月余,近 1 周来明显加重。查体:右胫骨上端肿胀,压痛明显,浅静脉怒张。X 射线片示右胫骨上段呈虫蚀状破坏,可见 Codman 三角。为进一步确诊,最有价值的检查是(　　)
   A. B 超检查　　　　　　　B. CT 检查　　　　　　　　C. 生化检查
   D. 核素骨扫描　　　　　　E. 活组织病理检查

二、A3/A4 型题

(5~7 题共用题干)

男,19 岁,右股骨下端疼痛 1 个月,夜间尤甚。查体:右股骨下端偏内侧局限性隆起,皮温略高,皮肤浅静脉怒张,明显压痛,膝关节运动受限。X 射线示股骨下端溶骨性骨破坏,可见 Codman 三角。拟行手术治疗。

5. 为防止术后感染,术前护理的重点是(　　)
   A. 补充血容量　　　　　　B. 胃肠道准备　　　　　　　C. 应用抗生素

D. 皮肤准备　　　　　　　　E. 营养支持

6. 患者行截肢术后 24 h,对其护理错误的是(　　)

A. 仰卧位时抬高患肢　　　　B. 俯卧位时残肢以枕头支托,压迫向下

C. 创面出血量大可用止血带　D. 引导其正视残肢,接受现实　E. 伤口愈合后开始功能锻炼

7. 为防止复发,出院时对该患者的健康指导最重要的是(　　)

A. 定期检查血常规　　　　　B. 鼓励多饮水　　　　　　　C. 坚持化疗并定期复查

D. 加强残肢功能锻炼　　　　E. 尽快安装义肢

第十二节　颅内肿瘤

颅内肿瘤是神经外科中最常见的疾病之一。颅内肿瘤包括发生自脑、脑血管、脑垂体、松果体、颅神经和脑膜等组织的颅内原发性肿瘤,也包括一小部分来源于身体其他部位的转移到颅内的继发性肿瘤。常见的肿瘤有胶质瘤、脑膜瘤、垂体瘤、听神经瘤、血管瘤、颅咽管瘤等。发病部位以大脑半球最多。神经胶质瘤是来源于神经上皮的肿瘤,是颅内最常见的恶性肿瘤,占颅内肿瘤的 40% ~50%。

【临床表现】

1. 颅内压升高　90% 以上的患者可出现颅内压升高的症状和体征,通常呈慢性、进行性加重过程,若未得到及时治疗,重者可引起脑疝,轻者可引发视神经萎缩,约 80% 的患者可发生视力减退。

2. 局灶症状与体征　因不同部位的肿瘤对脑组织造成的刺激、压迫和破坏不同而各异。

【辅助检查】

主要有头颅 X 射线摄片、CT、MRI 等,其中 CT 和 MRI 是最常用的手段。

【治疗要点】

手术治疗是最直接、有效的方法,包括肿瘤切除、内减压术、外减压术和脑脊液分流术等。放疗、化疗逐渐成为重要的综合治疗手段。

【护理措施】

1. 术前护理　①心理护理。②颅内压升高患者的护理。③术前常规准备:术前 1 d 剃去头发,术日晨再次剃头,将头洗净,用乙醇或苯扎溴铵消毒头皮后,以无菌巾包扎。经口鼻蝶窦入路手术的患者,需剃胡须、剪鼻毛,并加强口腔及鼻腔护理。

2. 术后护理

(1)体位　全麻未清醒的患者,取侧卧位,以利于呼吸道护理。意识清醒、血压平稳后,宜抬高床头 15°~30°,以利颅内静脉回流。搬动患者或为患者翻身时,应有人扶持头部使头颈部成一直线,防止头颈部过度扭曲或震动。

(2)营养和补液　一般颅脑手术后第 1 日可进流质饮食,第 2、3 日给半流质饮食,以后逐渐过渡到普通饮食。较大的脑手术或全身麻醉术后患者有恶心、呕吐或消化道功能紊乱时,术后可禁食 1~2 d,给予静脉补液,待病情平稳后再逐步恢复饮食。颅后窝手术或听神经瘤手术后,因舌咽、迷走神经功能障碍而发生吞咽困难、饮水呛咳者,术后应严格禁食、禁饮,采用鼻饲供给营养,待吞咽功能恢复后逐渐练习进食。术后长期昏迷的患者,主要经鼻饲提供营养,不足者可经肠外途径补充。鼻饲后勿立即搬动患者以免引发呕吐和误吸。

(3)病情观察　常规观察生命体征、意识状态、瞳孔、肢体活动状况等。注意观察切口敷料及引流情况以避免切口感染。观察有无脑脊液漏,一旦发现有脑脊液漏,应及时通知医师妥为处理。患者取半卧位、抬高头部以减少漏液;为预防颅内感染,头部包扎使用无菌绷带,枕上垫无菌治疗巾并经常更换,定时观察有无浸湿,并在敷料上标记浸湿范围,估计渗出液量。注意有无颅内压升高症状,保持大便通畅,避免引起颅内压升高的活动。定期观察皮肤状况,预防压疮。

(4)呼吸道护理　及时清理呼吸道,避免误吸。

(5)术后并发症的观察和护理　①出血:颅内出血是脑手术后最危险的并发症,多发生在术后 24~48 h。患者往往有意识改变,表现为意识清楚后又逐渐嗜睡、反应迟钝甚至昏迷。术后应严密观察,避免升高颅内压的因素;一旦发现患者有颅内出血征象,应及时报告医师,并做好再次手术止血的准备。②尿崩症:主要发生于鞍上手术后,如垂体腺瘤、颅咽管瘤等手术累及下丘脑而影响抗利尿激素分泌所致。患者出现多尿、多饮、口渴,每日尿量大于 4000 mL,尿比重低于 1.005。在给予垂体后叶素治疗时,应准确记录出入液量,根据尿量的增减和血清电解质含量调节用药剂量。尿量增多期间,须注意补钾。③应激性溃疡:丘脑下部及脑干受损后可引起应激性胃黏膜糜烂、溃疡、出血。患者呕吐大量血性或咖啡色胃内容物,并伴有呃逆、腹胀及黑便等症状,出血量多时可发生休克。可给予雷尼替丁等药物预防,一旦发现胃出血,应立即放置胃管,抽净胃内容物后用小量冰水洗胃,经胃管或全身应用止血药物,必要时输血。④癫痫发作:多发生在术后 2~4 d 脑水肿高峰期,系因术后脑组织缺氧及皮质运动区受激惹所致。当脑水肿消退、脑循环改善后,癫痫常可自愈。对拟做皮质运动区及其附近手术的患者,术前常规给予抗癫痫药物以预防。癫痫发作时,应及时给予抗癫痫药物控制,患者卧床休息,保证睡眠,避免情绪激动;吸氧,注意保护患者,避免意外受伤;观察发作时表现并详细记录。

(6)创腔引流的护理　①位置:术后早期,创腔引流瓶/袋放置于头旁枕上或枕边,高度与头部创腔保持一致,以保证创腔内一定的液体压力,避免脑组织移位。②引流速度:手术 48 h 后,可将引流瓶(袋)略放低,以较快引流出创腔内的液体,使脑组织膨出,以减少局部残腔,避免局部积液造成颅内压升高。③量:若术后早期引流量多,应适当抬高引流瓶(袋)。引流放置 3~4 d,一旦血性脑脊液转清,即拔除引流管,以免形成脑脊液漏。

(7)硬脑膜下引流 慢性硬脑膜下积液或硬脑膜下血肿因已形成完整的包膜和液化,临床可采用颅骨钻孔、血肿冲洗引流术,术后于包膜内放置引流管继续引流,以排空其内血性液或血凝块,以利于脑组织膨出,消灭死腔,必要时可冲洗。术后患者取平卧位或头低脚高患侧卧位,注意体位引流。引流瓶/袋应低于创腔 30 cm。术后不使用强力脱水药,亦不严格限制水分摄入,以免颅压过低影响脑膨出。

【健康教育】

功能锻炼:康复训练应在病情稳定后早期开始,包括肢体的被动及主动练习、语言能力及记忆力的恢复,教会患者及家属自我护理方法,加强练习,尽早、最大限度地恢复功能,以恢复自理及工作能力,使其尽早回归社会。

癫痫患者应定期服用抗癫痫药物,不能单独外出、登高、游泳等。

第十三节 白血病

一、概述

白血病是一类造血干细胞的恶性克隆性疾病,克隆的白血病细胞因自我更新增强、增殖失控、分化障碍、凋亡受阻而停滞在细胞发育的不同阶段。其特征是骨髓和其他造血组织中白血病细胞大量增生累积,使正常造血受抑制,并浸润其他器官和组织。临床主要表现为进行性贫血、出血、反复感染和组织器官浸润,外周血液中出现幼稚细胞(白血病细胞)。

我国白血病的发病率为 2.76/10 万人口,在恶性肿瘤所致死亡率中,男性白血病居第6 位,女性白血病居第 8 位,儿童及 35 岁以下成人中白血病则居第一位。我国急性白血病(AL)比慢性白血病(CL)多见(约 5.5：1),其中急性髓细胞白血病(AML,简称急粒白血病或急粒)最多,其次为急淋白血病(ALL)、慢粒白血病(CML),慢淋巴细胞(CLL)少见。成人急性白血病中以急性髓细胞白血病(AML)多见,儿童以急淋白血病(ALL)多见,慢粒巴细胞(CML)随年龄增长而发病率逐渐升高,慢淋巴细胞(CLL)在 50 岁以后发病明显增多。

白血病的病因尚不完全清楚,可能与下列因素有关。

1.生物因素 主要是病毒和免疫功能异常。成人 T 细胞白血病/淋巴瘤(ATL)可由人类 T 淋巴细胞病毒Ⅰ型(HTLV-I)所致,病毒感染机体后,作为内源性病毒整合并潜伏在宿主细胞内,一旦在某些理化因素作用下,即被激活表达而诱发白血病;或作为外源性病毒由外界以横向方式传播感染,直接致病。部分免疫功能异常者,如某些自身免疫性疾病患者白血病危险度会增加。

2. 物理因素　X 射线、γ 射线等电离辐射均有致白血病作用,研究表明,大面积和大剂量照射可使骨髓抑制和机体免疫力下降,DNA 突变、断裂和重组,导致白血病的发生。日本广岛、长崎发生原子弹爆炸后,幸存者白血病的发生率是未受辐射人群的 17~30 倍。

3. 化学因素　某些化学物质和药物均有致白血病的作用,如苯及其衍生物、氯霉素、保泰松、乙双吗啉、抗肿瘤药物中的烷化剂和拓扑异构酶Ⅱ抑制剂。化学物质所致的白血病以 AML 为多。

4. 遗传因素　家族性白血病约占白血病的 7‰,单孪双胞胎如果一人发病另一人发病率为 1/5,比双卵双胞胎高 12 倍。某些遗传性疾病如先天愚型白血病发病率高达 50/10 万,是正常人的 20 倍,此外先天性再生障碍性贫血、先天性血管扩张红斑病等白血病的发病率均较高。表明白血病与遗传因素有关。

二、急性白血病

急性白血病(acute leukemia,AL)是造血干细胞的恶性克隆性疾病,起病时骨髓中异常的原始细胞及幼稚细胞(白血病细胞)大量增殖使正常造血受抑制,并广泛浸润肝、脾、淋巴结等,表现为贫血、出血、感染和浸润等征象。

【分类】

根据受累的细胞系列将急性白血病(AL)分为急性淋巴细胞白血病(ALL,简称急淋)和急性髓细胞白血病(AML)或急性非淋巴细胞白血病(ANLL,简称急非淋)。

急性淋巴细胞白血病共分 3 种亚型。

L_1 型:原始和幼稚淋巴细胞以小细胞(直径≤12 μm)为主。

L_2 型:原始和幼稚淋巴细胞以大细胞(直径>12 μm)为主。

L_3 型:原始和幼稚淋巴细胞以大细胞为主,大小一致,细胞内有明显空泡,胞浆嗜碱性,染色深。

AML 共分 8 种亚型:急性髓细胞白血病微分化型(M_0)、急性粒细胞白血病未分化型(M_1)、急性粒细胞性白血病部分分化型(M_2)、急性早幼粒细胞白血病(M_3)、急性粒-单核细胞白血病(M_4)、急性单核细胞性白血病(M_5)、急性红白血病(M_6)、急性巨核细胞白血病(M_7)。

【临床表现】

起病急缓不一,急性者可突然发生高热,类似"感冒",也可是严重出血。缓慢者常表现为面色苍白、皮肤淤点淤斑、月经过多或拔牙后出血不止而就医发现。

1. 正常骨髓造血功能受抑制表现

(1)贫血　半数患者就诊时已是重度贫血。部分患者因病程短,可无贫血。贫血的主要原因是骨髓中白血病细胞极度增生,使正常红细胞生成减少所致。

(2)发热　半数患者以发热为早期表现。可低热,亦可高达 39~40 ℃以上,常伴畏寒。发热多由继发感染引起,感染最常见的部位是口腔炎、牙龈炎、咽峡炎,肺部感染、肛周炎、肛旁脓肿也常见,严重时可致败血症。感染最常见的致病菌为革兰氏阴性杆菌,如肺炎克雷白杆菌、铜绿假单胞菌、大肠杆菌、产气杆菌等;但革兰阳性球菌感染者有所上升,如金黄葡萄球菌、表皮葡萄球菌、粪链球菌、肠球菌等;长期应用抗生素者可出现真菌感染,如念珠菌、曲霉菌、隐球菌等。感染的主要原因是由于成熟粒细胞缺乏,其次是人体免疫力下降。

(3)出血 以出血为早期表现者近40%。出血可发生在全身各部位,以皮肤淤点、淤斑、鼻出血、牙龈出血及女性患者月经过多较常见,眼底出血可致视力障碍,严重者可发生颅内出血,出现头痛、呕吐、瞳孔大小不对称,甚至发生昏迷而死亡。有资料表明急性白血病死于出血者占62.24%,其中87%为颅内出血。出血的主要原因是血小板减少、凝血异常、白血病细胞浸润、细菌毒素对血管的损伤。

2.白血病细胞增殖浸润表现

(1)肝、脾、淋巴结肿大 急性白血病可有轻、中度肝脾肿大,表面光滑,除慢粒白血病急性变外,巨脾罕见。淋巴结肿大以急性淋巴细胞性白血病多见。

(2)骨骼和关节疼痛 常有胸骨下段局部压痛,为骨髓腔内白血病细胞过度增生所致,对白血病的诊断有一定的价值。还可出现关节、骨骼疼痛,尤其以儿童多见。

(3)眼部浸润表现 急性粒细胞白血病浸润眼眶骨膜可形成粒细胞肉瘤(绿色瘤),可引起眼球突出、复视或者失明。

(4)中枢神经系统白血病(CNSL) 可发生在白血病任何时期,但常发生在化疗后缓解期,原因是化疗药物难以通过血脑屏障,隐藏在中枢神经系统的白血病细胞不能被有效杀灭,此为白血病髓外复发的主要根源。CNS以急性淋巴细胞白血病多见,尤以儿童多见,轻者表现为头痛、头晕,严重者可出现呕吐、视力模糊、颈项强直,甚至出现抽搐、昏迷。

(5)其他表现 白血病细胞浸润牙龈可使牙龈增生、肿胀;浸润皮肤可出现皮肤蓝灰色斑丘疹,局部皮肤隆起、变硬,呈蓝紫色结节;浸润睾丸,表现为睾丸无痛性肿大,以一侧多见,多见于急性淋巴细胞性白血病化疗缓解期后的幼儿和青年,是仅次于CNSL的白血病髓外复发的根源。

【实验室及其他检查】

1.血象 大多数患者白细胞增多,白细胞>10×10^9/L者,称为白细胞增多性白血病;少数患者白细胞计数正常或减少,<1×10^9/L者,称为白细胞减少性白血病;血涂片检查可见数量不等的原始和幼稚细胞,常有不同程度的正常细胞性贫血,约50%患者血小板低于60×10^9/L,晚期血小板往往极度减少。

2.骨髓象 骨髓穿刺检查是确诊白血病的主要依据和必做检查,对指导治疗、判断疗效、估计预后有重要意义。多数患者骨髓象增生明显活跃或极度活跃,以原始细胞或(和)幼稚细胞为主,原始细胞≥骨髓有核细胞的30%为急性白血病的诊断标准。正常粒系、红系细胞及巨核细胞系均显著减少。奥尔(Auer)小体仅见于急非淋白血病,有独立诊断意义。

3.血液生化检查 血清尿酸浓度增高,尿中尿酸排泄增加甚至出现尿酸结晶,特别是化疗期间,主要因为大量白血病细胞破坏致尿酸生成增加。

4.其他检查 细胞化学、免疫学、染色体及基因检查,有助于白血病类型的鉴别;出现中枢神经系统白血病时,脑脊液压力升高,白细胞数增加,蛋白质增多,而糖定量减少,涂片中可找到白血病细胞。

【诊断要点】

根据病人有持续性发热、进行性贫血、出血、骨骼和关节疼痛、肝、脾、淋巴结肿大;外周血象白细胞计数增加,并出现原始和幼稚细胞;骨髓象骨髓增生明显活跃或极度活跃,以原始细胞或(和)幼稚细胞为主,原始细胞≥骨髓有核细胞的30%,一般可作出诊断。但还需进一步作细胞化学、免疫学、染色体及基因检查,以确定白血病的类型。

【治疗要点】

1.对症支持治疗 病情较重的患者须卧床休息,最好是将患者安置在隔离病室或无菌层流室进行治疗。

(1)防治感染 严重感染是白血病患者主要死亡原因。常用广谱抗生素治疗,伴有粒细胞缺乏的严重感染患者,可用粒细胞集落刺激因子(G-CSF)或粒-巨噬细胞集落刺激因子(GM-CSF),以提高白细胞。

(2)纠正贫血 严重贫血吸氧、输注浓缩红细胞或全血,维持血红蛋白>80 g/L。但有白细胞淤滞症时不宜立即输注红细胞,以免增加血液黏稠度。

(3)控制出血 血小板计数$<20×10^9/L$而出血严重时,输注浓缩血小板悬液或新鲜血,保持血小板$>20×10^9/L$。

(4)预防尿酸肾病 由于大量白血病细胞被破坏,可产生尿酸肾结石,引起肾小管阻塞,严重者可致肾衰竭,患者表现少尿无尿。故要求患者多饮水,给予别嘌呤醇以抑制尿酸合成。

(5)紧急处理高白细胞血症 当循环血液中白细胞$>200×10^9/L$时,患者会发生白细胞淤滞症,表现为呼吸窘迫、低氧血症、言语不清、反应迟钝、颅内出血等。因此当血中白细胞$>100×10^9/L$时,应紧急使用血细胞分离机,单采清除过高的白细胞,同时给予化疗和水化,并预防高尿酸血症、酸中毒、电解质紊乱等并发症。

2.化学药物治疗 化学药物治疗要点为早期、联合、足量、间歇、个体化,急性白血病常用化疗药物及其主要不良反应见表4-3,联合化疗是急性白血病的主要治疗方法,其常用联合化疗方案见表4-4。化学药物治疗过程分为两个阶段,即诱导缓解治疗和缓解后治疗。

(1)诱导缓解治疗 是指从化疗开始到完全缓解。完全缓解的标准是急性白血病的症状、体征消失,血象和骨髓象基本正常。

目前多采用联合化疗,急淋白血病首选 VP 方案,即长春新碱 1~2 mg/周,静脉注射,泼尼松 40~60 mg/d,分次口服,可连续用药 4~5 周,若疗效不佳时可改为 VDP 或 DVLP 方案。儿童急淋首选 VP 方案,成人急淋推荐 DVLP 方案。急非淋白血病的"标准"方案为柔红霉素加阿糖胞苷组成的 DA 方案,或使用 HOAP 方案或其他方案。

表 4-3　急性白血病常用化疗药物及主要不良反应

种类	常用药物	缩写	主要不良反应
抗叶酸代谢	甲氨喋呤	MTX	口腔及胃肠道黏膜溃疡、肝脏损害、骨髓抑制
抗嘌呤代谢	6-巯基嘌呤	6-MP	骨髓抑制、胃肠反应、肝脏损害
抗嘧啶代谢	阿糖胞苷	Ara-C	口腔溃疡、消化道反应、脱发、骨髓抑制
烷化剂	环磷酰胺	CTX	骨髓抑制、脱发、出血性膀胱炎、恶心、呕吐
	苯丁酸氮芥	CLB	骨髓抑制、胃肠反应
生物碱类	长春新碱	VCR	末梢神经炎、脱发、腹痛、便秘
	三尖杉碱	HHT	骨髓抑制、心脏反应、消化道反应
抗生素类	柔红霉素	DNR	骨髓抑制、心脏损害、消化道反应
酶类	门冬酰胺酶	L-ASP	过敏反应、高尿酸血症、肝脏损害、高血糖
激素类	泼尼松	P	类 Cushing 综合征、高血压、糖尿病
抗嘧啶、嘌呤代谢	羟基脲	HU	消化道反应、骨髓抑制
肿瘤细胞诱导分化剂	维甲酸（全反式）	ATRA	皮肤黏膜干燥、消化道反应、关节痛、肝脏损害

表 4-4　急性白血病常用化疗方案

类型	治疗方案	药物剂量	用法	疗程
急淋	VP	VCR　2 mg	第 1 天，每周 1 次，静脉注射	2～3 周
		P　1 mg/kg	每日分次口服	
	VDP	VCR　2 mg	第 1 天，每周 1 次，静脉注射	4 周
		DNR　30 mg/m²	第 1～3 天，静脉注射	
		P　1 mg/kg	每日分次口服	
	DVLP	DNR　30 mg/m²	每 2 周第 1～3 天，每天 1 次	4 周
		VCR　2 mg	第 1 天，每周 1 次，静脉注射	
		L-ASP　10 000(U)	每日 1 次，共 10 d，静脉注射	
		P　1 mg/kg	每日分次口服	
急非淋	DA	DNR　45 mg/m²	第 1～3 天，静脉注射，	7 d
		Ara-C　100 mg/m²	每日 1 次，第 1～7 天静脉滴注	
	HOAP	H　3～4 mg/d	静脉滴注 5～7 d	7 d
		VCR　2 mg	第 1 天，静脉注射	
		Ara-c　100 mg/m²	每日 1 次，第 1～7 天静脉滴注	
		P　1 mg/kg	每日分次口服	
	HA	H　3～4 mg/d	静脉滴注 5～7 d	7 d
		Ara-C　100 mg/m²	每日 1 次，第 1～7 天静脉滴注	

（2）缓解后治疗　即巩固强化治疗。巩固强化的目的是继续消灭体内残存的白血病细胞,防止复发,延长缓解期,争取治愈。急淋白血病早期可用原诱导缓解方案 2～4 疗程,以后每月强化治疗 1 次,维持治疗 3～4 年。急非淋白血病用原诱导缓解方案 4～6 疗程,以后每 1～2 个月强化治疗 1 次,共 1～2 年。

3.中枢神经系统白血病防治　防治中枢神经系统白血病是减少复发的关键。常用药物为甲氨蝶呤,在缓解后鞘内注射,为了减轻药物刺激引起蛛网膜炎,可同时用地塞米松。也可用阿糖胞苷鞘内注射。同时做头颅和脊髓放射治疗。若中枢神经系统白血病已经发生,可用上述方法治疗。

4.造血干细胞移植　原理是先用全身放疗和强烈的免疫抑制剂尽量将病人体内的白血病细胞最大可能地全部杀灭,同时充分抑制病人的免疫功能,然后植入正常人的骨髓或外周造血干细胞,使病人恢复正常造血功能。急性白血病应在第一次完全缓解时进行,移植成功者可长期生存或治愈。

【护理评估】

1.健康史　详细询问患者有无反复的病毒感染史;是否用过易诱发本病的药物,如氯霉素、保泰松、抗肿瘤药等;是否接触过放射性物质或化学毒物,如苯、油漆、染料等;了解患者的职业、工作环境及家族史,是否患有其他血液系统疾病,家族中是否有类似疾病者。

进行性加重的面色苍白、疲乏无力、头晕、心悸等贫血表现,有无持续性发热,有无皮肤淤点、淤斑、鼻出血、牙龈出血、月经过多等,有无骨骼和关节疼痛。

2.身体评估　评估病人的生命体征,尤其注意有无发热,注意病人的意识状态,评估皮肤黏膜有无苍白,出血,肝、脾、淋巴结有无肿大,胸骨下段有无压痛,病人心率有无加快,两肺有无干湿性啰音。

3.实验室及其他检查　查阅血常规判定白细胞是否增多及增多程度,外周血象是否有原始和幼稚细胞,有无贫血及血小板减少。查阅骨髓象骨髓增生活跃程度,原始细胞或（和）幼稚细胞的比值,了解血液生化检查结果及细胞化学、免疫学检查结果。

4.心理-社会评估　白血病是造血系统的恶性肿瘤,患者在明确诊断后常感恐惧、悲伤;治疗效果不佳或白血病复发时,患者易出现悲观、绝望、愤怒等心理反应;需限制探视或行保护性隔离时,患者容易产生孤独感;化疗药物的不良反应常使患者拒绝或惧怕治疗;昂贵的治疗费用,常使患者心理压力更加沉重。

【主要护理诊断/问题】

1.有感染的危险　与成熟粒细胞减少及化疗有关。
2.有受伤的危险　与血小板减少、白血病细胞浸润有关。
3.活动无耐力　与贫血、发热及化疗反应有关。
4.预感性悲哀　与白血病治疗效果差、死亡率高有关。
5.潜在并发症　中枢神经系统白血病、脑出血。

【护理措施】

1.病情观察 密切观察患者生命体征;观察并记录体温变化及热型,如患者有发热应积极寻找有无感染病灶(口腔炎、咽喉炎、肺部感染、肛周感染);观察患者全身皮肤有无瘀点瘀斑、内脏出血、颅内出血征象,如出现神志改变、血压升高、脉搏减慢、瞳孔两侧不等大、肢体瘫痪,则提示颅内出血;观察有无中枢神经系统白血病表现,如头痛、呕吐、颈项强直;监测白细胞计数、尿量及血中尿酸水平等;观察有无化疗药物的毒性反应,监测肝功能、心电图、心率、心律。

2.休息与活动 休息可降低基础代谢率,减少氧耗。有严重贫血、感染、明显出血倾向患者及化疗期间患者应绝对卧床休息,协助他们洗漱、进餐、大小便、翻身等,满足其日常生活需要;缓解期患者根据病情适当活动,但活动强度以活动后不出现心慌、气促和其他不适为宜。

3.饮食护理 合理的饮食、足够的营养,有助于提高患者对化疗的耐受性,提高机体的抵抗力。向患者及家属说明营养摄入的重要性,鼓励患者进食;为患者提供高热量、高蛋白、高维生素、清淡、易消化食物;以半流质为主,少量多餐;尽量满足患者的饮食习惯及对食物的要求,以增加食欲;避免进食高糖、高脂、产气过多和辛辣的食物;为了减轻胃肠道反应,避免在化疗前后 2 h 进食;当出现恶心、呕吐时应暂缓进食,必要时遵医嘱给予止吐药物;鼓励患者多饮水,每天饮水量在 2000 mL 以上,以预防尿酸性肾病。

4.化疗不良反应的护理

(1)局部反应 某些化疗药物,如柔红霉素、氮芥、阿霉素等多次静脉注射可引起静脉炎,药物静脉注射速度要慢,在静脉注射后要用生理盐水冲洗静脉,以减轻其刺激。若发生静脉炎需及时使用普鲁卡因局部封闭,或冷敷。注意血管要轮换使用。

(2)骨髓抑制 定期查血象、骨髓象。

(3)胃肠道反应 某些化疗药物可引起恶心、呕吐、食欲减退等反应,化疗期间病人饮食要清淡、易消化和富有营养,必要时可使用止吐镇静剂。

(4)其他 长春新碱能引起末梢神经炎、手足麻木感,停药后可逐渐消失。柔红霉素、三尖杉碱类药物可引起心肌及心脏传导损害,用药时要缓慢静脉滴注。甲氨蝶呤可引起口腔黏膜溃疡,可用质量浓度 0.5 g/L 普鲁卡因含漱,减轻疼痛,便于进食和休息。环磷酰胺可引起脱发及出血性膀胱炎所致血尿,嘱患者多饮水,有血尿必须停药。

5.心理护理 关心体贴患者,和他们建立良好的人际关系,以便及时了解患者的心理反应,并进行针对性护理。告知患者长期的情绪低落、抑郁等将会造成内环境的失衡,并导致食欲下降、失眠、免疫功能低下,使加重病情。鼓励患者表达内心感受,提出所关心的话题,如对病情的认识、对治疗效果及预后的担心,并给予耐心细致的解释。积极寻求来自患者家属(亲友)的支持和鼓励,指导患者进行自我心理调节,采取放松疗法,使患者能保持积极稳定的情绪状态,积极配合治疗。

6.对症护理

(1)贫血护理 轻度贫血适当活动;重度贫血卧床休息,吸氧,协助生活护理,减少患者体力消耗。

（2）发热护理　卧床休息，采取舒适体位，减少机体消耗。鼓励患者进食高热量、高维生素的流质、半流质饮食，同时鼓励患者多饮水，每天饮水 2000 mL 以上，必要时遵医嘱静脉补液，以维持水、电解质平衡。高热患者给予物理降温，如冰敷大血管经过部位（颈部、腋下和腹股沟），但禁用乙醇拭浴，以防局部血管扩张进一步加重出血。必要时遵医嘱给予药物降温。降温过程中，要注意监测患者体温和脉搏的变化，及时更换衣物，保持皮肤清洁干燥，防止受凉。

（3）感染护理

1）保护性隔离　化疗药物不仅杀灭白血病细胞，正常细胞同样受到杀伤，因此，患者在诱导缓解治疗期间很容易发生感染，当成熟粒细胞绝对值≤$0.5×10^9$/L 时，发生感染的可能性更大，此时最好行保护性隔离，置患者于无菌层流室或单人病房，保证室内空气新鲜，定时空气和地面消毒，谢绝探视以避免交叉感染。

2）保持良好的个人卫生习惯　①口腔护理：每日进餐前后、睡前、呕吐或吐痰后均应漱口，以防口腔感染。一般情况下选择生理盐水、朵贝液、氯己定等交替漱口，如为厌氧菌感染可选择体积分数 1% ~3% 过氧化氢溶液，如为真菌感染可选择 1% ~4% 碳酸氢钠溶液、2.5% 的制霉菌素溶液、质量分数 0.02% 的氯己定溶液等，每次含漱 30 s。口腔黏膜有溃疡时增加漱口次数，并于餐后和睡前涂擦碘甘油、锡类散、溃疡贴膜等，涂药后 2 ~3 h 不进食，口腔溃疡严重者可于餐前用普鲁卡因稀释漱口，以减轻进食时的疼痛，保证进食量。注意每天观察口腔黏膜，如出现口腔黏膜改变时，应取分泌物做细菌培养加药敏试验，同时增加漱口和口腔护理次数。②皮肤护理：保持皮肤清洁，定期洗澡更衣，勤剪指甲，避免抓伤皮肤。肌注、静脉注射时，局部要严格消毒。③会阴部清洁：女性患者尤其应注意会阴部位清洁，每天清洗会阴 2 次，月经期增加清洗次数。④肛周护理：睡前、便后用质量浓度 5 g/L 高锰酸钾溶液坐浴，每次 15 ~20 min，保持大便通畅，防止肛裂；发现肛周脓肿及时通知医生，必要时切开引流，遵医嘱局部、全身使用抗生素。⑤预防肠道感染：指导患者餐前、便后洗手，注意饮食卫生。

若患者生命体征显示有感染征象，应立即协助医生做血液、咽部、尿液、粪便和伤口分泌物的检查与培养。一旦感染，遵医嘱用强有力的抗生素，如头孢类第三代药物等。

（4）出血护理　参见"血液系统疾病常见症状体征的护理"相关内容。

（5）骨骼、关节疼痛护理　帮助患者取舒适体位，放松肢体，疼痛关节可用枕头托起，疼痛剧烈时，遵医嘱给予止痛药物，尽量消除患者痛苦和不安。

【健康教育】

1.疾病预防　指导患者避免长期接触电离辐射和化学毒性物质如苯及其衍生物，因为职业关系需要接触者应严格遵守劳动保护制度，避免使用氯霉素、保泰松等药物。

2.日常生活指导　进食高蛋白、高维生素、高热量、清淡、易消化、少渣饮食，避免辛辣刺激性的食物，防止口腔黏膜的损伤。平时多饮水，多食蔬菜、水果，以保持大便的通畅。保证充足的休息和睡眠，适当锻炼，如散步、打太极拳等，以提高机体的抵抗力。

3.预防感染指导　注意保暖，避免受凉感冒，保持居住环境清洁通风，尽量少去公共场所，注意个人卫生，保持皮肤、口腔、肛周清洁，定期复查血象变化，观察体温其他感染征象,经常检查口腔、咽部有无感染,教会患者自测体温。

4. 预防出血指导　避免剧烈活动和创伤;剪短指甲,避免抓伤;沐浴时水温以 37 ~ 40 ℃为宜,以防水温过高引起血管扩张,加重皮下出血;勿用牙签剔牙,用刷牙软牙刷;勿用手挖鼻孔;勿服用影响血小板功能的药物。

5. 用药指导　告知患者治疗方案、用药疗程和药物不良反应,向患者说明缓解后坚持巩固治疗的重要性,指导患者按医嘱按疗程用药,并定期进行复查,以预防或减少不良反应发生,延长患者的缓解期和生存期。

6. 复查就诊指导　定期检查血象及骨髓象,以观察疗效和骨髓抑制情况,定期复查肝肾功能,出现发热、出血及骨与关节疼痛等表现及时就医。

三、慢性粒细胞白血病

慢性白血病(chronic leukemia,CL)按细胞类型分为粒细胞、淋巴细胞、单核细胞三型,我国以慢性粒细胞白血病(简称慢粒)为多见,其临床特点:粒细胞明显增多,可有脾肿大。

慢性粒细胞白血病是一种发生在多能造血干细胞上的恶性骨髓增生性疾病(获得性造血干细胞恶性克隆性疾病),其临床特点为外周血粒细胞明显增多并有不成熟性、脾脏明显肿大。本病任何年龄都可发病,以中年最多见,中位发病年龄 53 岁,男性多于女性。其起病缓慢,病程发展缓慢,自然病程可分为慢性期、加速期和急变期,大多因急性变而死亡。

【临床表现】

1. 慢性期　慢性期一般持续 1 ~ 4 年。起病缓慢,早期无自觉症状,随着病情发展可出现乏力、低热、多汗、消瘦等代谢亢进的表现。脾脏肿大是最突出的体征,可达脐平面,甚至可深入盆腔,质地坚实,表面平滑,无压痛。大多数病人可有胸骨中下段压痛,是本病重要的体征。

2. 加速期　70%患者在起病后 1 ~ 4 年进入加速期,可维持几个月到数年。常有发热、虚弱、进行性体重下降、骨骼疼痛,脾脏迅速肿大,逐渐出现贫血和出血,患者对原来治疗有效的药物无效。

3. 急变期　为慢性粒细胞白血病的终末期,其临床表现与急性白血病类似,急性变预后很差,往往患者数月内死亡。

【实验室及其他检查】

1. 血象　外周血中白细胞总数明显升高是本病的主要特征,早期常超过 $50 \times 10^9/L$,晚期超过 $100 \times 10^9/L$;各阶段中性粒细胞增多,以中幼、晚幼和杆状核粒细胞为主,原始粒细胞细胞及早幼粒细胞不超过 10%;晚期血红蛋白和血小板均可明显减少。

2. 骨髓象　骨髓增生明显或极度活跃,以粒细胞为主,其中中幼、晚幼和杆状核粒细胞显著增多,原始粒细胞不超过 10%,急性变期可明显增高达 30% ~ 50%或更高。

3.**染色体检查** 90%以上慢粒病人血细胞中出现 Ph′染色体(费城染色体),少数病人 Ph′染色体呈阴性,此类病人预后较差。

4.**血液生化检查** 血及尿中尿酸浓度增高,与化疗后大量白细胞破坏有关。

【诊断要点】

根据不明原因乏力、发热、多汗、消瘦,逐渐出现贫血和出血,脾脏肿大,外周血中白细胞总数明显升高,骨髓象骨髓增生明显或极度活跃,以粒细胞为主,血细胞中出现 Ph′染色体即可确诊。

【治疗要点】

1.**化学治疗** 羟基脲是目前首选药,其次是白消安,他药物有 Ara-C、高三尖杉碱、靛玉红、异靛甲等。

2.**干扰素** α干扰素治疗慢粒慢性期病人效果较好,约70%的病人可获缓解。副作用有发热、恶心、食欲减退、血小板减少及肝功能异常。近年来甲磺酸伊马替尼临床应用较多。

3.**造血干细胞移植** 目前认为异基因造血干细胞移植是根治慢性粒细胞的标准治疗,在慢性期待血象及体征控制后尽早进行。HLA 相合同胞间移植后患者 3~5 年无病存活率为 60%~80%。

4.**其他治疗** ①脾放射:脾大明显而化疗效果不佳时,可做脾区放射治疗。②服用别嘌醇且每日饮水 1500 mL 以上,可以预防化疗期间细胞破坏过多过速引起的尿酸肾病。

(5)慢粒急性变的治疗 按急性白血病的化疗方法治疗。

【护理评估】

1.**健康史** 询问患者有无反复的病毒感染史,是否用过易诱发本病的药物,如氯霉素、保泰松、抗肿瘤药等;是否接触过放射性物质或化学毒物,如苯、油漆、染料等;了解患者的职业、工作环境等。

2.**身体评估** 监测生命体征,注意有无发热,评估皮肤黏膜有无苍白及淤点淤斑,有无肝脾淋巴结肿大,尤其注意脾肿大的程度。

3.**实验室及其他检查** 评估外周血中白细胞总数是否升高、血红蛋白和血小板是否减少。评估骨髓增生是否明显或极度活跃,原始粒细胞的比值,血细胞中出现 Ph′染色体是否阳性。

4.**心理-社会评估** 参见"急性白血病"。

【主要护理诊断/问题】

1.**有感染的危险** 与慢粒正常粒细胞减少有关。
2.**活动无耐力** 与慢粒贫血有关。
3.**知识缺乏** 缺乏慢粒疾病知识。
4.**潜在并发症** 加速期至急变期。

【护理措施】

1. 休息与活动　治疗期间要注意休息,尤其贫血较重病人(血红蛋白 60 g/L 以下),以休息为主,不可过劳,急变期及加速期患者多卧床休息,将常用物品放在易于拿取的地方,并加强生活护理,以减少体力消耗。

2. 饮食护理　由于体内白细胞数量多,基础代谢率增加,机体所需热量增加,因此,应提供高热量、高蛋白、高维生素、易消化吸收的食物,以保证机体的营养供给。

3. 病情观察　每天测量脾脏大小、质地并做好记录,检查脾区有无压痛;观察有无脾栓塞或脾破裂表现,如患者突然出现脾区疼痛、发热、多汗、休克,检查脾脏进行性肿大、脾区拒按、触痛明显,则提示发生脾栓塞或脾破裂,应及时报告医生,协助处理。观察尿量,定期进行白细胞计数、血尿酸水平、尿常规和肾功能检查,一旦出现尿量减少或者无尿应及时报告医生,并配合治疗。

4. 对症护理　脾大显著,易引起左上腹不适,可采取左侧卧位,尽量避免弯腰和碰撞腹部,避免脾破裂。

5. 用药护理　主要是观察药物疗效及不良反应。羟基脲和白消安的主要不良反应是骨髓抑制、皮肤色素沉着,用药期间应定期复查血象,不断调整剂量。α 干扰素常见不良反应为畏寒、发热、疲劳、头痛、厌食、恶心、肌肉及骨骼疼痛等流感样症状,并用对乙酰氨基酚(扑热息痛)、苯海拉明等可减轻,但部分患者需减量,约25%的患者因无法耐受而停药,也可有骨髓抑制、肝肾功能损害,故用药期间应定期查血象及肝肾功能。甲磺酸伊马替尼常见的非血液学不良反应包括水肿、肌痉挛、腹泻、恶心、肌肉骨骼痛、皮疹、腹痛、疲劳、关节痛和头痛等,但其一般症状较轻微;血象下降较常见,可出现粒细胞缺乏、血小板减少和贫血,应定期查血象,可并用造血生长因子,严重者减量或暂时停药。

6. 心理护理　参见"急性白血病"相关内容。

【健康教育】

1. 疾病知识指导　向患者及家属介绍疾病的有关知识,如病情的演变过程、治疗方案,鼓励患者主动配合治疗。

2. 饮食指导　给病人提供高热量、高蛋白、高维生素的饮食,尽量给予易消化吸收、易于氧化分解的糖类食物以补充消耗的热量,防止体内蛋白质过度分解。

3. 用药指导　告知患者药物治疗的作用、注意事项、常见不良反应,指导患者遵医嘱服药,并严密观察不良反应。

4. 定期门诊复查　定期门诊复查血象、骨髓象、肝肾功能,指导患者出现发热、贫血加重、腹部剧烈疼痛、脾大时应立即就医。

四、慢性淋巴细胞白血病

慢性淋巴细胞白血病(chronic lymphocytic leukemia,CLL)简称慢淋,是一种单克隆性小淋巴细胞性疾病,细胞以正常或高于正常的速率复制增殖,大量积聚在骨髓、血液、淋巴结和其他器官,最后导致正常造血功能衰竭的低度恶性疾病。这类细胞形态上类似成熟淋巴细胞,但是一种免疫学不成熟的、功能不全的细胞。本病在我国较少见,欧美国家较多见,大多数患者发病年龄在 50 岁以上,男性多于女性,男女比例 2∶1。

【临床表现】

本病起病缓慢,多无自觉症状,很多患者是因其他疾病就诊而发现。部分患者早期可有疲乏无力,随后出现发热、食欲减退、消瘦、盗汗等症状,晚期骨髓造血功能受损,导致红细胞、血小板和粒细胞减少,出现贫血、出血、感染尤其是呼吸道感染等表现。淋巴结肿大常为就诊的首要原因,以颈部、锁骨上窝、腋下、腹股沟淋巴结为主,肿大的淋巴结质地较硬、无压痛、可移动,50% ~70% 的患者可有轻度至中度脾大,轻度肝大,但胸骨压痛少见。

【实验室及其他检查】

1.血象　白细胞>$10×10^9$/L,淋巴细胞占 50% 以上(绝对值≥$5×10^9$/L),晚期可达 90%,以小淋巴细胞为主;晚期血红蛋白、血小板均减少。

2.骨髓象　骨髓有核细胞增生明显活跃或极度活跃,淋巴细胞≥40%,以成熟的淋巴细胞为主,也可见幼稚淋巴细胞或不典型的淋巴细胞,红系、粒系、巨核细胞均减少。

3.免疫学检查　多数患者的淋巴细胞为 B 淋巴细胞,20% 患者抗人球蛋白试验阳性,晚期 T 细胞功能障碍。

4.其他检查　部分患者有基因突变、染色体异常。

【临床分期】

国际上多采用 Binet 分期:
A 期:血液和骨髓中淋巴细胞增多,<3 个区域的淋巴结肿大;中数存活期超过 10 年。
B 期:血液和骨髓中淋巴细胞增多,≥3 个区域的淋巴结肿大;中数存活期 7 年。
C 期:除与 B 期相同外,还有贫血或血小板较少;中数存活期 2 年。

【诊断要点】

根据临床表现,尤其是全身淋巴结肿大而无压痛;外周血象白细胞增多、淋巴细胞占 50% 以上;骨髓有核细胞增生明显活跃或极度活跃,淋巴细胞≥40% 可确诊。

【治疗要点】

A 期无需治疗,定期随访观察,B 期、C 期患者均需治疗。
1.化学治疗　常用药物为氟达拉滨和苯丁酸氮芥。前者比后者效果更好。
2.免疫治疗　常用阿来组单抗、利妥昔单抗等。
3.并发症的治疗　并发溶血性贫血或血小板减少可用肾上腺皮质激素,反复感染者可注射丙种球蛋白。
4.造血干细胞移植　在缓解期行自体干细胞移植治疗效果优于传统化疗,但随访至 4 年时 50% 的患者复发,异基因造血干细胞移植治疗可使部分患者长期存活至治愈。

【护理评估】

1. 健康史　参见"慢性粒细胞白血病"。

2. 身体评估　评估生命体征,注意有无发热,评估皮肤黏膜有无苍白及淤点淤斑,有无肝脾肿大,尤其注意全身淋巴结有无肿大及肿大的程度,胸骨有无压痛。

3. 实验室及其他检查　评估血象白细胞总数是否增高、淋巴细胞所占比值、血红蛋白、血小板是否减少。评估骨髓有核细胞增生是否明显活跃或极度活跃、淋巴细胞所占比值及红系、粒系、巨核细胞减少的程度等。

4. 心理-社会评估　参见"急性白血病"。

【主要护理诊断/问题】

1. 有感染的危险　与晚期粒细胞减少有关。

2. 营养失调:低于机体需要量　与食欲不振、代谢亢进有关。

3. 有损伤的危险　与晚期血小板减少有关。

4. 活动无耐力　与贫血有关。

【护理措施】

1. 休息、活动及饮食护理　参见"慢性粒细胞白血病"相关内容。

2. 病情观察　经常询问患者有无咽痛、咳嗽、尿路刺激征等感染及出血的表现。观察体温、脉搏、呼吸的变化。监测血象及骨髓象。

3. 用药护理　注意观察药物的疗效及不良反应。氟达拉滨的主要不良反应是神经毒性、骨髓抑制及自身免疫现象,苯丁酸氮芥主要不良反应是骨髓抑制和胃肠反应,用药期间定期检查血象并观察患者有无其他不良反应。

【健康教育】

1. 疾病知识指导　向患者和家属介绍本病相关知识,指导患者养成良好的生活习惯,保证充足的睡眠和休息,进行适当锻炼,但应避免剧烈活动。

2. 用药指导　向患者说明遵医嘱坚持正规治疗的必要性,指导患者遵医嘱用药,并注意观察不良反应。

3. 随访指导　指导患者定期复查血象,出现发热、出血或有感染的征象应及时就医。

(杨金峰)

思考与练习

1. 男,25 岁,因发热伴咳嗽 1 周就诊。血常规示:WBC 3×10^9/L,Hb 95 g/L,血液涂片见幼稚细胞,医生疑急性白血病收入院进一步检查,患者入院时,面色苍白,手发抖,自语"我怎么会得恶性病"并哭泣。此时最主要的护理问题是(　　)

    A. 知识缺乏   B. 恐惧   C. 保持健康能力改变

    D. 活动无耐力   E. 舒适的改变

2. 患者,男性,48岁。以急性白血病入院化疗,化疗后第 7 天,复查血象:血小板计数为 15×10^9/L,此时最主要的护理措施是预防和观察(　　)

    A. 口腔溃疡   B. 药物不良反应   C. 脑出血

    D. 尿道出血   E. 尿酸性肾病

3. 患者,女性。28岁,诊断急性白血病,突然出现头痛、呕吐、视物模糊,提示(　　)

    A. 脑膜炎   B. 脑炎   C. 颅内出血

    D. 失血性休克   E. 中枢神经系统白血病

4. 患者,女,20岁。无明显原因出现高热、咽痛、乏力 1 个月,在当地医院诊断为"上呼吸道感染"应用"头孢霉素"后症状缓解,继又反复出现牙龈出血。体格检查:意识清楚,睑结膜苍白,胸骨压痛,血常规:WBC 26×10^9/L,N 15.8%,L 79%,Hb 80 g/L,PLT 66×10^9/L,可见幼稚淋巴细胞。问题:

    (1)该患者最可能的诊断是什么?

    (2)确诊还需做哪些检查?

    (3)如何治疗和护理该患者?

参考文献

[1]　尤黎明,吴瑛.内科护理学[M].5 版.北京:人民卫生出版社,2012.

[2]　陆再英,钟南山.内科学[M].7 版.北京:人民卫生出版社,2008.

[3]　倪居,云琳.内科护理学[M].上海:同济大学出版社,2008.

[4]　王兴华,李平.外科护理学[M].上海:同济大学出版社,2008.

[5]　李乐之,路潜.外科护理学[M].5 版.北京:人民卫生出版社,2012.

[6]　余晓齐.外科护理学[M].郑州:河南科学技术出版社,2010.

[7]　尤黎明,吴瑛.内科护理学[M].4 版.北京:人民卫生出版社,2006.

[8]　曹伟新,李乐之.外科护理学[M].4 版.北京:人民卫生出版社,2006.

[9]　吴在德,吴肇汉.外科学[M].7 版.北京:人民卫生出版社,2010.

[10]　叶志香,倪洪波,王秋颖.外科护理技术[M].武汉:华中科技大学出版社,2010.

[11]　邸淑珍.老年护理[M].北京:人民军医出版社,2010.

[12]　化前珍.老年护理学[M].2 版.北京:人民卫生出版社,2006.

[13]　吴之明.老年护理[M].北京:高等教育出版社,2005.

[14]　于雁.老年护理学[M].郑州:河南科学技术出版社,2012.

[15]　夏晓萍.老年护理学[M].北京:人民卫生出版社,2004.

[16]　叶任高,陆再英.内科学[M].6 版.北京:人民卫生出版社,2004.

[17]　全国卫生专业技术资格考试专家委员会.2013 年全国卫生专业技术资格考试指导——护理学[M].北京:人民卫生出版社,2013.